Otto F. Kernberg

Behandlung schwerer Persönlichkeitsstörungen

Otto F. Kernberg

Behandlung schwerer Persönlichkeits-störungen

Bewältigung der Aggression und Befreiung der Erotik

Übersetzung von Elisabeth Vorspohl

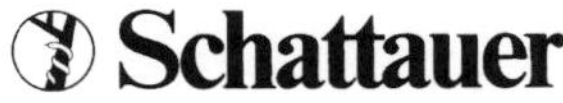

Bibliografische Information der Deutschen Nationalbibliothek
Die Deutsche Nationalbibliothek verzeichnet diese Publikation in der Deutschen Nationalbibliografie; detaillierte bibliografische Daten sind im Internet über http://dnb.d-nb.de abrufbar.

Schattauer
www.schattauer.de

Cover: Bettina Herrmann, Stuttgart
unter Verwendung eines Fotos von © shutterstock/Photographee.eu
Gesetzt von Eberl & Kœsel Studio GmbH, Krugzell
Gedruckt und gebunden von Friedrich Pustet GmbH & Co. KG, Regensburg
Projektmanagement: Dr. Nadja Urbani
ISBN 978-3-608-40020-5
E-Book: ISBN 978-3-608-12058-5
PDF-E-Book: ISBN 978-3-608-20469-8

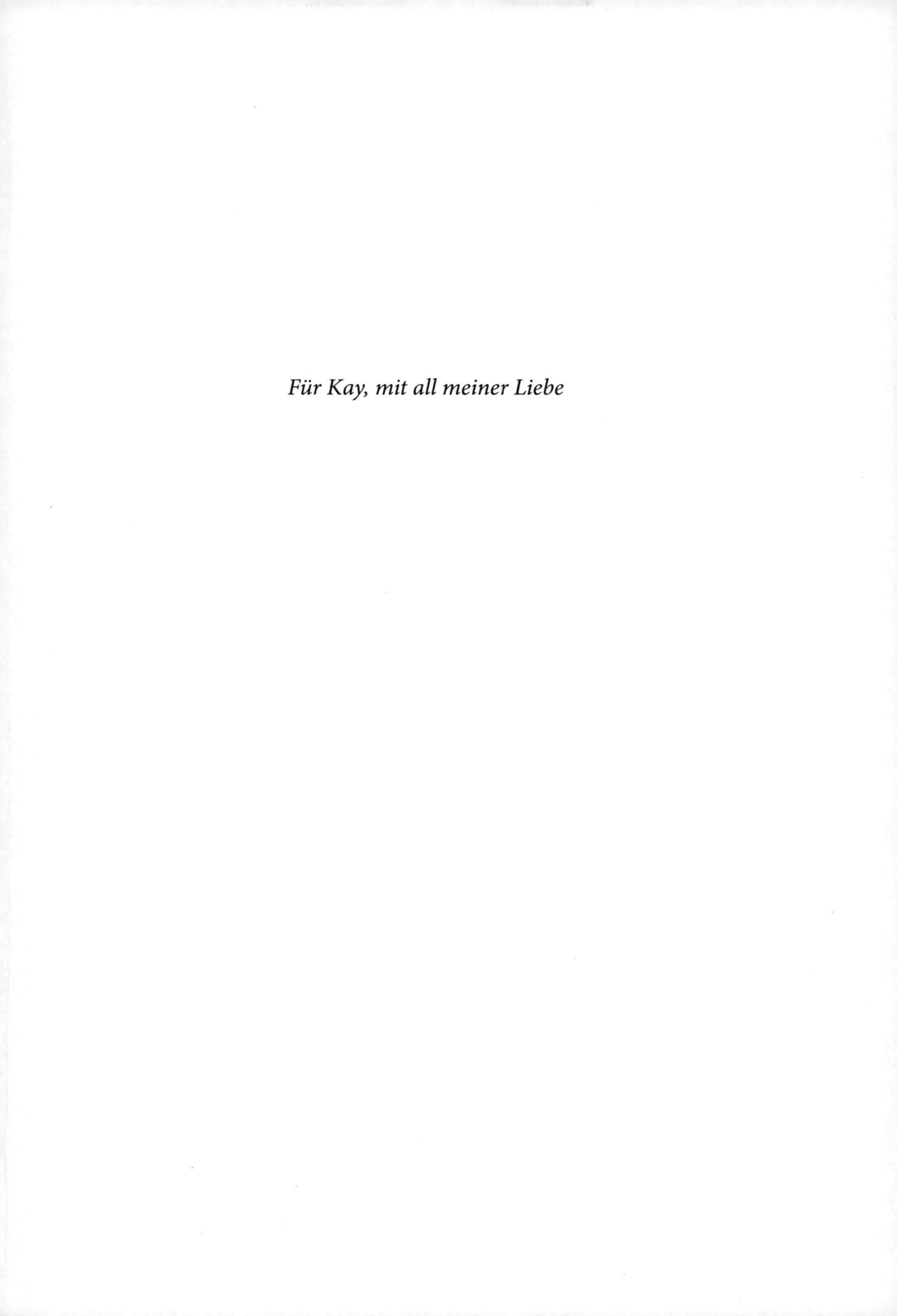

Für Kay, mit all meiner Liebe

Einführung

Dieses Buch ist eine Übersicht der Arbeit, die ich den neurobiologischen und psychodynamischen Determinanten der Struktur, der Entwicklung und des Funktionierens der normalen Persönlichkeit und der Persönlichkeitsstörungen in den vergangenen Jahren gewidmet habe. Es aktualisiert die Forschungsergebnisse des Personality Disorders Institute of the Weill Cornell Medical College Department of Psychiatry, denen neben empirischen Studien und klinischen Untersuchungen über schwere Persönlichkeitsstörungen auch unsere Erfahrungen mit der Effektivität der Übertragungsfokussierten Psychotherapie (TFP) zugrunde liegen, einer psychodynamischen Behandlung, die wir speziell für diese Störungen an unserem Institut entwickelt haben. Ich konzentriere mich in diesem Buch insbesondere auf eine Gruppe grundlegender Techniken, die sämtlichen psychoanalytisch fundierten Behandlungen gemeinsam sind, und arbeite die jeweilen Unterscheidungsmerkmale der verschiedenen psychodynamischen Therapieverfahren heraus. Dieses Material ist in Teil I und Teil II enthalten.

Teil III des Buches ist einer auf den aktuellen Stand gebrachten Übersicht der schweren narzisstischen Pathologie gewidmet. Teil IV untersucht die Psychopathologie der Erotik und die Probleme im Liebesleben von Patienten mit schweren Persönlichkeitsstörungen. Der abschließende Teil V behandelt allgemeine wesentliche Fragen, die mit der Bewältigung der Herausforderungen des Lebens dieser Patienten zusammenhängen sowie mit der Fähigkeit zu trauern und ihren Auswirkungen. Gegenstand des letzten Kapitels sind Grundvoraussetzungen, die in der Ausbildung psychodynamischer Psychotherapeuten erfüllt sein müssen, damit sie der anspruchsvollen und komplexen Arbeit auf diesem Gebiet gerecht werden können.

Im Folgenden fasse ich den Inhalt der einzelnen Buchkapitel kurz zusammen.

Im 1. Kapitel von Teil I, »Persönlichkeitsstörungen«, untersuche ich ein modernes Konzept der Persönlichkeit, das sowohl den genetischen und konstitutionellen Determinanten ihres Funktionierens Rechnung trägt, das in den Schicksalen der Organisation des zentralen Nervensystems Ausdruck findet, als auch dem Einfluss intrapsychischer Entwicklungen, die eine zweite Ebene der strukturellen Determinanten dieses Funktionierens bilden. Kurzum, dieses Kapitel ist ein Versuch, genetische und neurobiologische Einflüsse auf die Organisation und das Funktionieren der Persönlichkeit mit psychodynamischen und Umwelteinflüssen zusammenzuführen.

Im 2. Kapitel diskutiere ich die heutige Klassifikation der Persönlichkeitsstörungen durch die American Psychiatric Association. Ich erläutere die Konsequenzen der unterschiedlichen Blickwinkel und Diskussionen, die darüber geführt wurden und unter deren Einfluss sowohl die traditionelle Klassifikation des DSM-III und DSM-IV entstand als auch die neue Klassifikation des DSM-5, für die ein neuer Kenntnisstand maßgeblich war. Sie wird dem heutigen Verständnis der Persönlichkeitsstruktur in höherem Maße gerecht und illustriert zugleich die Konflikte zwischen wissenschaftlichen und politischen Erwägungen, die sich der Klassifikation der Persönlichkeitsstörungen als hinderlich erwiesen haben.

Das 3. Kapitel beschreibt detailliert unser heutiges Wissen über die Vernetzungen von neurobiologischen Strukturen und Neurotransmittern mit den psychodynamischen Determinanten der Organisation unserer Psyche und deren komplexe Interaktion.

Zusammen bieten diese drei Kapitel eine aktualisierte Übersicht unserer Kenntnisse über das Funktionieren der Persönlichkeit, die Beziehung zwischen Persönlichkeit und Persönlichkeitsstörungen und die Entwicklungsaspekte der Entstehung schwerer Persönlichkeitsstörungen.

Teil II des Buches, »Das Spektrum psychoanalytischer Psychotherapien«, beschäftigt sich mit psychodynamischen Psychotherapien und den modernen Weiterentwicklungen und einschlägigen Kontroversen. Das 4. Kapitel beschreibt vier grundlegende psychoanalytische Techniken, die als gemeinsame Basis der Standardpsychoanalyse und der von ihr hergeleiteten psychoanalytischen Psychotherapien betrachtet werden, nämlich Deutung, Übertragungsanalyse, technische Neutralität und Verwendung der Gegenübertragung.

Das 5. Kapitel illustriert, wie die zentrale Technik der Deutung in der TFP schwerer Persönlichkeitsstörungen eingesetzt wird. Es zeigt anhand eines klinischen Falls, dass Patienten mit schwerer Persönlichkeitsstörung entgegen früheren Annahmen von der Deutung als wichtigem technischen Instrument profitieren können.

Im 6. Kapitel fächere ich das gesamte Spektrum der psychodynamischen Techniken auf, die die Anwendung der im 4. Kapitel beschriebenen Grundtechniken konstituieren. Zusammen geben das 4. und das 6. Kapitel eine vollständige Übersicht des psychotherapeutischen Behandlungsinstrumentariums, das der Psychoanalyse und allen psychoanalytischen Psychotherapien gemeinsam ist.

Eine kurze, zusammenfassende Darstellung der TFP, die auch die jüngsten klinischen und Forschungsergebnisse berücksichtigt, folgt im 7. Kapitel. Diese psychodynamische Psychotherapie für schwere Persönlichkeitsstörungen wurde vom Personality Disorders Institute entwickelt. Das Kapitel beschreibt zudem die Anwendung der vier wesentlichen psychoanalytischen Techniken – Deutung, Übertragungsanalyse, technische Neutralität und Verwendung der Gegenübertragung – in der TFP.

Das 8. und letzte Kapitel dieses Teils ist einer modernen supportiven psychodynamischen Psychotherapie gewidmet und vervollständig somit das gesamte Spektrum, das von der Psychoanalyse an einem Pol bis zur stützenden Psychotherapie am anderen reicht.

In Teil III des Buches, »Narzisstische Pathologie«, geht es um die schwere narzisstische Pathologie, ihre Diagnose, Prognose und Behandlung. Das 9. Kapitel enthält eine Übersicht der klinischen Syndrome und entsprechenden Behandlungsmöglichkeiten der narzisstischen Persönlichkeitsstörung und beschreibt die rasanten Entwicklungen, die sich in den vergangenen Jahren auf diesem

Gebiet vollzogen haben. Diese klinischen Funde und Forschungsergebnisse haben zur Klärung der stark variierenden Schweregrade und erheblichen Unterschiede der klinischen Manifestationen einer für die narzisstische Persönlichkeitsstörung spezifischen Organisation, der differenziellen prognostischen Kriterien und der therapeutischen Techniken beigetragen.

Das 10. Kapitel beschreibt die spezifischen Verzerrungen der verbalen Kommunikation im therapeutischen Austausch mit narzisstischen Patienten, die sich im Prozess ihres freien Assoziierens widerspiegeln.

Im Mittelpunkt des 11. Kapitels steht die Differenzialdiagnose des antisozialen Verhaltens als wichtigster Indikator einer nur eingeschränkten Behandelbarkeit von Patienten mit narzisstischer Pathologie. Das Kapitel klärt auch die noch immer umstrittene Art der Beziehung zwischen der narzisstischen Pathologie in einem allgemeinen Sinn und der spezifischen antisozialen Persönlichkeitsstörung, der schwersten Form des pathologischen Narzissmus. Diese Differenzialdiagnose sollte für alle Angehörige der psychischen Gesundheitsversorgung, die mit der narzisstischen Psychopathologie arbeiten, von größtem Interesse sein.

Teil IV des Buches, »Erotik in der Übertragung«, ist der Diagnose und Behandlung der Sexualpathologie sowie den Schicksalen des Liebeslebens von Menschen mit schwerer Persönlichkeitsstörung gewidmet. Das 12. Kapitel untersucht den diagnostischen Prozess der Evaluierung von Schwierigkeiten im Liebes- und Sexualleben von Menschen mit Persönlichkeitsstörungen sowie die entsprechenden Gegenübertragungsentwicklungen des Therapeuten. Dieses Kapitel illustriert auch typische sexuelle Konflikte auf der Ebene der neurotischen Persönlichkeitsorganisation bei weniger schweren Persönlichkeitsstörungen.

Das 13. Kapitel fokussiert speziell auf die erotische Übertragung und Gegenübertragung bei Patienten mit Borderline-Persönlichkeitsorganisation. Es ist der Versuch einer umfassenden Übersicht der verschiedenen Symptome und interpersonalen Probleme, die sich aus schweren sexuellen Hemmungen und Einschränkungen der Fähigkeit dieser Patienten herleiten, verbindliche enge Beziehungen zu führen.

Teil V des Buches, »Verleugnung der Realität, Trauer und die Ausbildung von Psychotherapeuten«, thematisiert spezifische Probleme, die als gravierende Konsequenzen schwerer Persönlichkeitsstörungen auftreten. Das 14. Kapitel konzentriert sich auf die Verleugnung der Realität als wichtiges, existenzielles Problem der betroffenen Patienten, auf die entscheidende Aufgabe des Therapeuten, seine Aufmerksamkeit für blinde Selbstdestruktivität zu schärfen, und die Notwendigkeit, die Folgen der Realitätsverleugnung abzuklären und zu bearbeiten. Diese Problematik taucht als maßgebliche Schwierigkeit in psychotherapeutischen Langzeitbehandlungen dieser Patienten auf. Ihre Bewältigung kann den Weg zu bereichernden neuen Lebenserfahrungen und Erfolgen bahnen.

Im 16. Kapitel geht es um das Konzept einer idealen Ausbildungseinrichtung, in der die psychodynamische Psychotherapie gelehrt und weiterentwickelt werden kann. Psychoanalytische Institute dienen als Beispiel, um zu zeigen, welche charakteristischen Merkmale eine solche Einrichtung aufweisen könnte. Das Kapitel ist zugleich auch eine Kritik an der heutigen psychoanalytischen Ausbildung und beschreibt, wie die Weiterentwicklung und Lehre der psychodynamischen Psychotherapie als Aufgabe psychoanalytischer Institute optimal gestaltet werden könnten.

Dieses Buch ist also ein Versuch, eine integrierte und aktualisierte Übersicht unserer Kenntnisse über Persönlichkeitsstörungen sowie ihre neurobiologischen und psychodynamischen Determinanten zu geben. Es beschreibt und diskutiert darüber hinaus eine spezifische psychodynamische Psychotherapie, die auf die Bewältigung der eigentlichen Psychopathologie dieser Störungen, nämlich das Syndrom der Identitätsdiffusion, und ihres Einflusses auf das emotionale Wohlergehen und Beziehungen zu wichtigen anderen Menschen zielt. Zwei spezifische Aspekte der schweren Persönlichkeitsstörungen werden hier detailliert untersucht: die Beschaffenheit der narzisstischen Pathologie und ihre Behandlung sowie die traditionell vernachlässigte, aber maßgebliche Bedeutung der Exploration und therapeutischen Behandlung des verarmten Liebeslebens von Patienten mit schweren Persönlichkeitsstörungen, insbesondere solchen mit signifikanter narzisstischer Pathologie. Dieses Buch wird, so hoffe ich, für alle Kliniker von Nutzen sein, die diesen Patienten zu helfen versuchen.

Dank

In den vergangenen Jahren haben Dr. Betty Joseph und Dr. André Green, deren beider Tod für das heutige psychoanalytische Denken ein großer Verlust ist, meine Untersuchungen der psychoanalytischen Theorie und Technik tiefgreifend beeinflusst. Zu weiteren europäischen Kollegen, deren Arbeit mich inspiriert hat, zählen in Großbritannien Drs. Anne-Marie Sandler und Joseph Sandler, beide verstorben, sowie Dr. Ronald Britton; in Deutschland haben Dr. Peter Buchheim, Dr. Horst Kächele(verstorben), Dr. Irmhild Kothe-Meyer (verstorben), Dr. Rainer Krause, Dr. Ernst Lürssen (verstorben) sowie Drs. Gerhard Roth, Almuth Sellschopp und Peter Zagermann mein Denken über die Grenzen zwischen heutiger psychiatrischer und psychotherapeutischer Arbeit einerseits und Psychoanalyse andererseits beeinflusst. Für ähnliche Einflüsse und Erfahrungen danke ich Drs. Anna Maria Nicolò und Paolo Migone in Italien und Dr. Miguel Angel Gonzalez Torres in Spanien. In den USA durfte ich viele wissenschaftliche und persönliche Gespräche mit Dr. Martin Bergmann (verstorben), Dr. Harold Blum, Dr. Robert Michels, Dr. Robert Wallerstein (verstorben), Dr. Robert Tyson und Dr. Robert Pyles führen. Auf meine Überlegungen zur psychoanalytischen Ausbildung haben Drs. Cláudio Eizirik und Elias Mallet da Rocha Barros in Brasilien, Drs. Sara Zac de Filc und Isidoro Berenstein in Argentinien sowie César Garza Guerrero in Mexiko tiefgreifenden Einfluss ausgeübt.

Ich hätte dieses Buch ohne die intensive Mitarbeit meiner Freunde und Kollegen vom Personality Disorders Institute of the Weill Cornell Medical College nicht schreiben können. Ich danke den leitenden Institutsangehörigen, insbesondere Drs. Eve Caligor, Monica Carsky, Diana Diamond, Eric Fertuck, Catherine Haran, Kenneth Levy Michael Stone, Mallay Occhiogrosso, Barry Stern und Frank Yeomans. Einen besonderen Dank schulde ich Ms. Jill Delaney, ebenfalls langjährige Mitarbeiterin des Instituts, die sämtliche Kapitel gründlich und kritisch gelesen und redigiert hat. Unsere Forschungskooperation mit Drs. Mark Lenzenweger, Michael Posner, David Silbersweig und B. J. Casey in den USA und die unermüdliche Mitarbeit unserer Experten für Persönlichkeitsstörungen in der Adoleszenz, Dr. Alan Weiner in New York, Drs. Lina Normandin und Karin Ensink in Kanada sowie Drs. Marion Braun, Werner Köpp und Maya Krischer in Deutschland, haben unsere gemeinsame Erforschung psychotherapeutischer Methoden inspirativ beeinflusst. Ähnlich stimulierende und kreative Beiträge verdanke ich Drs. Peter Buchheim, Susanna Hörtz, Mathias Lohmer, Manfred Lütz, Philipp Martius, Almuth Sellschopp und Agnes Schneider-Heine in Deutschland, Drs. Stephan Doering, Melitta Fischer-Kern, Peter Schuster, Anna Buchheim und George Brownstone in Österreich und dem verstorbenen Dr. Gerhard Dammann aus der Schweiz.

Zutiefst dankbar bin ich Dr. John Clarkin, dem Co-Direktor des Personality Disorders Institute of the Weill Cornell Medical College und führenden Kopf hinter der Transformation unserer theoretischen und klinischen Hypothesen in brauchbare Forschungsdesigns. Ihm ist es gelungen, unsere Studienvorhaben inmitten der administrativen Herausforderungen, die im Zusammenhang mit der professionellen und finanziellen Infrastruktur unserer Arbeit zu meistern waren, in erfolgreiche Bahnen zu lenken. An dieser Stelle möchte ich auch Mr. Alvin Dworman sowie Mr. und Mrs. Michael Tusiani meine Anerkennung und meinen tiefempfundenen Dank für ihr Vertrauen und ihre großzügige Unterstützung unserer Arbeit mit schweren Persönlichkeitsstörungen aussprechen. Ihr Interesse und Verständnis haben uns in unseren Forschungs- und Ausbildungsfunktionen als wichtiger Ansporn gedient. All diese Arbeit wäre ohne den zuverlässigen, anteilnehmenden, effektiven und inspirierenden Beistand durch Dr. Jack Barchas, Professor und Chairman des Department of Psychiatry of the Weill Cornell Medical College, weniger fruchtbar gewesen.

Von Herzen danken möchte ich Ms. Janie Blumenthal, die die Kapitel dieses Buches gewissenhaft getippt und zusammengestellt hat, und meiner persönlichen Sekretärin und langjährigen ehemaligen Sekretärin der Geschäftsführung des Personality Disorders Institute, Ms. Louise Taitt. Sie hat meine Arbeit unterstützt und in all den Jahren über meine Zeit gewacht, damit ich mich dem Schreiben dieses Buches wie auch all seinen Vorgängern widmen konnte. Last, but not least, danke ich meiner Frau, Dr. Catherine Haran, die mir in ihrer doppelten Funktion als leitende Ärztin am Personality Disorders Institute und als Forscherin in jeder institutionellen Wetterlage den Rücken gestärkt und mir geholfen hat, diese Aufgabe zu erfüllen. Ich widme ihr dieses Buch als Ausdruck meiner tiefen Liebe und Dankbarkeit.

Otto F. Kernberg

Inhalt

Teil I Persönlichkeitsstörungen ... 1

1 Was ist die Persönlichkeit? ... 3

1.1 Die Komponenten der Persönlichkeit ... 5

2 Übersicht und Kritik der für das DSM-5 vorgeschlagenen Klassifikation der Persönlichkeitsstörungen ... 17

2.1 Hintergrund ... 17

2.2 Eine entscheidende Kompromisslösung ... 18

2.3 Die ausgeschlossenen Kategorien ... 19

2.4 Das umfassende »Alternative Modell« ... 20

2.5 Kritische Überlegungen ... 21

2.6 Die doppelte Schicht der neurobiologischen und subjektiven intrapsychischen Strukturen ... 23

2.7 Schluss ... 25

3 Neurobiologische Korrelate der Objektbeziehungstheorie ... 27

3.1 Neurobiologische Grundlagen ... 27

3.2 Psychoanalytische Objektbeziehungstheorie ... 32

3.3 Borderline-Persönlichkeitsstörung: Eine paradigmatische Persönlichkeitsstörung unter Bedingungen der Borderline-Persönlichkeitsorganisation ... 36

3.4 Der Beitrag der Objektbeziehungstheorie zum Verständnis und zur Behandlung der Borderline-Persönlichkeitsstörung ... 38

3.5 Übertragungsfokussierte Psychotherapie (TFP) als Behandlung der Borderline-Persönlichkeitsorganisation ... 38

3.6 Schluss ... 40

Teil II Das Spektrum der psychoanalytischen Psychotherapien 43

4 Die Grundelemente der psychoanalytischen Technik und psychoanalytischer Psychotherapien 45

4.1 Entwicklung der klassischen psychoanalytischen Technik im Kontext der modernen Objektbeziehungstheorie: Übersicht 46

4.2 Voraussetzungen der psychoanalytischen Arbeit 49

4.3 Definition und Analyse der vier Grundkomponenten der psychoanalytischen Behandlungstechnik 50

4.4 Unterscheidung der Psychoanalyse von psychoanalytischen Psychotherapien 59

5 Deutung bei Borderline-Pathologie. Ein klinisches Beispiel 67

5.1 Vorgeschichte 67

5.2 Die Sitzung 68

6 Das Spektrum der psychoanalytischen Behandlungstechniken 73

6.1 Charakteranalyse 75

6.2 Traumanalyse 78

6.3 Agieren, Enactment, Wiederholungszwang, Durcharbeiten 80

6.4 Negative therapeutische Reaktion 85

6.5 Somatisierung 87

6.6 Das psychoanalytische Feld 88

6.7 Beendigung 90

6.8 Schluss 92

7 Neue Entwicklungen in der Übertragungsfokussierten Psychotherapie 95

7.1 Strategien 96

7.2 Taktiken 97

7.3 Techniken 99

7.4 Beziehung der TFP zu anderen psychoanalytischen Behandlungsmethoden 100

7.5 Neue Entwicklungen ... 103
7.6 Praktische technische Innovationen ... 105
7.7 Sex und Geld: zwei Tabuthemen ... 116
7.8 Schluss ... 117

8 Eine Neuformulierung der Supportiven Psychodynamischen Psychotherapie ... 120
8.1 Psychodynamisch fundierte Supportive Psychotherapie – traditionelle Definition und Veränderungen des Verfahrens ... 121
8.2 Eine neudefinierte Behandlungsstrategie ... 122
8.3 Wichtige Behandlungstechniken bei der Anwendung der Supportiven Psychodynamischen Psychotherapie ... 123
8.4 Behandlungstaktiken ... 127
8.5 Übersicht der allgemeinen Indikationen, Kontraindikationen und Frequenz ... 134
8.6 Vergleich zwischen der Supportiven Psychodynamischen Psychotherapie und der Übertragungsfokussierten Psychotherapie ... 135

Teil III Narzisstische Pathologie ... 137

9 Die Behandlung der schweren narzisstischen Pathologie – eine Übersicht ... 139
9.1 Gemeinsame Übertragungsmerkmale, die das pathologische Größenselbst widerspiegeln ... 141
9.2 Schluss ... 163

10 Verzerrungen des freien Assoziierens als narzisstische Abwehroperation und die zugrundeliegenden Ängste ... 165

11 Differenzialdiagnose antisozialen Verhaltens unter klinischem Blickwinkel ... 179
11.1 Das Spektrum des antisozialen Verhaltens ... 179
11.2 Diagnose ... 188

Teil IV Erotik in der Übertragung 193

12 Erotische Übertragung und Gegenübertragung bei Patienten mit schweren Persönlichkeitsstörungen 195

12.1 Teil I: Evaluierung der Sexualpathologie 195

12.2 Ein erstes veritables Hindernis 195

12.3 Eine reife Fähigkeit, erfolgreich zu lieben 198

12.4 Allgemeine Voraussetzungen, die Therapeuten erfüllen sollten 200

12.5 Diagnostische Beurteilung 202

12.6 Sexuelle Konflikte auf der Ebene der neurotischen Persönlichkeitsorganisation 204

13 Erotische Übertragung und Gegenübertragung bei Patienten mit schweren Persönlichkeitsstörungen 212

13.1 Teil II: Therapeutische Entwicklungen 212

13.2 Liebesbeziehungen von Patienten mit narzisstischer Persönlichkeitsstruktur 216

13.3 Scheinbar vollständige Auslöschung der Sexualität 220

Teil V Verleugnung der Realität, Trauer und die Ausbildung von Psychotherapeuten 225

14 Realitätsverleugnung 227

14.1 Schluss 238

15 Die langfristigen Auswirkungen des Trauerprozesses 239

16 Vorschlag für eine Erneuerung der psychoanalytischen Ausbildung 245

16.1 Erneuerung der Struktur der psychoanalytischen Ausbildung 245

16.2 Ein modernes Verständnis der psychoanalytischen Theorie 249

16.3 Die psychoanalytische Technik und ihre Anwendung 251

16.4 Erhalt und Bereicherung der subjektiven, intersubjektiven und existenziellen psychoanalytischen Behandlungsverfahren 252

Sachverzeichnis 255

TEIL I Persönlichkeitsstörungen

1 Was ist die Persönlichkeit?

Der Begriff der *Persönlichkeit* bezeichnet meiner Ansicht nach die dynamische Integration der Gesamtheit unserer subjektiven Erlebens- und Verhaltensmuster – einschließlich des bewussten, konkreten und habituellen Verhaltens, der Art und Weise, das Selbst und die Umwelt wahrzunehmen, des bewussten expliziten Denkens sowie der habituellen Bedürfnisse und Ängste, der unbewussten Verhaltensmuster, der Erfahrungen und Ansichten sowie der intentionalen Zustände (vgl. Kernberg und Caligor 2005; Posner et al. 2003). Die Persönlichkeit ist insofern eine dynamische Integration, als sie eine organisierte Verbindung mannigfacher, einander wechselseitig beeinflussender Eigenschaften und Erfahrungen darstellt – das Endprodukt der Koordination vielfältiger Dispositionen. So gesehen, bildet sie eine ungleich komplexere und differenziertere Entität als lediglich die Summe ihrer einzelnen Bestandteile.

Der Persönlichkeit liegt die Fähigkeit des menschlichen Organismus zugrunde, subjektive Zustände zu erleben, die den inneren Zustand des Körpers, aber auch die Wahrnehmung der äußeren Umwelt widerspiegeln, innerhalb deren dieser Körper lebt. Dazu zählen charakteristische psychische Funktionen wie Affekte, Wahrnehmung, Kognition, prozedurales und deklaratives Gedächtnis sowie unterschiedliche funktionelle Ebenen der Selbstreflexion, die von der relativ simplen Spiegelung wahrgenommener und intendierter motorischer Bewegungen und wahrgenommener Sinneseindrücke bis zur komplexen selbstreflektierenden Beurteilung kognitiver und affektiver Zustände reichen.

In Kombination mit den Weiterentwicklungen, die in der Erforschung der genetischen Determiniertheit von Neurotransmittern, die unsere unterschiedlichen affektiven Zustände aktivieren und regulieren, erzielt wurden, erleichtern die – mit der Geburt des Kindes beginnende – Beobachtung der Interaktionsbeziehungen von Babys und ihren Betreuungspersonen und die Beobachtung des psychischen Funktionierens während der frühen Entwicklung bis hinein ins Erwachsenenalter eine integrierte Sichtweise der Determinanten, die für die Persönlichkeit prägend sind. Die psychodynamische Untersuchung der intrapsychischen Beziehung zwischen Verhaltensweisen, Motivationszuständen, Phantasie und Wahrnehmung der psychosozialen Realität dient in Verbindung mit der Erforschung der für Affektaktivierung und -kontrolle zuständigen Hirnstrukturen sowie der Entwicklung der prozeduralen und deklarativen Gedächtnis- und kognitiven Fähigkeiten unserem Verständnis als breiterer Kontext. Die Erforschung der Soziologie kleiner Gruppen und des psychischen Einflusses von Bildungs- und kulturellen Normen kann zusammen mit der Untersuchung spezifischer organischer und persönlichkeitsbezogener Pathologien als genereller Bezugsrahmen für die Beschreibung der dominanten Persönlichkeitsmerkmale und ihres harmonischen bzw. disharmonischen Funktionierens in Gesundheit und Krankheit dienen.

Persönlichkeitsforscher und -experten stimmen wahrscheinlich darin überein, dass die Persönlichkeit durch genetische und konstitutionelle Dispositionen determiniert wird, die im Laufe der individuellen Entwicklung mit der jeweiligen Umwelt, insbesondere mit deren psychosozialen Elementen, interagieren. Gleichwohl bestehen zwischen den jeweiligen Feldern weiterhin gewaltige Unterschiede, was die Bestimmung der entscheidenden Persönlichkeitsdeterminanten und ihrer wechselseitigen Beeinflussung sowie ihre Beurteilung anlangt (Konner 2010; Widiger und Mullins-Sweatt 2005). Meiner Ansicht nach hängt das Haupthindernis, das den Fortschritt auf diesem allgemeinen Gebiet des menschlichen Wissens erschwert, mit dem verführerischen Reduktionismus zusammen, an dem die Formulierung theoretischer Bezugsrahmen – die dann wiederum die Entwicklung entsprechender Verfahren und Instrumente zur Erforschung der Persönlichkeit beeinflussen – nur allzu häufig krankt.

So ermöglichten psychoanalytische Untersuchungen von Persönlichkeitskonstellationen in der klinischen Praxis die Beschreibung schwerer Persönlichkeitsstörungen wie etwa der narzisstischen Persönlichkeitsstörung (Akhtar 1992). Sie lagen auch bedeutsamen Fortschritten bei der Beschreibung jener Eigenschaften zugrunde, die für das gesamte Feld der Persönlichkeitsstörungen charakteristisch sind. Gleichzeitig aber hat die Vernachlässigung nicht nur der neurobiologischen Determinanten von Motivationssystemen und intentionalen Zuständen, sondern auch der Umweltdeterminanten der Persönlichkeitseigenschaften zur Folge, dass die Bemühungen um eine zufriedenstellende, rein psychoanalytische Theorie der Persönlichkeit und ihrer Störungen eindeutig zu kurz greifen. In entsprechender Weise vernachlässigt die Reduzierung von Persönlichkeitsstudien auf die deskriptive Wiedergabe von Persönlichkeitsmerkmalen und die Faktorenanalyse von Clustern epidemiologisch vorherrschender Charaktereigenschaften die tieferen Organisationsstrukturen des Verhaltens und greift deshalb gleichfalls zu kurz (Kernberg und Caligor 2012b). Diese Unzulänglichkeit spiegelt sich in den problematischen Bemühungen wider, eine solche Eigenschaftspsychologie zu spezifischen neurobiologischen Strukturen und Funktionen in Beziehung zu setzen, ohne die Komplexität der inneren psychischen Verhaltensorganisation zu berücksichtigen, die ebendiesen Eigenschaften je nach zugrundeliegender struktureller Dynamik eine völlig andere Bedeutung verleiht. Ein übervereinfachtes Modell der Persönlichkeitsmerkmale, die durch neurobiologische Charakteristika determiniert sind, in denen spezifische genetische Determinanten zum Ausdruck kommen, ist ebenso unbefriedigend wie ein übervereinfachtes, auf unbewussten Konfliktkonstellationen beruhendes psychodynamisches Modell. Die gleiche Kritik trifft meiner Ansicht nach auf andere Persönlichkeitstheorien zu, die es verabsäumen, der Komplexität der relevanten neurobiologischen und intrapsychischen Strukturen Rechnung zu tragen, z. B. auf ein simplizistisches Modell der normalen bzw. pathologischen psychosozialen Anpassung.

Im Folgenden versuchen wir, die Organisationsstruktur der Persönlichkeit unter ganz unterschiedlichen Blickwinkeln zu beschreiben. Wir stützen uns dabei auf die Gruppenarbeit, die in den vergangenen 30 Jahren am Personality Disorders Institute des Weill Cornell Medical College stattfand. Die für Identität und Identitätsstörungen (Störungen des Selbst) wichtigsten Ergebnisse dieser Gruppe wurden mittlerweile in die Klassifizierung der Persönlichkeitsstörungen des DSM-5 (American Psychiatric Association 2015) aufgenommen. Die folgenden Ausführungen repräsentieren kein allumfassendes Verständnis der Persönlichkeitsbildung, sondern den Versuch, den verschiedenen grundlegenden wissenschaftlichen Entwicklungen, von denen unser wachsendes Verständnis dieses Gebietes profitieren kann, Rechnung zu tragen.

1.1 Die Komponenten der Persönlichkeit

Gemäß unserer Grundthese ist die Persönlichkeit gewissermaßen eine Dachorganisation für eine kleine Anzahl entscheidender Einzelsysteme: Temperament, Objektbeziehungen, Charakter, Identität, ethische Wertsysteme sowie kognitive Fähigkeiten (Intelligenz).

1.1.1 Temperament

Ich halte das Temperament für das grundlegende konstitutive Element der Persönlichkeit, das durch die allgemeine psychische Reaktivität des Individuums, und zwar vor allem seine psychomotorische, kognitive und affektive Reaktivität, Ausdruck findet (Kernberg 1992; Panksepp 1998). Die affektive Reaktivität bildet den fundamentalen Aspekt der psychischen Aktivität eines Menschen; als primäres Motivationssystem setzt sie das Individuum vor allem in Spitzenaffekt-Zuständen durch positive, belohnende oder aber durch negative, aversive Affektzustände zu seiner Umwelt in Beziehung. Neurobiologische Affektsysteme werden in Reaktion auf organismische Erfordernisse aktiviert, die eine alternative oder eine zusätzliche Aktivierung weiterer Systeme einfordern. Ich beziehe mich hier speziell auf das Bindungs-Verlassenheitspanik-System, das Kampf-Flucht-System, das Spiel-Bonding-System, das erotische System, das Fütterungssystem und das agentische Paniksystem (Panksepp 1998; Wright und Panksepp 2012). Jede Reaktion dieser Systeme auf Bedürfnisse des Organismus entsteht durch die kombinierte Aktivierung spezifischer Hirnstrukturen und Neurotransmitter, insbesondere spezifischer neuroaktiver Peptide und Amine des serotinergen, des dopaminergen und des noradrenergen Systems.

Von zentraler Relevanz in der frühen Entwicklung ist das Bindungs-Verlassenheitspanik-System. Es motiviert das Baby, die Brust und den Körperkontakt mit der Mutter zu suchen, und bildet den Prototyp der Aufnahme von Beziehungen zu wichtigen Anderen (»Objektbeziehungen«). Das System vermittelt die Herstellung internalisierter Repräsentationen dieser Interaktionen mit der Mutter in Form dyadischer, affektiver Erinnerungseinheiten, die sich im Kontext eines dominanten positiven oder negativen primären Affekts aus Repräsentanzen des Selbst und solchen des »Objekts« aufbauen.

1.1.2 Charakter und Ich-Identität

Die internalisierten affektiven Erinnerungsspuren bilden die Grundbausteine der inneren Repräsentation von Beziehungen zu wichtigen Anderen (Kernberg 1976). Die wiederholte Aktivierung sowohl extrem lustvoller als auch extrem unlustvoller, potenziell traumatischer affektiver Erfahrungen ist für die primäre Motivation, sich einem Objekt anzunähern oder es zu meiden, ausschlaggebend. Die moderne Bindungstheorie beschreibt diese Motivationsstrukturen als innere Verhaltensmodelle. Gemäß der psychoanalytischen Theorie organisieren sich solche primären »idealen« bzw. »ganz und gar bösen« internalisierten Objektbeziehungen um diskrete Segmente maßgeblicher, entweder »idealisierter« oder gefürchteter (verfolgender) frühester Erfahrungen. Aus diesen internalisierten Repräsentationen von Beziehungen zu wichtigen Anderen – inneren Verhaltensmodellen – leiten sich habituelle Verhaltensmuster her, deren dynamische Integration schließlich den *Charakter* konstituiert. Der Charakter ist also die dynamisch integrierte Struktur habitueller Verhaltensmuster. Gleichzeitig kristallisiert sich die *Ich-Identität* – genauer, die Selbst-Identität – in der allmählichen Konsolidierung all der integrierten Repräsentanzen des Selbst, die sozusagen von einem integrierten Set der Repräsentanzen wichtiger Anderer umgeben sind, als übergreifendes, integriertes Bild des Selbst und der eigenen, habituellen Beziehungen zu wichtigen Anderen heraus.

Zusammenfassend ist bezüglich all der bislang beschriebenen Prozesse festzuhalten, dass das Temperament die Motivation zur Aktivierung interpersonalen Verhaltens widerspiegelt und die daraus resultierenden internalisierten Objektbeziehungen die Entwicklung des Charakters und der Identität prägen: Charakter als die *objektive*, individualisierte Integration habitueller Verhaltensmuster, und Identität als die *subjektive* Entsprechung des Charakters. Identität und Charakter sind wechselseitig komplementäre Ausdrucksformen der Organisation unseres psychischen Lebens.

In den Charaktermerkmalen oder -eigenschaften, den aus den inneren Einheiten der Selbst- und Objektrepräsentanzen hervorgehenden Ausdrucksformen innerer Verhaltensmodelle, spiegeln sich frühere Erfahrungen in gegenwärtigen, zumeist automatisiert funktionierenden Reaktionsweisen wider. Diese Charaktereigenschaften hängen zu unterschiedlichen Graden von Temperamentsdispositionen ab, die in der Vergangenheit Einfluss auf die affektive Gratifikation oder Frustration der Bedürfnisse und Wünsche des Individuums im Kontext seiner adaptiven Beziehungen zu wichtigen Anderen ausgeübt haben. Darüber hinaus können Charaktereigenschaften als Schutzreaktionen dienen, indem sie die Äußerung tieferer Bedürfnisse verhindern, falls diese im interpersonalen Feld als allzu riskant oder inakzeptabel gelten. Mit anderen Worten: Charaktereigenschaften können eine Abwehrfunktion erfüllen und sich z. B. gegen Impulse richten, die auf ein Verhalten drängen, das der Eigenschaft krass zuwiderliefe.

So kann eine habituelle Schüchternheit Ausdruck einer Abwehr projizierter aggressiver Impulse sein. Das heißt, der Betreffende projiziert eigene, intensive negative affektive Erfahrungen auf Andere, weil es ihm zu riskant erscheint, sie selbst in seiner Umwelt zu äußern. Allerdings kann Schüchternheit, um bei dem Beispiel zu bleiben, auch eine Abwehrreaktion gegen exhibitionistische Impulse und die Äußerung erotischer Wünsche darstellen, die bewusst als nicht tolerierbar erlebt werden. Allgemein formuliert: Charaktereigenschaften können zur Abwehr unerträglicher, primitiver aggressiver und erotischer Impulse dienen, die mit frühinfantilen und kindlichen Erfahrungen zusammenhängen und in späteren Phasen der Persönlichkeitsentwicklung nicht länger ungehindert geäußert werden können (Kernberg und Caligor 2005).

Typisch für defensive Charaktereigenschaften ist ihre Rigidität, d. h. ihre habituelle Aktivierung ungeachtet der Frage, ob sie in der jeweiligen Situation adaptiv sind oder nicht. Das Resultat ist eine Starrheit der Gesamtpersönlichkeit, die für viele Persönlichkeitsstörungen charakteristisch ist. Solche Eigenschaften geben u. U. Hemmungen in bestimmten Bereichen der – typischerweise sexuellen oder aggressiven – Affektäußerung zu erkennen; in paradoxer Manier können Reaktionen gegen gefürchtete Triebimpulse übertriebenen, *kontraphobischen* Verhaltensweisen Vorschub leisten. Kurzum, defensive Charaktereigenschaften können inhibitorisch wirken, als kontraphobische Formationen dienen oder »Reaktionsbildungen« darstellen. Insbesondere im Fall schwerer Persönlichkeitsstörungen treten Kombinationen aus inhibitorischen und reaktiven Formationen auf, die den für diese Störungen typischen chaotischen Verhaltensmustern zugrunde liegen. Wie schon erwähnt, können bestimmte Eigenschaften konfliktfreie, dominante temperamentliche Dispositionen widerspiegeln, insbesondere Introversion oder Extraversion. Charaktereigenschaften können Schicksale der wichtigsten Neurotransmitter zu erkennen geben, die die Aktivierung primärer Affektsysteme beeinflussen, z. B. die Akzentuierung der Intensität negativer Affekte, der ein vermindertes Funktionieren des serotinergen Systems und eine genetisch determinierte Hyperreaktivität der Amygdala auf aversive Wahrnehmungen zugrunde liegen.

Bislang habe ich Charaktereigenschaften mit der Aktivierung internalisierter Verhaltensmodelle in Verbindung gebracht, denen dyadische Einheiten der durch bestimmte Affekte – vor allem durch hochintensive Affektzustände – dominierten Selbst- und Objektrepräsentanzen entsprechen. Signifikantes Lernen findet im Laufe der Entwicklung aber natürlich immer öfter in Affektzuständen niedriger Intensität statt, in denen direkte Wahrnehmung und kognitive Verarbeitung der wahrgenommenen Umwelt ein Lernen erlauben, das von der affektiven Äußerung organismischer Bedürfnisse relativ unbeeinflusst ist. Mit anderen Worten: Charakterbildung beruht nicht ausschließlich auf »Spitzenaffekt-Zuständen«. Allerdings entsprechen basale Affektzustände basalen Motivationstendenzen, die wiederum letztlich durch die basalen neurobiologischen Systeme aktiviert werden, deren Funktion darin besteht, die mit Bindung, Füttern, Selbstschutz, Peer-Bonding und Sexualität zusammenhängenden Triebbedürfnisse zu äußern.

Bislang habe ich dyadische Beziehungen zwischen Selbst- und Objektrepräsentanzen beschrieben. Nun ist hinzuzufügen, dass triadische internalisierte Objektbeziehungen von Anbeginn des Lebens – und nach und nach auf zunehmend artikulierte Weise – die ursprünglichen dyadischen Strukturen verkomplizieren und den Einsatz komplexerer Mechanismen der Identitätsbildung verlangen. Wenn Kinder die Beziehung zwischen ihrer Betreuungsperson und anderen wichtigen Menschen in ihrer psychosozialen Umgebung – Erwachsenen und Geschwistern – zu akzeptieren und zu verstehen lernen, beginnen sie, Interaktionen zwischen wichtigen Anderen zu beurteilen und sie via Projektion zu ihren eigenen Erfahrungen in dyadischen Interaktionen in Beziehung zu setzen. Internalisierte dyadische Beziehungen unterliegen nun dem Einfluss, den die Wahrnehmung dyadischer Beziehungen in der unmittelbaren Umwelt des Individuums, gewöhnlich der Beziehung zwischen den Eltern, ausübt.

Anders formuliert: Trianguläre Beziehungen tauchen auf und führen zu den in der psychoanalytischen Entwicklungstheorie beschriebenen signifikanten Konflikten rund um infantile Aggression, Sexualität und Abhängigkeit. Sie sind hier von Interesse, weil sie eine realistischere Beurteilung des Selbst und wichtiger Anderer in der interpersonalen wie auch der inneren Welt der Objektbeziehungen ermöglichen. Diese Entwicklungen fördern das Auftauchen idealisierter, d. h. unrealistischer, Repräsentationen des Selbst, die nach dem Vorbild der Gebote und Verbote der Eltern, ihres Lobes und ihrer Kritik geformt werden. Schließlich entwickelt sich – begleitet vom Abbau primitiver Illusionen des eigenen Gutseins, eigener Macht und Rechtschaffenheit und von einer allmählichen Internalisierung der Erwartungen, Gebote und Verbote – eine »moralistische« Beurteilung des eigenen Selbst und erzeugt eine Spannung zwischen dem eigenen ersehnten Selbstgefühl und dem realistisch wahrgenommenen Selbst. Die psychische Strukturierung dieser Spannung repräsentiert das in der psychoanalytischen Theorie beschriebene *Über-Ich* (Jacobson 1978 [1964]).

1.1.3 Normale Identität und Identitätsdiffusion

Wie schon erwähnt, bildet der *subjektive* Aspekt der dynamischen Charakterorganisation die Identitätsentwicklung. Ein ungemein wichtiger Entwicklungsprozess beginnt in den ersten zwei bis drei Lebensjahren und umfasst entscheidende Entwicklungen in der späten Kindheit und bis hinein in die Adoleszenz. Die Rede ist von der allmählichen Integration der Selbstrepräsentanzen in ein dauerhaftes Selbstkonzept und der allmählichen Integration multipler Repräsentanzen wichtiger Anderer als ganze, vom Selbst getrennte Objekte. Dieser Entwicklungsprozess kommt der Fähigkeit zu Anteilnahme und Empathie zugute. Eine frühe Entwicklungsphase, in der belohnende, lustvolle Spitzenaffektzustände und ihre entsprechenden internalisierten Objektbeziehungen vollständig von negativen, aversiven Spitzenaffektzuständen mit den frühen Betreuungspersonen abgetrennt sind, führt zur Konsolidierung zweier getrennter Segmente des psychischen Erlebens – einer idealen oder idealisierten Wahrnehmung der intrapsychischen und äußeren Realität und andererseits einer furchterregenden, bedrohlichen, potenziell zerstörerischen und katastrophischen Erfahrungswelt. Dieses angsterzeugende Segment des psychischen Erlebens wird zumeist nach außen projiziert und findet Ausdruck in einer diffusen Panik. Die Entwicklung mündet in die Konstruktion einer phantasmatischen, primitiven, verfolgenden äußeren Welt.

Beide Segmente der psychischen Erfahrung repräsentieren den parallel erfolgenden Aufbau idealisierter und verfolgender dyadischer Einheiten, die mit der separaten Kanalisierung der entsprechenden kognitiv-affektiven Erinnerungen zusammenhängen, die sich aus den jeweiligen Selbstrepräsentanz-Objektrepräsentanz-Dyaden aufbauen. Wenn primitive psychische Mechanismen, die vor überwältigenden Ängsten schützen sollen, später zu einer defensiven Aufrechterhaltung dieser gespaltenen Organisation führen, kann sich eine Charakterstruktur entwickeln, die auf den – von Melanie Klein (2000 [1946], 2000 [1957]) und ihrer Schule beschriebenen – primitiven Abwehrmechanismen der Spaltung, projektiven Identifizierung, Verleugnung, primitiven Idealisierung, Entwertung und omnipotenten Kontrolle beruht. Diese primitiven Abwehroperationen lassen sich klinisch an den Verhaltensweisen von Patienten mit schwerer Persönlichkeitsstörung beobachten, aber auch in bestimmten Experimentalsituationen, z. B. in vollständig unstrukturierten kleinen und großen Studiengruppen, und unter extrem traumatischen sozialen Umständen.

Unter normalen Umständen jedoch, d. h. bei deutlicher Dominanz positiver Erfahrungen, die die Entwicklung von Grundvertrauen in eine liebevolle und verlässliche Objektbeziehungswelt ermöglichen, fördern diese Erfahrung und eine zunehmend durch niedrige Affektaktivierung charakterisierte Lernumwelt die Verbindung positiver und negativer, idealisierter und verfolgender Repräsentanzen des Selbst und anderer Menschen. Die Dominanz positiver Erfahrungen ermöglicht es, dass das negative Erfahrungssegment absorbiert, integriert und mentalisiert werden kann. Zwischen dem dritten und fünften bis sechsten Lebensjahr konsolidiert sich gewöhnlich ein integriertes Selbstbild im Kontext eines realistischeren, besser integrierten Bildes der wichtigen Anderen: eine normale Identität (Kernberg und Caligor 2012a).

Aus dem Scheitern dieses Prozesses resultiert das Syndrom der *Identitätsdiffusion*. Dabei kommt es zu einer *permanenten* Spaltung zwischen dem idealisierten und dem verfolgenden Erfahrungsbereich. Das Syndrom der Identitätsdiffusion zeigt sich klinisch in einer Unfähigkeit des Patienten, sein Selbst und wichtige andere Menschen in seinem Leben für einen Außenstehenden auf kohärente, integrierte Weise zu beschreiben (Kernberg und Caligor 2012a). Diese Unfähigkeit spiegelt sich psychopathologisch in chaotischen Verhaltensmustern wider, in schweren Unsicherheitsgefühlen, raschen Schwankungen der Selbsteinschätzung und der Selbstachtung sowie in einer Unsicherheit, was die eigenen Interessen und Verpflichtungen angeht. Aus dem gleichen Grund bereitet es diesen Patienten erhebliche Schwierigkeiten, sich beruflich wirklich zu engagieren oder sich auf intime, reife Beziehungen einzulassen, in denen Sex und Liebe nicht voneinander abgespalten werden müssen. Ihre interpersonalen Beziehungen zu wichtigen Anderen sind entsprechend instabil und chaotisch, weil diesen Patienten die Fähigkeit fehlt, über eine oberflächliche Beurteilung anderer Menschen hinauszugelangen, und ihre Selbst- und Fremdwahrnehmung raschen inneren Schwankungen unterliegt.

Die fehlende Integration des Selbst und der Repräsentationen wichtiger Anderer ist ein entscheidendes ätiologisches Merkmal der Charaktereigenschaften der verschiedenen Prototypen schwerer Persönlichkeitsstörungen. Wir sprechen bei diesen Patienten von einer *Borderline-Persönlichkeitsorganisation.* Im Unterschied dazu bezeichnen wir jene Persönlichkeitsstörungen, bei denen zwar signifikante rigide, defensive, pathologische Eigenschaften vorliegen, aber kein Syndrom der Identitätsdiffusion, als *neurotische Persönlichkeitsorganisation.* Bei diesem Typus handelt es sich um Persönlichkeitsstörung weniger schweren Grades.

Unter dieser allgemeinen Perspektive betrachtet, entspricht die in der DSM-5-Klassifizierung der Persönlichkeitsstörungen als zentrales Kriterium des Schweregrades von Persönlichkeitsstörungen vorgeschlagene *Identitätsstörung* – definiert durch die Kombination von mangelnder Integration des Selbst und der willentlichen Selbstbestimmung und durch anomale interpersonale Beziehungen, denen eine mangelnde Fähigkeit zu Empathie und Intimität zugrunde liegt – eindeutig dem Syndrom der Identitätsdiffusion (Kernberg und Caligor 2012a).

1.1.4 Ein integriertes System ethischer Werte (Über-Ich)

Im Anschluss an diese Beschreibung der einzelnen Komponenten der Persönlichkeit, also Temperament, Charakterbildung und Identität, wende ich mich nun erneut dem Erwerb einer inneren »moralischen« Struktur zu, die in einer Verpflichtung an ethische Werte und universell anerkannte ethische Prinzipien in den Beziehungen zu wichtigen Anderen und im sozialen Leben generell Ausdruck findet. Wertesysteme und ethische Verantwortung geraten in Konflikt mit den praktischen Erfordernissen unserer direkten Interaktionen mit der uns umgebenden menschlichen Gesellschaft und weisen über sie hinaus. Diese Komponente der Persönlichkeit entspricht in etwa dem Freud'schen *Über-Ich.* Das Freud'sche *Es* wiederum, also das *dynamische Unbewusste*, entspricht der Gesamtheit unserer primitiven aggressiven und sexuellen Bedürfnisse und Abhängigkeitswünsche sowie den entsprechenden ersehnten bzw. gefürchteten primitiven Objektbeziehungen, die im Zuge der Konsolidierung der Ich-Identität für das Bewusstsein inakzeptabel werden. Die aktive Zurückweisung solcher unerträglichen Bedürfnisse und Ängste bewirkt, dass sie durch Verdrängung und andere, weiterentwickelte Abwehroperationen, die erst durch die Verankerung einer Ich-Identität möglich werden, aus dem Bewusstsein verbannt werden. Das Freud'sche *Ich* erfüllt, unter dem Blickwinkel der Persönlichkeitsorganisation betrachtet, die Funktionen der Identität – das heißt, es wird durch ein integriertes Selbst und seine aus internalisierten, integrierten Objektrepräsentanzen bestehende Umwelt konstituiert. Mit anderen Worten: Das Selbst und seine innere Objektbeziehungswelt bestimmen letztlich die Organisation der Charaktereigenschaften, die die harmonische Aktivierung funktionierender, intimer, empathischer und stabiler Beziehungen zu wichtigen Anderen erlauben.

Das Über-Ich ist eine komplexe Struktur, deren Pathologie als wichtiger Indikator des Schweregrades – und der psychotherapeutischen Prognose – von Persönlichkeitsstörungen dient. Was die Internalisierung ethischer Wertesysteme betrifft, so verdanken wir die Klärung der sich nach und nach entwickelnden Verankerung dieses Persönlichkeitssegments meiner Ansicht nach dem Werk von Edith Jacobson. Ich fasse deren allgemeine Schlussfolgerungen hier zusammen.

Der früheste Vorläufer des Über-Ichs entsteht laut Jacobson (1978 [1964]) durch die Internalisierung der allerersten Verbote, dem klaren »Nein!«, mit denen die Mutter in der Interaktion mit ihrem Baby auf Verhaltensweisen zu reagieren pflegt, die das Kind ihrer Meinung nach in Gefahr bringen könnten. Die phantasmatischen Verzerrungen solcher frühen Verbote in Verbindung mit der Aktivierung intensivster negativer Affekte, die zum *verfolgenden* Segment der frühen Erfahrung gehören, leiten sich aus der Kombination von Projektionsmechanismen und äußerer Frustration her. Zusätzlichen Nachdruck erhalten die Verbote, weil das Baby sie unter dem Eindruck solcher Projektionsmechanismen missversteht und fehlinterpretiert. Diese erste, negative Schicht internalisierter Verbote stimuliert primitive, implizit lebensbedrohliche phantasierte Gefahren und Strafen, die sich unter dem Einfluss des aktivierten Bindung-Verlassenheitspanik-Systems vorwiegend auf die Angst, ausgesetzt und im Stich gelassen zu werden, konzentrieren. Die Internalisierung dieser Verbote bedeutet, dass sie als Mechanismus akzeptiert werden, der vor den größeren Gefahren des Verlassen- oder gar Vernichtet-Werdens schützt. Bei schweren Traumatisierungen, physischer Misshandlung, sexuellem Missbrauch oder ständigem Miterleben von Misshandlungen und Missbrauch Anderer kann ein solches früh internalisiertes negatives Grundgefühl einer drohenden Lebensgefahr wesentlich dominanter werden, als es unter normalen Bedingungen der Fall ist.

Diese erste, primitive Ebene internalisierter Verbote beginnt, sowohl die positiven als auch die negativen Segmente der frühen Erfahrung zu beeinflussen. Sodann baut sich unter dem Einfluss positiver Spitzenaffektzustände und bei niedriger Affektintensivierung nach und nach eine zweite Erfahrungsebene auf, die die Umwelterwartungen an »gutes« Verhalten widerspiegelt. Die lobende Anerkennung des kindlichen Verhaltens – durch Stimulierung, Belohnungen und Dankbarkeit seitens der Elternobjekte – fördert Verhaltensweisen, die das Kleinkind schließlich aufgrund der mit ihnen assoziierten Belohnungen als ideal zu betrachten lernt. Diese Ebene konstituiert das frühe *Ich-Ideal*. Es entsteht durch die Internalisierung der fordernden und belohnenden Aspekte der als ideal wahrgenommenen Imagines wichtiger Anderer und als Resultat der Entwicklung realistischerer »idealer« Selbstrepräsentanzen, die durch eine allmähliche Abschwächung und Integration der idealisierten und verfolgenden Selbstsegmente ermöglicht wird.

Die Formierung des Ich-Ideals als internalisierte Struktur stärkt ein Gefühl der Sicherheit, des inneren Guten und der warmherzigen Verbundenheit mit wichtigen Anderen. Diese Struktur wirkt nach und nach neutralisierend auf das sehr primitive, verfolgende Erfahrungssegment im Über-Ich ein. Während des gesamten zweiten und dritten Lebensjahres vollzieht sich die Integration der primitivsten verfolgenden und der sekundären idealisierten Ebene realistischer und phantasierter, erwünschter und gefürchteter Gebote und Verbote. Diese Neutralisierung negativer Erfahrungen reduziert die Projektionsprozesse und erleichtert den inneren Aufbau einer dritten Ebene der Gebote und Verbote. Ebendies beschrieb Freud (1923b) als *fortgeschrittene ödipale Entwicklungsstufe*, die sich etwa zwischen dem vierten und sechsten Lebensjahr konsolidiert.

Diese dritte, realistischere Ebene internalisierter Gebote und Verbote enthält bereits viele Erwartungen der Herkunftsfamilie, in denen sich die kulturellen Erwartungen der unmittelbaren sozialen Umgebung und deren spezifische ethnische, soziale, nationale oder religiöse Traditionen und Vorurteile widerspiegeln. Mit Beginn des Schulbesuchs (gemäß der klassischen psychoanalytischen Theorie die *Latenzjahre*) hat dann eine hinreichende Integration dieser verschiedenen Ebenen internalisierter Wertesysteme unter der Dominanz der dritten, realistischeren und komplexeren, stattgefunden. Sie ermöglicht es dem Kind, ein von seinem Umfeld vertretenes soziales Wertesystem zu übernehmen, das Verhalten nach Maßgabe von Eigenverantwortlichkeit, Gerechtigkeit und Rücksichtnahme auf Andere reguliert.

In den Jahren bis zur Adoleszenz findet ein allmählicher Prozess der Entpersönlichung, Abstrahierung und Individualisierung des Über-Ichs statt, mit anderen Worten: Die Abstrahierung/allgemeine Integration von Wertesystemen hängt nicht länger von den mit einer spezifischen Elternimago verknüpften konkreten Geboten oder Verboten ab (Jacobson 1978 [1964]). Charakteristisch für die Heranwachsenden sind nun tiefe, unbewusste Dispositionen aus den Jahren der frühen Kindheit sowie später erfolgte vorbewusste und bewusste Identifizierungen mit Wertesystemen, die das Kind zuhause, in der Schule und in seiner sozialen Gruppe erworben hat. Wenn dann schließlich in der Frühadoleszenz durch die Aktivierung intensiver sexueller Strebungen sexuelle Impulse, Phantasien, Ängste und Wünsche aus der frühen Kindheit wiederbelebt werden und die sekundären Geschlechtsmerkmale zu reifen beginnen, vollzieht sich eine tiefgreifende Veränderung. Die infantilen, gegen Sexualität und Aggression gerichteten Verbote müssen nun modifiziert und den Anforderungen angepasst werden, die für intime Beziehungen unter erwachsenen Menschen gelten. Dieser Prozess erfolgt unter dem Eindruck von Triebwünschen und den Bemühungen, sie mit der Identitäts- und Charakterentwicklung sowie mit den bewussten und unbewussten Wertesystemen, die das entwickelte, integrierte Über-Ich repräsentiert, in Einklang zu bringen. Kurzum, die Entwicklung eines internalisierten Systems ethischer Prinzipien resultiert aus spezifischen Aspekten jener internalisierten Objektbeziehungen, in denen unterschiedliche Ebenen mannigfaltiger Gebote und Verbote die Identifizierung des Kindes mit den moralischen und ethischen Werten seiner Herkunftsfamilie und sozialen Umgebung einleiten.

Unter pathologischen Umständen können Persönlichkeitsstörungen unterschiedlichen Schweregrades die Integration dieses internalisierten Systems ethischer Werte beeinträchtigen und zur Entwicklung unterschiedlicher Ebenen der Psychopathologie führen. Eine Identitätsdiffusion kann sich unter der Vorherrschaft stark ausgeprägter aggressiver Impulse fixieren, ganz gleich, ob diese aus einer genetisch determinierten, temperamentsbedingten Dominanz negativer Affekte bei mangelnder kognitiver Kontrolle und Kontextualisierung der Affekte resultieren, aus hochgradig pathologischen Bindungserfahrungen oder aus einer traumatischen frühen Kindheit. Die fehlende Identitätsintegration beeinträchtigt dann die Integration der verschiedenen Ebenen des Über-Ich-Systems. Dessen erste, verfolgende Ebene erhält durch aggressive internalisierte Objektbeziehungen eine exzessive Dominanz; die relative Schwäche des Ich-Ideals erschwert die Integration beider Ebenen und führt zu einer dauerhaften Dominanz der ersten, verfolgenden Ebene des Über-Ichs. Auch die Verankerung der dritten, höheren Ebene ethischer Werte wird dadurch in Mitleidenschaft gezogen – eine Konsequenz der exzessiven Projektion früherer negativer Über-Ich-Eigenschaften. In klinischer Hinsicht prädisponiert diese innere Situation zur Aktivierung ichsyntonen aggressiven, antisozialen Verhaltens.

Die Entwicklung antisozialen Verhaltens ist tatsächlich die gravierendste Komplikation der schwersten Form der Borderline-Persönlichkeitsorganisation und, was die Psychotherapie betrifft, verantwortlich für eine schlechte Behandlungsprognose. Antisoziales Verhalten zerstört die Fähigkeit, zwischenmenschliche Beziehungen einzugehen, ebenso wie die Dämpfung der affektiven Äußerung eigener emotionaler Bedürfnisse, die bei Bedingungen, unter denen die Identitätsentwicklung normal verlaufen kann, die Integration des Über-Ichs fördert. Bei normaler Über-Ich-Integration, aber starker Einwirkung exzessiver Schuldgefühle wegen eigener Triebimpulse, kann die frühe Über-Ich-Ebene das Ich-Ideal durch die Entwicklung sadistischer Perfektionserwartungen »kontaminieren«. Unter diesen Umständen können die in der Entwicklung der dritten Über-Ich-Ebene gegen die infantile Sexualität gerichteten Verbote als exzessiv prohibitiv empfunden werden, so dass ein integriertes, aber sadistisches Über-Ich sexuelle und aggressive Impulse sowie Abhängigkeitsbedürfnisse hemmt. Das Resultat ist eine defensive Charakterstruktur, wie sie für das höhere Niveau der Persönlichkeitsstörungen (neurotische Persönlichkeitsorganisation) charakteristisch ist.

Zusammenfassend und vereinfachend können wir die dominanten ätiologischen Merkmale der Persönlichkeitsstörungen unterschiedlichen Schweregrades dahingehend beschreiben, dass auf der Ebene der Borderline-Persönlichkeitsorganisation Konflikte (welchen Ursprungs auch immer) im Zusammenhang mit aggressiven Impulsen vorherrschen. Auf einer höheren Entwicklungsebene dominieren mit der Formierung einer normalen Identität Konflikte im Zusammenhang mit infantiler Sexualität und Abhängigkeit in der Pathologie der neurotischen Persönlichkeitsorganisation (Kernberg und Caligor 2012a). Diese – freilich sehr allgemein formulierte – Aussage trifft auf ein breites Variantenspektrum der individuellen Lebensgeschichte und Entwicklung zu.

1.1.5 Intelligenz

Die letzte wesentliche Komponente der Persönlichkeit ist das kognitive Potenzial des Individuums, seine *Intelligenz*, die insbesondere im Grad der Abstraktionsfähigkeit Ausdruck findet. Man geht ganz allgemein davon aus, dass das Intelligenzniveau sowohl von der genetischen Disposition als auch von frühen Erfahrungen abhängig ist. Die Stimulation der kognitiven Prozesse und der Sprachentwicklung sowie das explizite, aufmerksame Eingehen auf die Motivationen, Denkprozesse und Phantasien des Kindes üben einen fundamentalen Einfluss auf die Entwicklung seiner kognitiven Fähigkeiten aus. Im Allgemeinen kommt ein hohes kognitives Potenzial einer zunehmend realistischen und subtilen Wahrnehmung der Umwelt sowie der Fähigkeit zugute, auf kognitive Hinweisreize angemessen zu reagieren. Die genetisch determinierte Entwicklung des präfrontalen und präorbitalen Kortex, der anterioren kortikalen Mittellinienstrukturen und der Sprachzentren des Gehirns ist von maßgeblicher Bedeutung für die gezielte Kontrolle und trägt zur Modulierung affektiver Reaktionen bei (Silbersweig et al. 2007).

Die kognitive Kontrolle kann die Auswirkungen einer gravierend traumatischen Umwelt zwar lindern, doch die Intelligenz kann das Trauma unter solch pathologischen Umständen sogar noch verstärken, nämlich durch die Entwicklung komplexer, verzerrter kognitiver Interpretationen dieser Umwelt. Kognitive Systeme der Rationalisierung pathologischer Charakterzüge wiederum können unangemessene Anpassungsstrategien, die im Kontext schwerer Persönlichkeitsstörungen entwickelt werden, erheblich verstärken. In der klinischen Praxis begegnen uns Patienten mit Persönlichkeitsstörungen jeden Schweregrades mit sehr hoher ebenso wie mit sehr niedriger Intelligenz. Hohe Intelligenz ist, was die Möglichkeit der psychotherapeutischen Behandlung und die Ebene der allgemeinen sozialen Anpassung betrifft, die u. a. im Bildungsgang und im Niveau der beruflichen Tätigkeit Ausdruck findet, prognostisch günstig.

Wenn wir sowohl die normale Persönlichkeitsentwicklung als auch die Ätiologie von Persönlichkeitsstörungen in den Blick fassen, können wir im Grunde zwei Organisationsebenen des psychischen Lebens unterscheiden. Da wäre erstens eine neurobiologische Entwicklungsebene, die die Organisation basaler neurobiologischer, im psychischen Leben Ausdruck findender Strukturen vorgibt. Hervorzuheben sind hier insbesondere die Entwicklung der Wahrnehmung und des Gedächtnisses, die Aktivierung des Bewusstseins und – von grundlegender Bedeutung – die Entwicklung von Affektsystemen, die die Homöostase aufrechterhalten und zum primären Motivator der Objektbeziehungen werden. Diese basale Ebene der psychischen Entwicklung wird um eine sekundäre Organisationsebene auf rein symbolischem, intrapsychischem Niveau ergänzt, die wir treffend als den allmählichen Aufbau einer inneren Welt beschreiben können, deren Zentrum die persönliche Identität und die realistische Wahrnehmung und libidinöse Besetzung einer Welt wichtiger Anderer bilden. Diese innere Welt organisiert die erfolgreiche Äußerung elementarer Triebbedürfnisse, die Autonomie und Selbstbehauptung sowie befriedigende Beziehungen zur sozialen Umwelt.

Sie umfasst sexuelle Intimität, Liebesbeziehungen, Freundschaften, Engagement und Verantwortungsbewusstsein, Effektivität und Zufriedenheit im Beruf und persönliche Kreativität. Unser Verständnis der Ätiologie von Persönlichkeitsstörungen, ihrer Interaktions- und Organisationsmechanismen sowie ihres Behandlungspotenzials wirft Licht auf die Beeinträchtigungen, die sie für diese Entwicklungen mit sich bringen, und auf die Grenzen unserer Behandlungsmöglichkeiten. Fortschritte in all diesen Bereichen setzen voraus, dass beide Systeme, das neurobiologische ebenso wie das intrapsychische, mitsamt ihrer wechselseitigen Beeinflussung in Normalität, Pathologie und Behandlung Berücksichtigung finden.

Literatur

Akhtar, S. (1992). Broken Structures: Severe Personality Disorders and Their Treatment. Northvale, NJ (Jason Aronson).

American Psychiatric Association (2013). Diagnostic and Statistical Manual of Mental Disorders, 5th Edition. Arlington, VA (American Psychiatric Association).

American Psychiatric Association (2015 [2013]). Diagnostisches und Statistisches Manual Psychischer Störungen. DSM-5. Deutsche Ausgabe hg. von P. Falkai und H.-U. Wittchen. Göttingen (Hogrefe).

Freud, S. (1923b). Das Ich und das Es. GW XIII, S. 235–290.

Jacobson, E. (1978 [1964]). Das Selbst und die Welt der Objekte. Übers. von K. Kennel. Frankfurt am Main (Suhrkamp).

Kernberg, O. F. (1981 [1976]). Objektbeziehungen und Praxis der Psychoanalyse. Übers. von H. Steinmetz-Schünemann. Stuttgart (Klett-Cotta).

Kernberg, O. F. (1997 [1992]). Wut und Hass. Über die Bedeutung von Aggression bei Persönlichkeitsstörungen und sexuellen Perversionen. Übers. von C. Trunk. Stuttgart (Klett-Cotta).

Kernberg, O. F., und E. Caligor (2005). A psychoanalytic theory of personality disorders. In: Major Theories of Personality Disorders. Hg. von J. F. Clarkin und M. F. Lenzenweger. 2. Aufl. New York (Guilford), S. 114–156.

Kernberg, O. F., und E. Caligor (2012a). Identity: recent findings and clinical implications. In: The Inseparable Nature of Love and Aggression: Clinical and Theoretical Perspectives. Washington, DC (American Psychiatric Publ.), S. 3–30.

Kernberg, O. F., und E. Caligor (2012b). Overview and critique of the classification of personality disorders proposed for DSM-V. Schweiz Arch Neurol Psychiatr 163(7): 234–238.

Klein, M. (2000 [1946]). Bemerkungen über einige schizoide Mechanismen. Übers. von E. Vorspohl. In: dies., Ges. Schriften. Bd. III. Hg. von R. Cycon. Stuttgart-Bad Cannstatt (frommann-holzboog), S. 1–41.

Klein, M. (2000 [1957]. Neid und Dankbarkeit. Eine Untersuchung unbewußter Quellen. Übers. von E. Vorspohl. In: dies., Ges. Schriften. Bd. III. Hg. von R. Cycon. Stuttgart-Bad Cannstatt (frommann-holzboog), S. 279–367.

Konner, M. (2010). The Evolution of Childhood: Relationships, Emotions, Mind. Cambridge, MA (The Belknap Press of Harvard University Press).

Panksepp, J. (1998). Affective Neuroscience: The Foundations of Human and Animal Emotions. New York (Oxford University Press).

Posner, M. I., M. K. Rothbart, N. Vizeta et al. (2003). An approach to the psychobiology of personality disorders. Dev Psychopathol 15(4): 1093–1106.

Silberszweig, D., J. F. Clarkin, M. Goldstein et al. (2007). Failure of frontolimbic inhibitory function in the context of negative emotion in borderline personality disorder. Am J Psychiatry 164(12): 1832–1841.

Widiger, T. A., und S. N. Mullins-Sweatt (2005). Categorical and dimensional models of personality disorders. In: The American Psychiatric Textbook of Personality Disorders. Hg. von J. M. Odlham, A. E. Skodol und D. S. Bender. Washington, DC (American Psychiatric Publishing), S. 35–56.

Wright, J. S., und J. Panksepp (2012). An evolutionary framework to understand foraging, wanting, and desire: the neuropsychology of the Seeking System. Neuropsychoanalysis 14(10): 5–39.

2 Übersicht und Kritik der für das DSM-5 vorgeschlagenen Klassifikation der Persönlichkeitsstörungen

2.1 Hintergrund

Die Work Group on Personality and Personality Disorders for DSM-5 (American Psychiatric Association 2013) formulierte zu Beginn ihrer Arbeit mehrere Grundannahmen. Erstens hatte sich die DSM-IV-Klassifikation (American Psychiatric Association 1994) aufgrund der hohen Komorbidität zwischen den verschiedenen Persönlichkeitsstörungen und der Tatsache, dass in der klinischen Praxis am häufigsten die »Nicht Näher Bezeichnete Persönlichkeitsstörung« diagnostiziert wurde, als nicht zufriedenstellend erwiesen. Zweitens bestand in der Arbeitsgruppe eine hartnäckige dynamische Spannung zwischen empirischen Forschern, die Klassifikationssysteme für die Persönlichkeitseigenschaften normaler Populationen entwickeln wollten, und Klinikern, denen es um ein Klassifikationssystem zu tun war, das den in klinischen Settings beobachteten Störungskonstellationen der Persönlichkeit gerecht werden sollte.

Zahlreiche faktoranalytische Untersuchungen mit großen Samples bestätigen übereinstimmend das »Fünf-Faktoren-Modell« (FFM) zur Beschreibung der wichtigsten Dimensionen, die das differenzielle Profil der Persönlichkeitsstrukturen in einer Normalbevölkerung bestimmen. Diese fünf Dimensionen sind Offenheit für Erfahrungen, Gewissenhaftigkeit, Extraversion, Verträglichkeit und Neurotizismus. Die klinische Psychiatrie und Psychologie hingegen identifizierten bestimmte dominante Konstellationen pathologischer Persönlichkeitseigenschaften, die sich in differenzielle Kategorien von Persönlichkeitsstörungen übersetzen lassen, auch wenn Patienten Merkmale mehrerer Störungen aufweisen können. Diese klinischen Kategorien haben je unterschiedliche prognostische und therapeutische Implikationen. Kurzum, die konkurrierenden dimensionalen und kategorialen Klassifikationssysteme sorgten für eine signifikante Dynamik in den für die Erarbeitung des DSM-III, -IV und -5 zuständigen Komitees und Arbeitsgruppen (American Psychiatric Association 1980, 1994, 2013).

Das DSM-IV war ein rein kategoriales System. Die zehn beschriebenen Persönlichkeitsstörungen repräsentierten klar abgegrenzte Entitäten, jeweils charakterisiert durch eine bestimmte Anzahl von Eigenschaften, so dass jede Diagnose auf einer spezifischen Kombination solcher Eigenschaften beruhen konnte. Die grundlegende Heterogenität mindestens eines Teils dieser Störungen wurde durch die Tatsache illustriert, dass Eigenschaftskombinationen, die eine bestimmte Kategorie repräsentierten, in anderer Form die Diagnose einer anderen Kategorie determinieren konnten.

Im Falle des DSM-5 arbeitete die Work Group on Personality und Personality Disorders unter strenger Weisung der Gesamtleitung des DSM-5, um das kategoriale System des DSM-IV durch ein dimensionales zu ersetzen (Kupfer et al. 2002). Neben der Unzufriedenheit mit dem kategorialen Klassifikationssystem des DSM-IV spielten weitere, grundsätzliche Überlegungen eine Rolle. Erstens sollte die Suche nach einem neuen Klassifikationssystem konkrete Verhaltenseigenschaften mit mutmaßlich zugrundeliegenden neurobiologischen Dispositionen und Funktionen sowie mit der Möglichkeit verbinden, die Disposition für eine spezifische Persönlichkeitsstörung anhand neurobiologischer und genetischer Marker zu identifizieren (Donaldson und Young 2008). Diese Bemühungen entsprachen einer starken Betonung der translatorischen Forschung, die Psychopathologie zum neurobiologischen Funktionieren und zur Pathologie im neurobiologischen Bereich in Beziehung setzt. Zweitens – und weniger explizit, aber als grundlegender ideologischer Einfluss von Belang – spiegelte diese Orientierung lange, hartnäckige Auseinandersetzungen zwischen den neurobiologischen und den psychodynamischen Disziplinen wider, aber auch den wachsenden Nachdruck, mit dem die neurobiologische Psychiatrie den Einfluss klinischer psychodynamischer Konzepte und Erkenntnisse auf das Klassifikationssystem der Persönlichkeitsstörungen zurückdrängte, um es mit dem dramatischen Zuwachs an Kenntnissen über die genetische und neurobiologische Grundlage wesentlicher Bereiche der klinischen Psychiatrie in Einklang zu bringen (Krueger et al. 2022; Skodol et al. 2011).

2.2 Eine entscheidende Kompromisslösung

Die dynamische Spannung zwischen Forschern, deren Interesse den empirischen Studien über normale Populationen galt, weil sie diese Erkenntnisse zu den vorherrschenden Prototypen der Persönlichkeitsstörungen in Beziehung setzen wollten, und den Vertretern der klinischen Psychiatrieforschung, denen es darum ging, die im DSM-IV beschriebenen Hauptkategorien, die sie durch ihre Erfahrung bestätigt sahen, zu erhalten, führte zu einem Kompromiss. Dieser enthielt eine wichtige, maßgebliche neue Entwicklung, nämlich die Einigung über einen gemeinsamen elementaren Faktor *sämtlicher* Persönlichkeitsstörungen, der als Hauptkriterium für die Beurteilung des Schweregrades einer jeden Persönlichkeitsstörung dient: die Integration bzw. fehlende Integration des *Selbst* (d. h. des Grades an Normalität oder Pathologie in den Beziehungen des Individuums zu anderen Menschen) (Bender et al. 2011). Die quasi alltägliche Beobachtung, dass Patienten mit Persönlichkeitsstörungen Schwierigkeiten haben, sich selbst und ihre Beziehungen zu wichtigen Anderen zu begreifen und zu handhaben, wurde hier zum allerersten Mal überhaupt als ein Grundcharakteristikum der Persönlichkeitsstörungen anerkannt. Dass diese Dimension expliziert, operationalisiert und klinisch in Bezug auf den Störungsgrad evaluiert werden konnte, stellte sowohl die Befürworter eines empirisch basierten dimensionalen Systems als auch – und insbesondere – die psychodynamisch orientierten Psychotherapeuten zufrieden, die diese Dimension seit mehr als 40 Jahren in ihrer therapeutischen Arbeit und bei der Beurteilung von Patienten mit Persönlichkeitsstörungen beobachtet, beschrieben und benutzt haben (Kernberg 1983 [1975], 1988 [1980]).

Was die Differenzierung zwischen den wesentlichen Persönlichkeitsprototypen betrifft, so führte das Ringen zwischen den Klinikern, die die Kategorien des DSM-IV-Systems beibehalten wollten, und den Forschern, die das Fünf-Faktoren-Modell auf die klinischen Prototypen pathologischer Persönlichkeitsstrukturen anwenden wollten, zu einem Kompromiss. Von den zehn DSM-IV-Persönlichkeitsprototypen sollten einige beibehalten werden, deren Wert als Prototypen durch signifikante empirische Forschung zu bestätigen wäre und die, was ihre Häufigkeit in der klinischen Praxis anlangt, klinisch bedeutsam sind (Skodol et al. 2011). Dies führte erstens zur Beibehaltung der schizotypen, der antisozialen, der Borderline-, der vermeidend-selbstunsicheren sowie der zwanghaften Persönlichkeitsstörung – fünf der ursprünglich zehn Kategorien.

Diese ohnehin unter beträchtlichen Spannungen und Meinungsverschiedenheiten innerhalb der Arbeitsgruppe zustande gekommene Entscheidung zog eine kleine Krise nach sich, weil die narzisstische Persönlichkeitsstörung ausgeschlossen werden sollte, obwohl sie Gegenstand zahlreicher empirischer Studien war und in der klinischen Praxis sehr häufig gesehen wird! Bei aller Fairness ist doch festzuhalten, dass dieser angestrebte Ausschluss die in der Arbeitsgruppe vorherrschende anti-psychodynamische Einstellung zum Ausdruck brachte, denn die klinische Beschreibung, die Erforschung der Psychopathologie und die empirische Untersuchung der Merkmale dieser Störung erfolgten überwiegend durch psychodynamisch orientierte Forscher und Kliniker (Russ et al. 2008). Schließlich wurde die narzisstische Persönlichkeitsstörung als sechste Kategorie der DSM-5-Nomenklatur vorgeschlagenen (Ronningstam 2011).

2.3 Die ausgeschlossenen Kategorien

Die Arbeitsgruppe beschloss, die ausgeschlossenen DSM-IV-Persönlichkeitsstörungen – paranoide, schizoide, histrionische und abhängige Persönlichkeitsstörung sowie die im Anhang des DSM-IV aufgeführte depressive und negativistische Persönlichkeitsstörung und die Kategorie der nicht näher bezeichneten Persönlichkeitsstörung – unter die Diagnose einer »merkmalspezifischen Persönlichkeitsstörung« zu subsumieren. In der Praxis hätte dies dem Kliniker anheimgestellt, eine Persönlichkeitsstörung auf der Basis einer Pathologie des Selbst und der Beziehungen zu Anderen zu diagnostizieren und die Beschreibung der Persönlichkeitsstörung durch Verwendung der spezifischen, von den entsprechenden pathologischen Merkmalen abgedeckten Eigenschaften auf den jeweiligen Patienten »zuzuschneiden« (Skodol et al. 2011).

Dass der Ausschluss von Persönlichkeitsstörungen mit einer langen Geschichte signifikanter klinischer Beobachtungen und spezifischer therapeutischer Interventionen ernste Fragen aufwirft, versteht sich von selbst. Dies gilt etwa für die paranoide und die histrionische Persönlichkeitsstörung, wobei letzterer ein breites, in der psychodynamischen Literatur beschriebenes pathologisches Spektrum entspricht, das von der hysterischen bis zur infantilen Persönlichkeitsstörung und zur depressiven Persönlichkeitsstörung reicht, die mit Blick auf psychodynamische Psychotherapien eine günstige Prognose hat. Das über die paranoide Persönlichkeitsstörung in den vergangenen Jahren keine wichtige Studie durchgeführt wurde, ist als Begründung für ihren Ausschluss problematisch. Unter dem Blickwinkel psychodynamisch orientierter Befürworter einer kategorialen Nomenklatur war die Wiedereinbeziehung der narzisstischen Persönlichkeitsstörung eine bedeutsame positive Entwicklung, die der klinischen Realität Rechnung trug. Kliniker werden die histrionische Persönlichkeitsstörung möglicherweise nach wie vor als eine wenige schwere Form der Borderline-Persönlichkeitsstörung betrachten und die schizoide Persönlichkeitsstörung für eine weniger schwere Form der schizotypen und sie in ihrer Praxis entsprechend kontextualisieren.

Für neurobiologisch orientierte Forscher und diejenigen, die das dimensionale Klassifikationssystem bevorzugen, scheint der Einfluss des Fünf-Faktoren-Modells durch die Beziehung der Faktoren Gewissenhaftigkeit, Extraversion, Verträglichkeit bzw. Neurotizismus zur zwanghaften Persönlichkeit, zur vermeidend-selbstunsicheren Persönlichkeit (für die das Gegenteil der Extraversion, nämlich Distanziertheit, typisch ist), zur antisozialen Persönlichkeit als Ausdruck von Antagonismus (das genaue Gegenteil von Verträglichkeit) und zur Borderline-Persönlichkeit als Ausdruck von Neurotizismus im Sinne einer negativen, Labilität und emotionale Fehlregulation widerspiegelnden Affektivität relativ gesichert. Insofern Gewissenhaftigkeit als genaues Gegenteil von Enthemmung, ausgedrückt durch Impulsivität, betrachtet wird, verwiese sie auf eine weitere Beziehung zwischen Persönlichkeitsstörungen und dem Fünf-Faktoren-Modell (Widiger 2011). Zu erwähnen ist auch, dass der Faktor Offenheit, der tatsächlich auch eine Offenheit für ungewöhnliche, idiosynkratische, bizarre Ideen bezeichnete und mit der schizotypen Persönlichkeitsstörung zusammenzuhängen schien, so viele methodologische und konzeptuelle Fragen aufwarf, dass er verworfen wurde. Ein neuer Faktor, »Psychotizismus«, stand fortan für die faktorielle Persönlichkeitsdimension, welche die schizotypen Persönlichkeitsstörungen widerspiegeln. Kurzum, mit Ausnahme der narzisstischen Persönlichkeitsstörung konnte das Fünf-Faktoren-Modell entweder durch direkte Repräsentation dieser Faktoren im klinischen Bild oder durch ihre Äußerung in Form des genauen Gegenteils zu den basalen Persönlichkeitsbereichen in Beziehung gesetzt werden, die den ins DSM-5 aufgenommenen Persönlichkeitsstörungen zugrunde liegen.

2.4 Das umfassende »Alternative Modell«

Das »Alternative DSM-5-Modell zur Klassifikation der Persönlichkeitsstörungen« enthält zwei grundlegende Beurteilungen, und zwar erstens des Funktionsniveaus der Persönlichkeit einschließlich einer Beurteilung des Selbst und des interpersonalen Funktionierens. Zweitens führt es die diagnostischen Kriterien für die sechs ausgewählten spezifischen Störungskategorien auf.

Die Beurteilung des Schweregrades der Pathologie des Selbsterlebens umfasst folgende Komponenten:

1. Identität: Erleben der eigenen Person als einzigartig, mit klaren Grenzen zwischen sich und Anderen; Stabilität des Selbstwerts und Akkuratheit der Selbsteinschätzung; Fähigkeit, eine Reihe von Emotionen zu erleben und zu regulieren.
2. Selbststeuerung: Verfolgen von kohärenten und sinnhaften kurz- und langfristigen Zielen; Orientierung an konstruktiven und prosozialen Maßstäben des Verhaltens; Fähigkeit zur produktiven Selbstreflexion.

Die Beurteilung des interpersonalen Funktionsniveaus umfasst:

1. Empathie: Verständnis und Anerkennung des Erlebens und der Motive Anderer; Toleranz bezüglich unterschiedlicher Sichtweisen; Verstehen der Wirkungen des eigenen Verhaltens auf Andere.
2. Nähe und Distanz: Positive Beziehungen mit Anderen; Wunsch und Fähigkeit, anderen Menschen gegenüber nahe oder distanziert zu sein; auf jeden Fall: gegenseitiger Respekt im interpersonalen Verhalten.

Kurz, die für das Funktionskontinuum der Persönlichkeit zentralen Komponenten sind Identität, Selbststeuerung, Empathie und die Regulierung von Nähe/Intimität und Distanz. Die entsprechende Skala unterscheidet fünf Beeinträchtigungsgrade, von geringfügiger oder keiner Beeinträchtigung (gesundes Funktionieren) bis zu extremer Beeinträchtigung.

Die Diagnosekriterien für sechs spezifische Typen der Persönlichkeitsstörungen – antisoziale, vermeidend-selbstunsichere, Borderline-, narzisstische, zwanghafte und schizotype – werden durch das im Selbst Ausdruck findende Funktionsniveau der Persönlichkeit (die A-Kriterien) und durch die entsprechenden spezifischen pathologischen Persönlichkeitsmerkmale (die B-Kriterien) definiert. Zusätzlich werden nun alle verworfenen Kategorien, die im Anhang des DSM-IV aufgeführten und die nicht näher bezeichneten Persönlichkeitsstörungen als Persönlichkeitsstörungen mit spezifischer Dominanz bestimmter Merkmalskonstellationen klassifiziert. Die nicht näher bezeichnete Persönlichkeitsstörung entfällt.

2.5 Kritische Überlegungen

Meiner Ansicht nach bestehen die Bedeutung und der wichtigste innovative Beitrag dieser Entscheidungen in der nachträglichen Anerkennung des grundlegenden Stellenwertes, der dem Selbsterleben und den Beziehungen zu wichtigen Anderen für die Beurteilung der Normalität der Persönlichkeit oder des Grades an Pathologie zukommt. Das Konzept eines integrierten Selbst – im Gegensatz zu einem gravierenden Mangel an Integration, der die von Erik H. Erikson vor vielen Jahren in die psychoanalytische Literatur eingeführte *Identitätsdiffusion* charakterisiert – ist der zentrale Aspekt der Beurteilung einer Persönlichkeitsstörung. Die Identität ist eine basale Persönlichkeitkomponente, die mehr als alles andere die Art und den Schweregrad von Persönlichkeitsstörungen definiert. Die vorgeschlagenen Kriterien Identität und Selbststeuerung spiegeln diesen Aspekt des Selbst zutreffend wider. Die Beziehung zu anderen Menschen hängt, wie das DSM-5 nun anerkennt, aufs engste mit dem Grad der Integration des Selbst zusammen und spiegelt, so möchte ich hinzufügen, die Integration der Repräsentanzen wichtiger Anderer wider. Diese ist Teil der Fähigkeit zu Empathie und menschlicher Nähe, so wie sie nun im Alternativen DSM-5-Modell definiert ist.

Bemerkenswerterweise werden die wesentlichen Charakteristika der Persönlichkeitsstörungen mit Bezug auf vorwiegend subjektive Erfahrungen beschrieben. Dies ist ein sehr wichtiger Aspekt der Beurteilung der Persönlichkeit, der die Analyse des interpersonalen und sozialen Funktionsniveaus ergänzt. Die Bindungsforschung hat die engen Zusammenhänge zwischen den frühen Beziehungen zu wichtigen Anderen und dem Aufbau innerer Modelle dieser reziproken Beziehungen in Form dyadischer Konstellationen der Selbst- und Objektrepräsentanzen nachgewiesen. Die psychoanalytische Theorie erklärt, wie diese frühen intrapsychischen Strukturen zu einem Konzept des Selbst und wichtiger Anderer integriert werden (Kernberg und Caligor 2012).

Die beibehaltenen sechs großen diagnostischen Kategorien der Persönlichkeitsstörungen spiegeln trotz eines Versuchs, sie (in der Erwartung direkter, linearer Beziehungen zum neurobiologischen Funktionieren und zu den zugrundeliegenden genetischen Prädispositionen) mit einer vorwiegend merkmalsorientierten Psychologie zu verbinden, klinisch vorherrschende Störungskategorien wider. Die Entscheidung, diese Kategorien im DSM-5 aufzuführen, scheint somit rechtfertigt. Der Ausschluss der anderen vier Kategorien, die das DSM-IV noch aufführte, wirft indes Fragen auf. Dass diese Persönlichkeitstypen in den vergangenen Jahren nicht empirisch erforscht wurden, scheint kein ausreichender Grund für ihren Ausschluss zu sein, solange sie klinisch relevant und deshalb für das allgemeine differenzialdiagnostische und therapeutische Vorgehen von Belang sind. Zum Beispiel werden die meisten Kliniker eine paranoide Persönlichkeitsstörung mühelos erkennen. Sie wurde in vielen Ländern in der psychiatrischen Literatur beschrieben. Doch selbst wenn die Diagnose in der klinischen Praxis seltener gestellt wird als andere, die ins DSM-5 übernommen wurden, sind die Einbeziehung lediglich der häufigsten Störungen und der Ausschluss der weniger häufigen, wenngleich klinisch klar identifizierbaren Störungen fragwürdig. Würden wir Krankheitsbilder in anderen Bereichen der Medizin lediglich aufgrund einer relativen Seltenheit ihrer Diagnose ausschließen?

Ein weiteres Problem, das der Ausschluss von Persönlichkeitsstörungen mit sich bringt, besteht darin, dass einige von ihnen leichtere Formen zugrundeliegender Pathologien repräsentieren und ihr Ausschluss dem Spektrum bestimmter, mit ihnen zusammenhängender Persönlichkeitsstörungen nicht gerecht wird. Wie schon erwähnt, kann beispielsweise die histrionische Persönlichkeitsstörung eine weniger schwere Form der Borderline-Persönlichkeitsstörung darstellen; sie hat aber eine andere Prognose, und auch das therapeutische Management ist ein anderes. Das Gleiche gilt bezüglich der schizoiden Persönlichkeitsstörung, die zu Recht als eine weniger schwere Form der schizotypen Persönlichkeitsstörung betrachtet wird – mit wichtigen Implikationen hinsichtlich der genetischen Disposition im letzteren Fall, wahrscheinlich aber nicht im ersten. Hier berühren wir einen Bereich, der weder von der DSM-IV- noch von der DSM-5-Arbeitsgruppe erforscht wurde: Ich denke an den dimensionalen Aspekt der Beziehungen zwischen Störungsgruppen wie der schizoiden und schizotypen oder der histrionischen und der Borderline-Persönlichkeitsstörung sowie an die nicht anerkannte Beziehung zwischen narzisstischer und antisozialer Persönlichkeitsstörung – wobei letztere eine extrem schwere Form des pathologischen Narzissmus darstellt und die Symptome einer narzisstischen Persönlichkeit als wichtiges Element ihrer Merkmale aufweist. Damit will ich sagen, dass es einen dimensionalen Aspekt der Beziehungen zwischen verschiedenen Persönlichkeitsstörungen gibt, der sehr wohl eine Klassifikation rechtfertigt, die kategoriale und dimensionale Merkmale miteinander kombiniert (Kernberg und Caligor 2005). Unter diesem sehr allgemeinen Blickwinkel betrachtet, halte ich die Aufnahme eines solchen kombinierten, »hybriden« Modells ins DSM-5 für angemessen.

Der Versuch, das Fünf-Faktoren-Modell als repräsentativ für deskriptive Studien über große Normalpopulationen zu betrachten und es so mit den Prototypen klinisch beobachteter Persönlichkeitsstörungen zu verbinden, kann vom Standpunkt der besonderen Struktur einer individuellen Persönlichkeitsstörung infrage gestellt werden: Ungeachtet ihrer neurobiologischen oder psychosozialen Disposition können Persönlichkeitsstörungen eine Organisation von Eigenschaftskonstellationen widerspiegeln, die keinerlei psychopathologische Relevanz bezüglich der statistisch dominanten Eigenschaftskonstellationen in Normalpopulationen (das Fünf-Faktoren-System) besitzen. Die angenommene Beziehung zwischen dem Fünf-Faktoren-System und der Natur der ins DSM-5 aufgenommenen Persönlichkeitsstörungen wirkt recht gezwungen; dass der Faktor Offenheit für Erfahrungen keinerlei Rolle spielt und es notwendig war, mit dem Psychotizismus einen neuen Faktor einzuführen, um einen möglichen Zusammenhang mit der schizotypen Persönlichkeitsstörung zu finden, scheint dies treffend zu illustrieren.

2.6 Die doppelte Schicht der neurobiologischen und subjektiven intrapsychischen Strukturen

Die wichtigste Kritik an den konzeptuellen Grundlagen des Alternativen DSM-5-Modells für Persönlichkeitsstörungen hängt mit der Annahme zusammen, dass eine Psychologie der Eigenschaften im Gegensatz zu einem kategorialen Ansatz es ermöglichen würde, eine direkte Beziehung zwischen konkreten Persönlichkeitsmerkmalen und zugrundeliegenden neurobiologischen Mechanismen herzustellen. Natürlich gibt es neurobiologische Mechanismen, die mit dem gesamten psychischen Geschehen zusammenhängen: Subjektivität und Intentionalität beruhen, wie wir heute wissen, zweifellos auf komplexen strukturellen Arrangements des zentralen Nervensystems, und es gibt konkrete Verknüpfungen zwischen dem Funktionieren verschiedener Hirnregionen einerseits und den subjektiven und behavioralen Aspekten der menschlichen Psychologie andererseits. Der Einfluss von Neurotransmittern, z. B. des Oxytocins, auf die Aktivierung des Bindungssystems und die leidenschaftliche Seite des Sexuallebens illustriert eine solche Beziehung: So hängen die Orientierung des Selbst auf seine unmittelbare psychische Umwelt und sein Einfluss auf die Affektkontrolle nachweislich mit Funktionen des medialen präfrontalen Kortex und des anterioren Teils des Cingulums zusammen. Unsere eigenen Studien über die Borderline-Persönlichkeitsstörung haben gezeigt, dass die Hyperaktivität der Amygdala in Verbindung mit einer primären Hemmung des präfrontalen und des präorbitalen Kortex diese Patienten von normalen Kontrollprobanden unterscheidet. Diese Erkenntnisse wurden durch eine Fülle an Literatur bestätigt (Silbersweig et al. 2007).

Wir haben allerdings auch gelernt, dass das zentrale Nervensystem nicht durch die isolierte Aktivierung spezifischer Strukturen oder Neurotransmitter operiert, sondern durch die integrierte Aktivierung multipler Strukturen. Zum Beispiel liegt einer emotionalen Fehlregulation eine komplexe Interaktion zwischen der Aktivierung limbischer Regionen (Hippocampus und Amygdala), kortikaler Regionen (insbesondere des präfrontalen und präorbitalen Kortex sowie der anterioren cingulären Region) und noch ausgedehnterer Areale (einschließlich Insula und Teilen des parietalen, temporalen und okzipitalen Kortex) zugrunde. Belegt ist auch, dass sich bestimmte maßgebliche psychische Funktionen aus der Organisation zugrundeliegender psychischer Strukturen, z. B. des Selbstkonzepts, herleiten. Diese gehen aus der Integration von Selbstreflexionszentren hervor, die Informationen über die Lokalisierung des Körpers in Raum und Zeit, Informationen vom sprachlichen Selbst, Informationen über den Status des historischen Selbst sowie über die Beurteilung der Wahrnehmung des Selbst durch Andere liefern. Mit anderen Worten: Wenngleich eine neurobiologische Basis all diese psychischen Funktionen fundiert, erfolgt deren Organisation doch auf einer psychischen Ebene. Die Erforschung der subjektiven Intentionalität des Verhaltens muss daher meiner Ansicht nach zwei Ebenen der organismischen Organisation berücksichtigen: eine basale neurobiologische und eine abgeleitete, sekundäre, symbolische oder psychische, die ihrerseits – so zeigen die neuesten Untersuchungen – Einfluss auf das Funktionieren der grundlegenden neurobiologischen Strukturen ausüben kann.

Diese Konzeptualisierung zweier neuropsychologischer Organisationsebenen wirft ernstzunehmende Fragen über die Organisation unserer Nomenklatur der Persönlichkeitsstörungen auf, was das lineare Konzept der Interaktion isolierter multipler Eigenschaften betrifft, deren Funktionalität praktisch als nahezu äquivalent betrachtet wird. Dieses Problem spiegelt sich eindeutig in der Hauptdimension wider, die zu Recht für die Persönlichkeitsstörungen vorgeschlagen wurde – nämlich die Integration des Selbst, die in Identität und Selbststeuerung einerseits und in der Fähigkeit zu Empathie und zwischenmenschlicher Nähe andererseits Ausdruck findet.

2.7 Schluss

Die Klassifikation der Persönlichkeitsstörungen im DSM-5-Alternativmodell stellt meiner Ansicht nach eine wesentliche Verbesserung gegenüber dem DSM-IV dar, weil sie als zentrale Kriterien den Schweregrad der Pathologie des Selbst und der Beziehungen zu Anderen aufführt und dabei die einschlägigen Erkenntnisse und klinischen Beiträge der psychoanalytischen Objektbeziehungstheorie mitberücksichtigt. Die Entscheidung, sechs der zehn Kategorien des DSM-IV beizubehalten, ist klug und kommt einer Kontinuität der Erforschung dieser Bereiche zugute. Die Streichung der vier anderen Kategorien ist in meinen Augen fragwürdig, kann aber in der Praxis vielleicht kompensiert werden, indem man auf die Konstellation der entsprechenden, dominanten Merkmale jener Persönlichkeitsstörungen verweist, die ebenfalls das Kriterium A (bezüglich Identität) erfüllen, auch wenn sie nicht innerhalb der verbliebenen sechs Kategorien klassifiziert werden können. Das Hauptproblem der neuen Klassifikation besteht nach meiner Meinung nicht in den Entscheidungen bezüglich seiner Form, sondern in dem unbehandelten konzeptuellen und methodologischen Problem des Umgangs mit der Disposition der Persönlichkeitsstörungen, die sich aus zwei miteinander zusammenhängenden psychisch-geistigen Organisationsebenen herleitet, nämlich einer basalen neurobiologischen Ebene und einer symbolischen oder psychischen Ebene (Kernberg 2012). Eine solche Integration zählt zu den Aufgaben künftiger Studien.

Literatur

American Psychiatric Association (1980). Diagnostic and Statistical Manual of Mental Disorders, 3rd Edition. Washington, DC (American Psychiatric Association).

American Psychiatric Association (1994). Diagnostic and Statistical Manual of Mental Disorders, 4th Edition. Washinton, DC (American Psychiatric Association).

American Psychiatric Association (1998 [1994]). Diagnostisches und Statistisches Manual Psychischer Störungen. DSM-IV. Deutsche Ausgabe hg. von H. Sass, H.-U. Wittchen und M. Zaudig. Göttingen (Hogrefe).

American Psychiatric Association (2013). Diagnostic and Statistical Manual of Mental Disorders, 5th Edition. Arlington, VA (American Psychiatric Association).

American Psychiatric Association (2015 [2013]). Diagnostisches und Statistisches Manual Psychischer Störungen. DSM-5. Deutsche Ausgabe hg. von P. Falkai und H.-U. Wittchen. Göttingen (Hogrefe).

Bender, D. S., L. C. Morey und A. E. Skodol (2011). Toward a model for assessing level of personality functioning in DSM-5, part I: a review of theory and methods. J Pers Assess 93(4): 332–346.

Donaldson, Z. R., und L. J. Young (2008). Oxytocin, vasopressin, and the neurogenetics of sociality. Science 322(5903): 900–904.

Kernberg, O. F. (1978 [1975]). Borderline-Störungen und pathologischer Narzißmus. Übers. von H. Schultz. Frankfurt am Main (Suhrkamp).
Kernberg, O. F. (1988 [1980]). Innere Welt und äußere Realität. Anwendungen der Objektbeziehungstheorie. Übers. von M. Looser. Stuttgart (Verlag Intern. Psychoanalyse).
Kernberg, O. F. (2006). Identity: recent findings and clinical implications. Psychoanal Q 75(4): 969–1004.
Kernberg, O. F. (2012). Commentaries: the seeking system and Freud's dual-drive theory today. Neuropsychoanalysis 14(1): 47–49.
Kernberg, O. F., und E. Caligor (2005). A psychoanalytic theory of personality disorders. In: Major Theories of Personality Disorders. Hg. von J. F. Clarkin und M. F. Lenzenweger. 2. Aufl. New York (Guilford), S. 114–156.
Krueger, R. F., N. R. Eaton, J. Derringer et al. (2011). Personality in DSM-5: helping delineate personality disorder content and framing the metastructure. J Pers Assess 93(4): 325–331.
Kupfer, D. J., M. B. First und D. E. Regier (Hg.). A Research Agenda for DSM-V. Wshington, DC (American Psychiatric Association).
Ronningstam, E. (2011). Narcissistic personality disorder in DSM-V – in support of retaining a significant diagnosis. J Pers Disord 25(2): 248–259.
Russ, E., J. Shedler, R. Bradley et al. (2008). Refining the construct of narcissistic personality disorder: diagnostic criteria and subtypes. Am J Psychiatry 165(11): 1473–1481.
Silbersweig, D., J. F. Clarkin, M. Goldstein et al. (2007). Failure of frontolimbic inhibitory function in the context of negative emotion in borderline personality disorder. Am J Psychiatry 164(12): 1832–1841.
Skodol, A. E., D. S. Bender, L. C. Morey et al. (2011). Personality disorder types proposed for DSM-5. J Pers Disord 25(2): 136–169.
Widiger, T. A. (2011). The DSM-5 dimensional model of personality disorder: rationale and empirical support. J Pers Disord 25(2): 222–234.

3 Neurobiologische Korrelate der Objektbeziehungstheorie[1]

Dieses Kapitel führt in das aktuelle neurobiologische Verständnis der frühen Entwicklung ein, das für die Grundannahmen der modernen psychoanalytischen Objektbeziehungstheorie von Belang ist. Ich beschreibe kurz einige der wichtigsten Bereiche der neurobiologischen Forschung, die als neurobiologischer Hintergrund und als Basis für die Analyse der frühen Entwicklung innerer Objektbeziehungen dienen. Die relevanten Bereiche der neurobiologischen Entwicklung umfassen die Aktivierung von Affektsystemen, die Differenzierung des Selbst von Anderen, die Entwicklung einer Theory of Mind – Theorie des Geistes – und der Empathie, den Strukturierungsprozess des Selbst und die Entwicklung des Mentalisierens.

3.1 Neurobiologische Grundlagen

3.1.1 Das Persönlichkeitskonzept

In Kapitel 1 habe ich die Entwicklung sowie die Komponenten der Persönlichkeit und der Persönlichkeitspathologie beschrieben. Demnach bilden Temperament, Charakter, Identität, Wertesysteme und Intelligenz die basalen Bestandteile der Persönlichkeit (Kernberg 2016).

Das Temperament ist die genetisch bedingte, konstitutionell vorgegebene Reaktivität des Organismus, der auf Stimulation durch die Umwelt affektiv, kognitiv und mit Verhalten reagiert. Die affektive Responsivität, der wesentliche Aspekt des Temperaments, lässt sich von Geburt an beobachten. Affekte werden als primäre Verhaltensmotivatoren verstanden und können Systemen zugeordnet werden, die verschiedene Basisaffekte in unterschiedlichen Kombinationen enthalten (Diamond und Blatt 2007; Krause 2012). Diese basalen Affektsysteme sind Bindung, Sexualität, Kampf-Flucht, Spiel-Bonding, Verlassenheitspanik und Suchen (attachment, eroticism, fight-flight, play-bonding, separation-panic, seeking; Wright und Panksepp 2012). Die spezifische Suche nach Reizbefriedigung beruht auf der Aktivierung einer Reihe miteinander korrespondierender, affektdeterminierender Neurotransmitter. Affekte werden heute als komplexe neurobiologische Systeme verstanden, die die Grenze zwischen physiologischem Geschehen und psychischem Erleben überbrücken, indem sie dem Organismus

1 Unter dem Titel »Neurobiological correlates of object relations theory: The relationship between neurobiological and psychodynamic development« wurde dieses Kapitel 2015 erstveröffentlicht in: International Forum of Psychoanalysis 24(1): 38–46. © Routledge/Francis & Taylor. Bearbeitung mit Genehmigung.

seinen inneren erwünschten oder nicht erwünschten subjektiven Zustand signalisieren und gleichzeitig dem mütterlichen Objekt den affektiven Zustand des Säuglings anzeigen. Abgesehen von direkten Verhaltensmanifestationen, neurovegetativer Abfuhr und kognitivem Framing erfüllen Affekte auch eine subjektive und eine kommunikative Funktion. Das kognitive Framing ist ein wesentlicher Aspekt der Affektaktivierung und vermittelt Information über den Stimulus, der auf den Organismus einwirkt: »Wo ist er?« »Ist er für mich gut oder schlecht?« Und/oder: »Wie soll ich auf ihn reagieren?«

Unter einem psychoanalytischen Blickwinkel werfen die Affekte als primäre Motivationssysteme die Frage auf, inwieweit Triebe durch die Integration entsprechender positiver (»libidinöser«) oder negativer (»aggressiver«) Affekte konstituiert werden und inwieweit Affekte der Ausdruck dieser mutmaßlichen grundlegenden Triebe sind. Auf jeden Fall initiieren sie die Interaktionen zwischen Selbst und Anderen, und die Internalisierung dieser Interaktionen in Form affektiver Erinnerungen determiniert die (bindungstheorisch formuliert) internalisierten Verhaltensmodelle bzw. die (objektbeziehungstheoretisch ausgedrückt) internalisierten Objektbeziehungen.

3.1.2 Entwicklung und Integration der Affektsysteme

Heute steht zweifelsfrei fest, dass wesentliche primäre Affekte schon sehr früh auftauchen, nämlich in den ersten Wochen und Monaten des Lebens. Die neurobiologischen Strukturen und Neurotransmittersysteme sind bei der Geburt bereits vorhanden. Zu diesen primären Affekten zählen Freude, Wut, Überraschung, Furcht, Ekel, Traurigkeit und sinnliche Erregung (die mit den Körperoberflächen zusammenhängt und zur Grundlage der sexuellen Erregungsfähigkeit wird). Jeden dieser Affekte charakterisieren spezifische Neurotransmitter, die durch ein organismisches Ungleichgewicht der homoöstatischen Balance sowie durch belohnende oder aversive Umweltreize aktiviert werden.

Die Affekte bilden die bereits erwähnten Systeme – insbesondere Bindung, Kampf-Flucht, Spiel-Bonding, Verlassenheitspanik, Sexualität und Suchen. Das Such-System ist eine basale, unspezifische Motivation der Reizbefriedigung, die sich an jedes der anderen Affektsysteme heften kann. Es erklärt, weshalb sich unter spezifischen Bedingungen der Gratifikation oder Stimulation eine Tendenz zur exzessiven Aktivierung aversiver oder aber affiliativer Affektsysteme entwickelt (Wright und Panksepp 2012).

Die Hirnstrukturen, die den Affektausdruck steuern, konzentrieren sich auf mehreren Ebenen des limbischen Systems (Roth und Dicke 2006). Der Hypothalamus kontrolliert die für die Homöostase zuständigen Körpersysteme und ist über die Regulation von Temperatur, Hunger, Durst, Kampf-Flucht-Reaktionen und sexueller Erregung an der Aktivierung sowohl positiver als auch negativer Affekte beteiligt. Eine allgemeine Klassifizierung der Affektsysteme in affiliative und aversive spiegelt die motivationale Bewegungstendenz wider, sich gratifizierenden Stimuli und Situationen anzunähern und sich von aversiven Situationen und Stimuli zu entfernen. Der Nucleus accumbens und das Tectum sind an der

Aktivierung positiver Affekte beteiligt, die Amygdala an der Aktivierung negativer Affekte: die laterale Amygdala hängt mit Furcht zusammen, die zentrale mit Wut. Sexuelle Stimulation wird im ventralen Bereich des Septums aktiviert, im ventralen Bereich der Stria terminalis und in der präoptischen Region des Hypothalamus.

Zu betonen ist, dass positive und negative Affekte durch getrennte Hirnstrukturen aktiviert werden und dass auf einer basalen Ebene der Affektaktivierung eine vollständige Trennung zwischen positiven und negativen Affekten stattfindet. Die Integration von positiven und negativen Affekten – sowohl durch das kognitive Framing einer realen Situation, in der solche Affekte aktiviert werden, als auch durch die wechselseitige Modulation solcher kombinierter Affektzustände – erfolgt erst auf einer höhen Ebene der limbischen Strukturen und Funktionen durch eine limbische und kortikale Interaktion insbesondere des präfrontalen und des präorbitalen Kortex sowie des anterioren Cingulums. Hier integriert die Affektaktivierung den augenblicklich vorherrschenden Affekt, den entsprechenden deklarativen oder semantischen Erinnerungsinput aus der sensorisch-thalamischen Information und den affektiven Erinnerungsinput aus hypothalamischen Quellen und vor allem aus den im Hippocampus gespeicherten Erinnerungen. Der Hippocampus ist diejenige Struktur, die an der Registrierung und Bewahrung affektiver Erinnerungen beteiligt ist. Die Integration positiver und negativer Affektsysteme in einen übergreifenden affektiv-kognitiven Rahmen findet erst auf der höheren Ebene, der Verbindungsregion von präfrontalem und prä-orbitalem Kortex und anteriorem Cingulum, statt (Roth und Dicke 2006).

3.1.3 Ursprung des Selbst: Selbstreflexion und Integration

Das subjektive Selbsterleben beruht auf der Aktivierung mehrerer voneinander unabhängiger Hirnstrukturen; diese signalisieren die verschiedenen Komponenten des Selbstkonzepts, die gleichzeitig ins Spiel gebracht werden (Zilles 2006). Zu diesen Hirnstrukturen zählen die linke und rechte temporoparietale Verbindung, der superiore temporale Sulcus, der mediale präfrontale Kortex und der paracinguläre Kortex. Darüber hinaus wird auch ein breiteres Netzwerk aus bilateralem temporalem Kortex, dem Precuneus sowie der Amygdala aktiviert. Die Wahrnehmung anderer, mit dem Selbst interagierender Menschen wird durch den dorsolateralen präfrontalen Kortex, den posterioren parietalen Kortex und den temporo-occipitalen Kortex unterstützt. Dieses breite Spektrum an Hirnstrukturen, die dafür zuständig sind, dass Interaktionen zwischen Selbst und Anderem überhaupt erlebt und wahrgenommen werden können, spiegelt die Funktionen des »embodied self«, des verkörperlichten Selbst, wider.

Teil des verkörperlichten Selbst sind laufende Informationen über den subjektiven Hintergrund und die bewusste Wahrnehmung des Selbsterlebens. Die Hintergrundinformation betrifft die Eigentümerschaft am eigenen Körper (hergeleitet aus Informationen aus dem thalamo-kortikalen System) und den inneren Affektzustand. Zu diesem Zustand zählen Informationen aus dem Hypothalamus und den Mittelhirnstrukturen, also Amygdala, Nucleus accumbens, periaquäduktalem Grau und Tegmentum. Weitere Hintergrundinformationen betreffen die Lokalisierung des Selbst im Raum (zur Verfügung gestellt von den Colliculi superiores und den Colliculi inferiores), die durch das Spiegelsystem ermöglichte Urheberschaft an eigenen Aktivitäten und ihre Kontrolle (Gallese und Goldmann 1998) und schließlich die kognitive Entwicklung der »Theory of Mind« oder Theorie des Geistes – d. h. der Fähigkeit, eigene Phantasien (Wünsche und Ängste) und realistische Wahrnehmungen klar von der realistisch wahrgenommenen Denkaktivität anderer Menschen zu unterscheiden (Förstl 2012). Vor dieser Hintergrundinformation implizieren mehrere Funktionen ein Gewahrsein des Selbst: die Wahrnehmung der augenblicklichen Umwelt und die Identifizierung der sozialen Realität; kognitive Funktionen einschließlich Denken, Imaginieren und Erinnern, und schließlich das affektive System, das die augenblickliche Motivation widerspiegelt.

Die psychische Permanenz des Selbstkonzepts entspricht also einem neurobiologischen Potenzial, das momentweise aufflackert, wenn wir unser Selbsterleben evozieren. Was die Integration der je nach Umständen variierenden Selbstwahrnehmungen anbelangt, so ist zu wiederholen, dass lediglich das aus präfrontalem Kortex und anteriorem Cingulum bestehende System positives und negatives affektives Selbsterleben integrieren kann und dass diese Integration auf der Ebene des Hypothalamus, der Amygdala oder des Hippocampus, auf der positive und negative Affektsysteme getrennt funktionieren, nicht möglich ist.

Was die Entwicklungsphasen der Integration des Selbst betrifft, so kann man ein durch körperliche Homöostase bestimmtes frühes Protoselbst definieren; das Kernselbst, das die bewusste räumliche und zeitliche Selbstlokalisierung voraussetzt; und das reife, stabile Selbstkonzept mit autobiographischem Gedächtnis, Antizipation, sprachlichem Selbst, mentalem Selbst und sozialem Selbst. Die zentrale neurobiologische Struktur, die dieser Integration zugrunde liegt, ist die Verbindung von ventromedialem präfrontalem Kortex (vmPFC) und anteriorem cingulärem Kortex (ACC). Diese vmPFC/ACC-Verbindung erfüllt für die neurobiologische Integration aller Komponenten des Selbst eine entscheidende Funktion.

3.1.4 Frühe Entwicklung der Differenzierung zwischen Selbst und Anderem/Anderer

Eine frühe kognitive Differenzierung zwischen dem Selbst und der anderen Person taucht, wie mittlerweile klassische Studien belegen, in den ersten sechs bis acht Lebenswochen auf (Gergely und Unoka 2011; Roth 2009). Schon in diesem Alter reagieren Säuglinge auf animierte Gesichter anders als auf starre Muster; zudem können sie die Stimme ihrer Mutter von anderen Stimmen unterscheiden. Sie reagieren mit Lächeln auf »Nicht-Ich«-Interaktionserfahrungen und beherrschen einen multimodalen Transfer – d. h., sie können ein Objekt, das sie zuvor im Mund gehalten haben und das sich von einem anderen durch seine Form unterscheidet, rein visuell identifizieren. Säuglinge sind auch in der Lage, die

Bewegung und Größe von visuellen Stimuli zu beobachten. Diese frühen Belege einer Fähigkeit, im Selbst erzeugte Erfahrung von äußerlich generierter Erfahrung zu unterscheiden, entwickelt sich im ersten Lebenshalbjahr und bis zum Alter von 18 Monaten rasant weiter.

Mit etwa sechs Monaten unterscheiden Säuglinge zwischen dem emotionalen Gesichtsausdruck anderer Personen, und zwischen sechs Monaten und zwei Jahren entwickelt sich die Fähigkeit, das Verhalten eines Anderen als Ausdruck seiner Wünsche zu verstehen. Zwischen 12 und 14 Monaten wird die Blickwahrnehmung als Ausdruck von Interesse verstanden, und zwischen 12 und 18 Monaten schreiben Kleinkinder anderen Menschen mentale Zustände zu, und zwar vorwiegend im Modus der Äquivalenz. Das bedeutet, dass bezüglich all dieser Funktionen eine frühe Zuschreibung mentaler Zustände an Andere erfolgt, die in Spitzenaffektzuständen von der Emotion geprägt ist, die der Säugling selbst gerade erlebt. Mit drei bis vier Jahren schließlich entwickelt sich die Fähigkeit, Anderen komplexe Überzeugungen zuzuschreiben, und irgendwann gegen Ende des dritten und zu Beginn des vierten Jahres taucht die Fähigkeit auf, Anderen (in Situationen, die das Kind selbst realistisch zu beurteilen vermag) auch falsche Überzeugungen zuzuschreiben (Förstl 2012).

Die Fähigkeit, andere Menschen zu verstehen, beruht in hohem Maß auf den von Gallese beschriebenen Spiegelneuronensystemen (Gallese und Goldmann 1998), also der inneren, auf neuronaler Ebene erfolgenden Nachahmung der Aktionen, Wahrnehmungen und Emotionen Anderer. Ebenso wie tatsächliche interpersonale Interaktionen übt auch diese Replikation maßgeblichen Einfluss auf die Entwicklung der sozialen Kognition aus. Zwischen 18 Monaten und drei Jahren trägt die Entwicklung des verbalen Selbst zur klaren Differenzierung zwischen »Ich« und »Du« bei. Zwischen 24 und 36 Monaten entwickelt sich das Potenzial des Negativismus, aber auch die Fähigkeit, die Imagines der guten und der schlechten Mutter zu integrieren. Sie gibt den Erwerb der Objektkonstanz, d. h. die Integration positiver und negativer affektiver Beziehungen, zu erkennen. Zwischen drei und fünf Jahren schließlich entfaltet sich das private Selbst, und all diese Systeme, sich selbst und Andere zu verstehen, tragen zur Weiterentwicklung der Fähigkeit einer Theory of Mind bei (Gemelli 2008; Newen und Vogeley 2012).

3.1.5 Empathie und Mitgefühl

Zwischen der Empathiefähigkeit und einer Theory-of-Mind-Fähigkeit besteht ein Unterschied. Empathie bedeutet, zu fühlen, was der Andere fühlt, zu wissen, was der Andere fühlt, und sich insbesondere in den Schmerz eines Anderen einfühlen zu können. Empathie setzt die Aktivierung mehrerer Hirnstrukturen voraus, nämlich der anterioren Region der Insula, des vmPFC, des ACC, des lateralen präfrontalen Kortex sowie des Cerebellums. Der laterale präfrontale Kortex ist entscheidend für die empathische Beurteilung anderer Menschen. Zudem erfüllt die anteriore Region der Insula eine signifikante Funktion bei der allgemeinen Erkennung sozialer Situationen.

Offenbar ist die Empathie von verschiedenen Gehirnfunktionen abhängig, darunter allererst von der Ansteckung [contagion]. Schon in den ersten Lebenswochen lässt sich eine emotionale Ansteckung beobachten, deren Mechanismen wir bislang nicht kennen. Möglicherweise sind daran nicht die Spiegelneuronen beteiligt, sondern ein altes phylogenetisches, subkortikales System. Darüber hinaus könnte die Gating-Funktion, die dafür sorgt, dass Affekte, die mit Bindung, Play-Bonding und erotischer Stimulation zusammenhängen (also sämtliche positiven, affiliativen Affektsysteme), eine intensive Aufmerksamkeit für den Anderen erzwingen, eine wichtige Rolle bei der Aktivierung von Empathie spielen. Diese wird maßgeblich von den Spiegelneuronensystemen beeinflusst, und zwar zunächst von den kortikalen (primordialen) Spiegelungssystemen. Später vermitteln weit verteilte Spiegelungsfunktionen, die von der Insula sowie von parietalen und temporalen Kortexregionen unterstützt werden, ein allgemeines kognitiv-emotionales Erkennungssystem.

Die frühe Entwicklung der Empathiefähigkeit ist empirisch belegt (Bråten 2011; Richter 2012). Die Beobachtung von 12 bis 14 Monate alten Kleinkindern, in deren Gegenwart Gleichaltrige negative Affektreaktionen oder Schmerz zu erkennen gaben, ermöglichte es, die Reaktionen der Kleinkinder in vier Typen zu unterteilen: 1. hilfreiche Kinder, die das Kind, das zu leiden schien, zu trösten versuchten; 2. Kinder, die sich zwar beeinflussen ließen und besorgt waren, aber nicht hilfreich intervenierten; 3. verwirrte Kleinkinder, die auf das andere Kind nicht eingingen, sondern dessen Leid auf diese oder jene Weise selbst zum Ausdruck brachten; und 4. gleichgültige Kleinkinder, die sich zudem im Spiegel auch nicht selbst erkannten.

Empathie scheint, allgemein formuliert, in affektiven Prozessen zu gründen, entfaltet sich aber im Zuge der kognitiven Entwicklung (Roth und Dicke 2006; Zilles 2006). Anfangs sind offenbar affektiv aktivierte Strukturen wie die Hirnstammregionen, das periaquäduktale Grau, die Amygdala, das Striatum, die Septumregion und der Hypothalamus sowie das autonome Nervensystem beteiligt. Nach und nach werden dann vermehrt Strukturen einbezogen, die kognitiven Prozessen zugrunde liegen, u. a. die paralimbische Region, der cinguläre Kortex, die Insula und die orbitofrontale Region. Kurz, die Empathiefähigkeit hat genetische Wurzeln, hängt aber aufs engste mit der Affektentwicklung und der Differenzierung zwischen Selbst und Anderem zusammen.

3.2 Psychoanalytische Objektbeziehungstheorie

3.2.1 Basale Entwicklungskonzepte

Die psychoanalytische Objektbeziehungstheorie entspricht in all ihren wichtigen Versionen einer führenden, modernen Entwicklung der psychoanalytischen Theorie und Technik. Sie postuliert die Internalisierung wichtiger Beziehungen zwischen dem Selbst und anderen Menschen als grundlegende Bausteine der Psyche (Kernberg 2004). Die Internalisierung dieser wichtigen Beziehungen in Form von Dyaden aus Selbst- und Objektrepräsentanzen, die jeweils durch den Affekt, in dem sie erlebt wurden, miteinander verbunden sind, lässt die basale Infrastruktur der Psyche entstehen. Die Konsolidierung und allmähliche Integration dieser dyadischen Einheiten zu immer komplexeren, übereinander geschichteten Strukturen führt zur Entwicklung der dreiteiligen Struktur aus Ich, Über-Ich und Es. Mit anderen Worten: Die von der psychoanalytischen Objektbeziehungstheorie postulierten basalen psychischen Strukturen bauen sich aus mehr oder weniger integrierten, internalisierten dyadischen und später auch triadischen Objektbeziehungsstrukturen auf. Erstmals formuliert wurde diese Theorie von W. R. D. Fairbairn (1954) und von Melanie Klein (2000 [1946]), auf andere Weise und im ich-psychologischen Rahmen schließlich auch von Edith Jacobson (1978 [1964]) und Margaret Mahler et al. (1980 [1978]). Auch mehrere Autoren mit kulturalistischem und relationalem Ansatz haben diese Entwicklung konzeptualisiert (Kernberg 2011). Diese basalen internalisierten Dyaden aus Selbst- und Objektrepräsentanzen sind, so die Theorie, eingebettet in positive bzw. negative Spitzenaffekt-Zustände, die »rein guten« und »rein bösen«, »idealisierten« und »verfolgenden« mentalen Strukturen ihren Stempel aufprägen. Der Versuch, diese mutmaßlichen intrapsychischen Strukturen in Bezug auf das Verhalten zu objektivieren, veranlasste John Bowlby und Mary Ainsworth zur Formulierung der modernen Bindungstheorie und zur Beschreibung der Bindung als Verhaltensentsprechung internalisierter, unter dem Einfluss der frühen Mutter-Baby-Beziehung verankerter Objektbeziehungen (Diamond und Blatt 2007).

Die psychoanalytische Objektbeziehungstheorie geht von zwei basalen Entwicklungsebenen aus. Unter der Herrschaft von Spitzenaffektzuständen wird zunächst eine duale psychische Struktur hergestellt. Einerseits entwickelt sich unter dem Einfluss intensiv positiver, affiliativer Affektzustände eine psychische Struktur aus idealisierten Selbstrepräsentanzen, die wiederum zu einer idealisierten Anderen in Beziehung stehen (Säugling und Mutter). Unter der Vorherrschaft intensiv negativer, aversiver, unlustvoller Affekte entwickelt sich eine andere Gruppe dyadischer Beziehungen, die das genaue Gegenteil darstellen und aus einer versagenden oder aggressiven Repräsentation der Anderen in Beziehung zu einer Repräsentation des frustrierten, wütenden oder leidenden Selbst bestehen (Kernberg 2004). Die Verankerung rein guter und – von ihnen strikt getrennter – rein böser innerer Objektbeziehungen führt zu einer intrapsychischen Struktur, die durch primitive dissoziative Mechanismen, »Spaltungsmechanismen«, charakterisiert ist. Zusätzlich zu der primitiven Dissoziation oder Spaltung bilden sich weitere psychische Mechanismen heraus, z. B. projektive Identifizierung, primitive Idealisierung und Entwertung, Omnipotenz und omnipotente Kontrolle sowie die Verleugnung.

Im Gegensatz zu diesen frühen, dem Einfluss von Spitzenaffektzuständen unterliegenden frühen Strukturbildungen wird die frühe Entwicklung in relativ gedämpften Affektzuständen von den verfügbaren kognitiven Funktionen kontrolliert, den instinktiven Impulsen (Such-System), die Realität besser kennenzulernen. So entstehen parallel zu dem System der Aufspaltung emotionaler Erfahrungen frühe Konzepte und ein Verständnis der belebten und unbelebten Realität. In der hier beschriebenen Frühphase gibt es weder ein integriertes Selbstgefühl noch die Fähigkeit, ein integriertes Bild von wichtigen Anderen zu erwerben. Deren Repräsentationen werden ähnlich wie die des Selbst nach Maßgabe der entsprechenden idealisierten oder verfolgenden Spitzenaffektzustände gespalten oder dissoziiert. Der Begriff »verfolgend« bezeichnet hier die Zuschreibung von Schmerz- oder Wutzuständen oder ganz allgemein die in einem negativen oder aversiven Affektzustand erfolgende Zuschreibung alles »Bösen« an einen wichtigen anderen Menschen, dem entsprechende Absichten unterstellt werden. In Affektzuständen mit eher geringer Intensität hingegen werden die realistischeren Repräsentationen der Realität aufgebaut und dann auf der nächsten – der zweiten – Entwicklungsstufe mit der Entwicklung internalisierter Objektbeziehungen integriert.

Auf der zweiten Entwicklungsstufe, die sich nach und nach im Laufe der ersten drei Lebensjahre herausbildet, unterstützen die progressive Entwicklung eines realistischen kognitiven Verständnisses der Umwelt und insbesondere die Dominanz guter gegenüber negativen Erfahrungen die schrittweise Integration emotional widersprüchlicher Zustände: Das Kind lernt, das Nebeneinander guter und böser Erfahrungen zu tolerieren. Diese Entwicklung der Fähigkeit, Ambivalenz zu ertragen und positive wie auch negative emotionale Beziehungen zu denselben äußeren Objekten aufrechtzuerhalten, führt nach und nach zur Herausbildung eines integrierten Selbstgefühls und eines integrierten Erlebens wichtiger Anderer oder, anders ausgedrückt, zur normalen Ich-Identität. Diese zweite Entwicklungsstufe entspricht der von der kleinianischen Theorie beschriebenen »depressiven Position«. Sie signalisiert die Entwicklung eines normalen psychischen Funktionierens oder einer moderaten Pathologie auf neurotischem Organisationsniveau. Die Entwicklung einer Charakterpathologie auf einem Borderline-Niveau der Persönlichkeitsorganisation hingegen entspricht Kleins »paranoid-schizoider Position«. Charakteristisch für die Borderline-Persönlichkeitsorganisation sind – in der Tat – eine schwere Persönlichkeitsstörung, eine fehlende Identitätsintegration bzw. das Syndrom der Identitätsdiffusion, das dauerhafte Überwiegen primitiver Abwehroperationen, in erster Linie der Spaltung, sowie gewisse Einschränkungen der Realitätsprüfung mit entsprechenden Defiziten der subtileren Aspekte des interpersonalen Funktionierens.

Die psychoanalytische Objektbeziehungstheorie postuliert, dass die Veränderung von einer Borderline-Persönlichkeitsorganisation zur neurotischen und normalen Persönlichkeitsorganisation auch einer Veränderung von der Vorherrschaft primitiver Abwehroperationen zu weiterentwickelten Abwehrmechanismen entspricht. Zu nennen sind hier in erster Linie die Verdrängung und die sie begleitenden Mechanismen, nämlich ein höheres Niveau der Projektion, die Verneinung, die Intellektualisierung und die Reaktionsbildungen. Diese fortgeschrittene Entwicklungsebene spiegelt sich in der klaren Abgrenzung eines verdrängten dynamischen Unbewussten, des Es, wider, das sich aus inakzeptablen, von primitiver Aggression und Aspekten der infantilen Sexualität geprägten internalisierten dyadischen Beziehungen aufbaut. Das Ich enthält nun das integrierte, bewusste Selbstkonzept und die Repräsentanzen wichtiger Anderer mitsamt der Entwicklung von Sublimierungsfunktionen, die in einer adaptiven

Äußerung affektiver, emotionaler Bedürfnisse im Zusammenhang mit Sexualität, Abhängigkeit, Autonomie und aggressiver Selbstbehauptung zum Einsatz kommen. Internalisierte Objektbeziehungen, die auch ethische Gebote und Verbote umfassen, die dem Kind in seinen frühen Interaktionen mit der psychosozialen Umwelt, vor allem den Eltern, vermittelt worden sind, werden ins Über-Ich integriert. Diese später konstituierte Struktur besteht aus verschiedenen Schichten internalisierter Verbote, die auf bedeutsame Weise in ein personifiziertes, abstraktes und individualisiertes persönliches Moralsystem transformiert werden (Kernberg 2004, 2012a).

Was die zugrundeliegenden neurobiologischen Strukturen betrifft, so geht die Objektbeziehungstheorie davon aus, dass die internalisierten Objektbeziehungsdyaden die Möglichkeit einer Unterscheidung des Selbst von Anderen widerspiegeln und dass Repräsentanzen des Selbst und der Anderen unter dem Einfluss von Spitzenaffektzuständen aufs engste miteinander verknüpft werden. Man nimmt an, dass solche Einheiten aus Selbst- und Objektrepräsentanzen als affektive Erinnerungen internalisiert werden. Die Integration der abgespaltenen oder »Partial«repräsentanzen zu »ganzen« Repräsentanzen setzt voraus, dass positive Beziehungen und das entsprechende positive Segment der psychischen Erfahrung überwiegen. Andernfalls wird diese Integration durch die Dominanz des negativen Segments der internalisierten Objektbeziehungen gefährdet. Um eine katastrophische »Überflutung« des mentalen Erlebens durch eine negative Realitätssicht zu verhindern, kommt es in diesem Fall zu einer Fixierung an die frühe Stufe der primitiven Dissoziation oder Spaltung und im weiteren Verlauf zum Syndrom der Identitätsstörung.

Die primitiven psychischen Spaltungsmechanismen und ihre Abkömmlinge beruhen auf biologischen, subkortikalen limbischen Entwicklungen separater positiver und negativer Affektsysteme; ihre Integration setzt voraus, dass zuvor strikt dissoziierte emotionale Erfahrungen auf einer kortikalen Ebene verarbeitet werden (Roth 2009), allgemeiner formuliert: Die von der Objektbeziehungstheorie konzipierten intrapsychischen Strukturen stellen eine zweite, intrapsychische Ebene der organismischen Organisation dar, der eine primäre, neurobiologische Ebene zugrunde liegt (Kernberg 2014). Unser heutiges Wissen über die frühe neurobiologische Entwicklung bestätigt die theoretischen Annahmen der psychoanalytischen Objektbeziehungstheorie und ihre entwicklungspsychologischen Postulate der Persönlichkeitsorganisation (Gemelli 2008). Die Tatsache, dass positive und negative Affekte auf niedrigen limbischen Ebenen streng getrennt bleiben und nur auf der Ebene der Verarbeitung affektiv-kognitiver Erfahrung im präfrontalen und präorbitalen Kortex sowie im anterioren cingulären Kortex integriert werden können, bestätigt die Grundthesen der psychoanalytischen Objektbeziehungstheorie.

3.2.2 Mentalisieren – neu betrachtet

Als *Mentalisieren* werden die realistische, auf intentionale psychische Zustände (Überzeugungen, Wünsche, Ängste) Bezug nehmende Interpretation eigenen und fremden Verhaltens sowie die Fähigkeit bezeichnet, über solche erlebten psychischen Zustände nachzudenken. Das Mentalisieren geht hervor aus der allmählichen Entwicklung der kognitiven Differenzierung zwischen Selbst und Anderen, der kognitiven Kontextualisierung von Affektzuständen, der Entwicklung einer Theory of Mind, der Empathie und insbesondere der Integration des Selbst (Kernberg 2012). Auf der Grundlage all dessen, was oben beschrieben wurde, lassen sich zwei Phasen des Mentalisierungsprozesses unterscheiden: eine frühe Phase, in der ein augenblicklicher Affektzustand mit direktem Bezug auf eine Objektbeziehung verstanden wird, und eine spätere Phase, in der das Verständnis dieser Objektbeziehung zu dem hintergründigen Selbsterleben und Erleben anderer Menschen im aktuellen sozialen Kontext in Beziehung gesetzt wird. Anders formuliert: Über die Bedeutung einer augenblicklichen Interaktion nachdenken zu können ist etwas anderes als die Fähigkeit, diese Bedeutung im Licht der Erinnerungen an verwandte affektive Interaktionen zu modifizieren, die unter Bedingungen stattfanden, die den augenblicklichen diametral entgegengesetzt waren. Diese zweite Funktion, die Kontextualisierung der unmittelbaren Gegenwart im Lichte der be-dachten Vergangenheit, wird durch das Syndrom der Identitätsdiffusion gravierend beeinträchtigt. Die Dominanz nichtintegrierter »verfolgender« gegenüber »idealisierten« Erfahrungssegmenten prädisponiert das Individuum zu negativ verzerrten Interpretationen seiner aktuellen interpersonalen Interaktionen. Zusätzlich begünstigt wird diese Tendenz durch die Aktivierung primitiver Abwehroperationen der Spaltung, projektiven Identifizierung, Verleugnung, omnipotenten Kontrolle und Entwertung. Sie leisten einem Teufelskreis aus pathologischen Interaktionen Vorschub, der die abgespaltenen negativen psychischen Erfahrungen ein ums andere Mal bestätigt.

3.3 Borderline-Persönlichkeitsstörung: Eine paradigmatische Persönlichkeitsstörung unter Bedingungen der Borderline-Persönlichkeitsorganisation

3.3.1 Neurobiologische Merkmale

Die signifikante familiäre Häufigkeit und eine genetisch bedingte funktionelle Reduktion des Serotonintransporter-Gens lassen auf eine neurobiologische Prädisposition für die Borderline-Persönlichkeitsstörung schließen. Patienten mit Borderline-Persönlichkeitsstörung weisen überdies auch ein Defizit jenes Netzwerkes auf, das für die Aufmerksamkeitssteuerung zuständig ist; dieses Defizit geht mit einer Hypoaktivität in den präfrontalen Regionen und Anomalien des ACC, vmPFC, des Mittelhirns und des ventralen Striatums einher. Wir beobachten eine verminderte Funktion der kortikalen und subkortikalen Mittelhirnstrukturen sowie eine »reflexhafte« anstelle einer »reflexiven«, reflektierten, Reaktivität auf emotionale, insbesondere negative, Stimuli sowie Hinweise auf eine Hyperaktivität der Amygdala, die auf eine vermehrte negative Aktivität schließen lassen. Kurzum, diese Patienten zeigen neurobiologische Defizite und Veränderungen der Hirnstrukturen, die die normale Integration positiver und negativer Segmente ihrer affektiven Erfahrungen zweifelsfrei erschweren (Kernberg 2014; Siever und Weinstein 2014; Sokol und Gunderson 2008).

3.3.2 Schwere Kindheitstraumata

Charakteristisch für Patienten mit Borderline-Persönlichkeitsstörung sind neben schweren Kindheitstraumata und sexuellem Missbrauch die Vernachlässigung durch erwachsene Bezugspersonen, überwiegend feindselige Objektbeziehungen ab frühester Kindheit, unsichere Bindungsstile und eine begrenzte Symbolisierungs- oder Reflexionsfähigkeit (Koenigsberg et al. 2007). Das schwere Kindheitstrauma ist also ein weiterer wesentlicher ätiologischer Faktor, der eine Dysfunktionalität infolge der Dominanz des Segments negativer emotionaler Erfahrungen begünstigt.

3.3.3 Beziehung neurobiologischer Merkmale zum schweren Kindheitstrauma

Wie hängen all diese Merkmale miteinander zusammen? Eine genetische Disposition für eine erhöhte temperamentliche negative Affektreaktivität wird durch schwere Kindheitstraumata verstärkt. Die infolge mangelhafter exekutiver Funktionen und gezielter Kontrolle beeinträchtigte Selbstregulation (der eine konstitutionell niedrige Aktivität sowohl der präfrontalen als auch der präorbitalen Kontrollzentren zugrunde liegt), die Dominanz negativer Affekte und das Fehlen positiver sozialer Verstärkung – all diese Faktoren tragen dazu bei, dass die negative Reaktivität dominiert und zwangsläufig mangelnde Verhaltenskontrolle und Impulsivität nach sich zieht (Sokol und Gunderson 2008).

Die mit der Dominanz negativer affektiver Interaktionen zusammenhängende erhöhte Sensibilität für Zurückweisung, eine reflexhafte Stimulusverarbeitung bei beeinträchtigter Reflexionsfähigkeit, die durch das Vorherrschen von Spaltungsmechanismen bedingte fehlende Mentalisierung – all dies kommt zusammen und trägt zur Impulsivität, Aggression, fehlregulierten Affektivität, zu anomalen interpersonalen Mustern und zu einem chaotischen Selbsterleben dieser Patienten bei (Koenigsberg et al. 2007).

3.4 Der Beitrag der Objektbeziehungstheorie zum Verständnis und zur Behandlung der Borderline-Persönlichkeitsstörung

Das Übergewicht negativer, verfolgender Erfahrungssegmente verhindert die Integration einer normalen Identität. Dyadische, in den Kontext negativer oder positiver Spitzenaffekte eingebettete Einheiten aus Selbst- und Objektrepräsentanzen konservieren die emotionale Valenz, in der sie erlebt wurden. Wenn negative Erfahrungen gegenüber positiven überwiegen, bleibt die Borderline-Struktur bestehen und wird durch Spaltungs- und Projektionsmechanismen weiter stabilisiert. So entwickelt sich ein Prozess, der sich selbst in Gang hält und in dem alle negativen Affekte mit archaischen primitiven Erfahrungen in eins gesetzt werden. Interaktionen zwischen Selbst und Anderen werden folglich als Opfer-Täter-Interaktionen wahrgenommen. Und schließlich bewirken die Versuche, die verfolgende Beziehung in ihr Gegenteil zu verkehren – d.h., selbst zum Täter zu werden, statt Opfer zu bleiben –, um eine idealisierte Machtposition aufrechtzuerhalten, eine Stabilisierung der schwer gestörten, »bösen« Beziehungen zu wichtigen Anderen.

Die Dominanz primitiver Abwehroperationen, die einen idealisierten Zustand aufrechterhalten sollen, verhindert die Überwindung dieser gespaltenen Struktur und hält den Kreislauf in Gang, indem sie die Segmentierung positiver und negativer Wahrnehmungen des Selbst und Anderer defensiv untermauert. Die projektive Identifizierung gewährleistet die Zuschreibung von Aggression an Andere. Das Streben nach omnipotenter Kontrolle führt zu Nötigungsversuchen und verstärkt zwischenmenschliche Konflikte, und der Mechanismus der Entwertung zerstört potenziell gute Beziehungen. Die fehlende Affektintegration wiederum bewirkt, dass die Primitivität negativer Affekte erhalten bleibt, und leistet einem impulsiven Umgang mit unausweichlichen negativen Erfahrungen Vorschub (Kernberg 2014 [2012]).

3.5 Übertragungsfokussierte Psychotherapie (TFP) als Behandlung der Borderline-Persönlichkeitsorganisation

Die allgemeine Annahme, dass das aggressive, verfolgende Segment der frühen Erfahrungen bei Patienten mit Borderline-Persönlichkeitsorganisation (aus welchen Gründen auch immer) überwiegt und die Identitätsintegration verhindert, veranlasst uns, einen Behandlungsansatz zu wählen, der auf die Integration der Identität und somit auf eine Verbesserung der kognitiven Kontrolle zielt. Ein stabiles Selbstgefühl ist einem nuancierten Verständnis Anderer und ihrer Wertschätzung zuträglich und kann auf diese Weise das soziale Leben normalisieren. Zudem macht es ambivalente Gefühle leichter erträglich. Dies bahnt der Affektmodulation und einem Rückgang der Impulsivität den Weg (Kernberg et al. 2008). Von diesen Annahmen ausgehend, zielt die Übertragungsfokussierte Psychotherapie darauf, an jedem affektivintensiven Punkt – ganz gleich, ob es sich um positive oder negative Affekte handelt – die in der Behandlungssituation (der Übertragung) aktivierten Objektbeziehungen abzuklären. Wir versuchen, die Toleranz des Patienten für widersprüchliche psychische Zustände und ihre bewusste Wahrnehmung zu verbessern. Durch Klärung und schließlich Deutung dissoziierter psychischer Zustände fördern wir das Mentalisieren. In der Behandlung führt die Aktivierung solch abgespaltener Objektbeziehungen leicht zur »Rollenumkehr« in der Übertragung, anders formuliert: Der Wechsel der Rollen, die der Patient dem Selbst und dem Objekt in seiner Wahrnehmung seiner Beziehung zum Therapeuten zuschreibt, ermöglicht es ihm, nach und nach seine unbewusste Identifizierung sowohl mit dem Opfer als auch mit dem Verfolger anzuerkennen und gleichzeitig zu verstehen, dass auch seine Idealisierungen eine unrealistische Qualität besitzen, die ihn vor dem gegenteiligen, negativen Erfahrungssegment schützen soll (Clarkin et al. 2008 [2006]).

Während der Therapeut technische Neutralität wahrt und den therapeutischen Rahmen aufrechterhält, führt er nach und nach eine »Drei-Personen-Psychologie« in die Behandlung ein. Das heißt, seine spezifische Funktion ist die eines »ausgeschlossenen« Dritten, der dem Patienten hilft, die abgespaltenen idealisierten und verfolgenden Zustände zu erkennen und sie Schritt für Schritt miteinander zu verbinden, indem er beleuchtet, wie sie die Realität der therapeutischen Interaktion verzerren. In diesem Kontext kommt die Deutung der primitiven Abwehrmechanismen und der metaphorischen Signifikanz der in der Übertragung aktivierten Objektbeziehungen einer wachsenden Toleranz dieser primitiven, abgespaltenen Objektbeziehungen und ihrer Bearbeitung und Integration ins Selbstgefühl zugute. Gleichzeitig stärken die Deutungen ein integriertes Gefühl des wichtigen Anderen, das Erreichen der, kleinianisch formuliert, depressiven Position und die Erweiterung der Analyse auf die – in der Übertragung auftauchenden – entsprechenden Probleme, die der Patient am Arbeitsplatz, in seinem Liebes- und Sexualleben, im sozialen Leben und im kreativen Bereich hat.

Ein objektbeziehungstheoretischer Ansatz fokussiert also nicht reduktionistisch auf spezifische Symptome der Patienten mit Borderline-Persönlichkeitsstörung, sondern unmittelbar auf die Charakterstruktur. Wenn in der therapeutischen Sitzung geklärt werden kann, wie die Affektaktivierung die Objektbeziehungen beeinflusst, verbessert sich die kognitive Kontrolle, so dass es dem Patienten möglich wird, die Spaltung zwischen verfolgenden und idealisierenden Beziehungen zu überwinden. Das Mentalisieren primitiver Gefühlszustände erfolgt durch die Deutung primitiver, in der Übertragung aktivierter Objektbeziehungen. Die Integration komplexer Affektsysteme – einschließlich Aggression, Sexualität, Abhängigkeit und Autonomie – erfolgt durch die Erforschung der persönlichen Bedeutung, die der Aktivierung der Affektzustände für den Patienten zukommt.

Aktuelle Weiterentwicklungen dieser Behandlung widmen der Normalisierung der pathologischen Folgen einer unsicheren Bindung besondere Aufmerksamkeit. An gravierenden Verzerrungen der frühen Erfahrungen dieser Patienten sind, so betonen wir, sämtliche primitiven Affektsysteme beteiligt – nicht allein das Bindungssystem, sondern auch das Spiel-Bonding-System und insbesondere das erotische Affektsystem. Wichtige Aspekte der Übertragungserforschung in der TFP sind die Störungen der Fähigkeit, Zärtlichkeit und Erotik zu integrieren, die Entwicklung einer normalen Sexualität und ihre Integration mit Liebe sowie die Fähigkeit, sich auch beruflich effektiv und mit Freude zu engagieren.

3.6 Schluss

Im Einklang mit meinen Ausführungen in den vorangegangenen Kapiteln betone ich hier erneut, dass Persönlichkeitsentwicklung und Persönlichkeitsintegration auf zwei Ebenen – einer neurobiologischen und einer intrapsychischen/existenziellen – erfolgen, die einander wechselseitig beeinflussen und ihrerseits den Einflüssen der psychosozialen Umwelt unterliegen. Dies ist für die Analyse der Persönlichkeitsstruktur, der Entwicklung und der Pathologie relevant. Die direkte Behandlung der *Persönlichkeitsstruktur* der Borderline-Persönlichkeitsorganisation ist das eigentliche Ziel der Übertragungsfokussierten Psychotherapie.

Literatur

Bråten, S. (2011). Intersubjektive Partizipation: Bewegungen des virtuellen Anderen bei Säuglingen und Erwachsenen. Psyche – Z Psychoanal 65(9/10): 832–861.

Clarkin, J. F., F. E. Yeomans und O. F. Kernberg (2008 [2006]). Psychotherapie der Borderline-Persönlichkeit. Manual zur psychodynamischen Therapie. Übers. von P. Holler. Stuttgart (Schattauer).

Diamond, D., und S. J. Blatt (2007). Introduction. In: dies. Und J. D. Lichtenberg (Hg.). Attachment and Sexuality. New York (Analytic Press), S. 1–26.

Fairbairn, W. R. D. (1954). An Object-Relations Theory of the Personality. New York (Basic Books).

Förstl, H. (2012). Theory of Mind. Heidelberg (Springer).

Gallese, V., und A. Goldman (1998). Mirror neurons and the simulation theory of mind-reading. Trends Cogn Sci 2(12): 493-501. PMID: 21227300.

Gemelli, R. J. (2008). Normal child and adolescent development. In: R. E. Hales, S. C. Yudofsky und G. O. Gabbard (Hg.). American Psychiatric Publishing Textbook. Washington, DC (American Psychiatric Publishing), S. 245–300.

Gergely, G., und Z. Unoka (2011). Attachment and mentalization in humans: the development of the affective self. In: E. L. Jurist, A. Slade, und S. Bergner (Hg.). Mind to Mind: Infant Research, Neuroscience, and Psychoanalysis. New York (Other Press), S. 50–87.

Jacobson, E. (1978 [1964]). Das Selbst und die Welt der Objekte. Übers. von K. Kennel. Frankfurt am Main (Suhrkamp).

Kernberg, O. F. (2004). Psychoanalytic object relations theories. In: Contemorary Controversies in Psychoanalytic Theory, Techniques, and Their Applications. New Haven CT (Yale Univ. Press), S. 26–47.

Kernberg, O. F. (2011). Divergent contemporary trends in psychoanalytic theory. Psychoanal Rev 98(5): 633–664. PMID: 22026541.

Kernberg, O. F. (2014). The unresolved problem of the classification of personality disorders. Unveröff. Manuskript.

Kernberg, O. F. (2014 [2012]). Mentalisierung, Achtsamkeit, Einsicht, Empathie und Deutung. In: ders., Liebe und Aggression. Eine unzertrennliche Beziehung. Übers. von P. Holler. Stuttgart (Schattauer), S. 25–46.

Kernberg, O. F. (2016). What is personality? J Pers Disord 30(2): 145–156. PMID: 27027422.

Kernberg, O. F., und E. Caligor (2012). Identity: recent findings and clinical implications. In: The Inseparable Nature of Love and Aggression: Clinical and Theoretical Perspectives. Washington, DC (American Psychiatric Publ.), S. 3–30.

Kernberg, O. F., F. E. Yeomans, J. F. Clarkin et al. (2008). Transference focused psychotherapy: overview and update. Int J Psychoanal 89(3): 601–620. PMID: 18558958.

Klein, M. (2000 [1946]). Bemerkungen über einige schizoide Mechanismen. In: dies., Ges. Schriften. Bd. III. Hg. von R. Cycon. Stuttgart-Bad Cannstatt (frommann-holzboog), S. 1–41.

Koenigsberg, H. W., I. Prohovnik, H. Lee et al. (2007). Neural correlates of the processing of negative and positive social scenes in borderline personality disorder. Biol Psychiatry 61: 104S.

Krause, R. (2012). Allgemeine psychodynamische Behandlungs- und Krankheitslehre. Stuttgart (Kohlhammer).

Mahler, M. S., F. Pine und A. Bergman (1980 [1978]). Die psychische Geburt des Menschen. Symbiose und Individuation. Übers. von H. Weller. Frankfurt am Main (Fischer).

Newen, A., und K. Vogeley (2012). Menschliches Selbstbewusstsein und die Fähigkeit zur Zuschreibung von einstellungen. In: H. Förstl (Hg.). Theory of Mind. Heidelberg (Springer), S. 161–180.

Richter, A. (2012). Empathie: wie können klinische Erfahrungen und Neurowissenschaften in Beziehung gesetzt werden? In: H. Böker und E. Seifritz (Hg.). Psychotherapie und Neurowissenschaften. Bern (Huber), S. 181–200.

Roth, G. (2009). Aus Sicht des Gehirns. Frankfurt am Main (Suhrkamp).

Roth, G., und U. Dicke (2006). Funktionelle Neuroanatomie des limbischen Systems. In: H. Förstl (Hg.). Theory of Mind. Heidelberg (Springer), S. 1–74.

Siever, L. J., und L. N. Weinstein (2014). Neurobiology of personality disorders: Implications for psychoanalysis. Vortrag, New York Psychoanalytic Society, Februar.

Sokol, A. E., und J. G. Gunderson (2008). Personality Disorders. In: R. E. Hales, S. C. Yudofsky und G. O. Gabbard (Hg.). American Psychiatric Publishing Textbook. Washington, DC (American Psychiatric Publishing), S. 821–859.

Wright, S. J., und J. Panksepp (2012). An evolutionary framework to understand foraging, wanting, and desire: the neuropsychology of the SEEKING System. Neuropsychoanalysis 14(10): 5–39.

Zikles, K. (2006). Architektonik und funktionelle Neuroanatomie der Hirnrinde des Menschen. In: H. Förstl (Hg.). Theory of Mind. Heidelberg (Springer), S. 77–140.

TEIL II Das Spektrum der psychoanalytischen Psychotherapien

4 Die Grundelemente der psychoanalytischen Technik und psychoanalytischer Psychotherapien

Dieses Kapitel ist ein Versuch, die wesentlichen, den meisten psychoanalytischen Behandlern vertrauten Elemente der psychoanalytischen Standardtechnik sowie die Techniken zu beschreiben, die sich von der traditionellen Psychoanalyse herleiten, im Großen und Ganzen aber auch dann Anwendung finden können, wenn eine Psychoanalyse nicht die Behandlung der Wahl ist. Ich vertrete die Ansicht, dass psychoanalytische Psychotherapien anhand spezifischer Modifizierungen einer oder mehrerer dieser Grundtechniken definiert und voneinander unterschieden werden können. Ich werde moderne Definitionen dieser Techniken formulieren, die den historischen Veränderungen einiger ihrer zugrundeliegenden theoretischen Konzeptualisierungen Rechnung tragen. Im Falle widersprüchlicher, aus unterschiedlichen psychoanalytischen Schulen hervorgegangener Modelle dieser Grundtechniken versuche ich, auch diese Modifizierungen entsprechend zu berücksichtigen.

Meiner Darstellung liegt die Entwicklung einer spezifischen psychoanalytischen Psychotherapie für schwere Persönlichkeitsstörungen, nämlich der Übertragungsfokussierten Psychotherapie (transference-focused psychotherapy, TFP), durch das Personality Disorders Institute at Weill Cornell Medical College zugrunde. Wir haben versucht, die Unterschiede zwischen Standardpsychoanalyse und TFP herauszuarbeiten und diese spezifische Psychotherapie zu anderen psychoanalytischen Psychotherapien, etwa der auf ich-psychologischen Prinzipien beruhenden stützenden Psychotherapie, der in Deutschland entwickelten tiefenpsychologisch fundierten psychoanalytischen Psychotherapie, der Mentalisierungsbasierten Therapie (MBT) und der sehr häufig praktizierten, aber nicht exakt differenzierend definierten psychodynamischen Psychotherapie in Beziehung zu setzen. Anders formuliert: Dieses Kapitel ist ein Versuch, nicht allein die wesentlichen Techniken der Psychoanalyse zu beschreiben, die notwendig und wahrscheinlich hinreichend sind, um die Bezeichnung »psychoanalytische Psychotherapie« zu rechtfertigen; darüber hinaus soll ein Rahmen skizziert werden, der es erleichtert, die Psychoanalyse im strengen Sinn von abgeleiteten Psychotherapien zu unterscheiden und auch die Unterschiede zwischen diesen Psychotherapien innerhalb dieses Rahmens herauszuarbeiten. Außerdem erläutere ich im Folgenden die Anwendung dieser unterschiedlichen Techniken in komparativen empirischen Studien über Verlauf und Ergebnis psychoanalytischer Psychotherapien und Standardpsychoanalysen.

Dieser Versuch darf nicht als reduktionistische Vereinfachung des Reichtums und der Komplexität psychoanalytischer Technik missverstanden werden. Vielmehr sollte die Ausarbeitung dieses Rahmens das genaue Gegenteil eines solchen Reduktionismus illustrieren.

4.1 Entwicklung der klassischen psychoanalytischen Technik im Kontext der modernen Objektbeziehungstheorie: Übersicht

Die klassische psychoanalytische Theorie der psychoanalytisch behandelbaren psychischen Erkrankungen und Störungen postuliert, allgemein formuliert, dass die entsprechende Symptomatik aus unbewussten Konflikten zwischen triebbedingten Strebungen oder Wünschen einerseits und dagegen gerichteten Abwehroperationen andererseits herrührt. Symptome stellen gewöhnlich Kompromissbildungen zwischen Triebimpuls und Abwehr dar. Verdrängte oder dissoziierte libidinöse und/oder aggressive Triebimpulse sowie Abwehrmechanismen, die aus der dreiteiligen Struktur des psychischen Apparates – insbesondere aus dem Ich und dem Über-Ich – hervorgehen, konstituieren die miteinander im Widerstreit liegenden Kräfte dieses Konflikts. Triebimpulse leiten sich zumeist aus der unbewussten Es-Dynamik her, doch es gibt auch Abwehrvorgänge, die vom Es ausgehen, nämlich den Wiederholungszwang. Die Aufgabe der psychoanalytischen Behandlung besteht darin, diese Abwehrvorgänge mittels deutender Interventionen nach und nach zu reduzieren, damit zuvor verdrängte oder dissoziierte Triebimpulse im bewussten Ich auftauchen und von ihm erforscht werden können. Dies bahnt den Weg zur Konfliktlösung sowie zur Ersetzung der Verdrängung und anderer Abwehroperationen durch Sublimierungsprozesse und durch eine allgemeine, harmonische Integration von zuvor abgelehnten unbewussten Triebimpulsen in adaptive psychische Funktionen (Kernberg 2009).

Übertragungsentwicklungen spiegeln in der psychoanalytischen Behandlung sowohl die wesentlichen Manifestationen des Abwehrgeschehens als auch das allmähliche Auftauchen verdrängter unbewusster Triebimpulse wider. Dies macht die Übertragungsdeutung zum vorrangigen Element der modernen psychoanalytischen Technik. Die Deutung der Übertragung setzt voraus, dass sich der Analytiker außerhalb des Konflikts, der in der Behandlungssituation agiert wird, positioniert. Diese Einstellung wird als technische Neutralität bezeichnet. Ein Pendant der Übertragungsentwicklung, das einst als Hindernis galt, mittlerweile aber als wichtige, ja oftmals entscheidende Informationsquelle betrachtet wird, ist die Entwicklung der Gegenübertragung. Ihre Nutzung als Teil der Übertragungsanalyse stellt ein bedeutendes Element der heutigen psychoanalytischen Technik dar.

Dieses (hier vereinfacht dargestellte) klassische psychoanalytische Verfahren wurde durch die moderne psychoanalytische Objektbeziehungstheorie signifikant modifiziert, jedoch nicht ersetzt. Der entscheidende Grundsatz der Objektbeziehungstheorie, den auch andere theoretische Schulen, die innerhalb unterschiedlicher technischer und theoretischer Rahmen arbeiten, teilen, ist die Annahme, dass der Säugling seine Beziehung zu wichtigen anderen Personen von

Geburt an internalisiert. Diese Beziehung, die schon durch die mittlerweile klassische Entdeckung des affektiven Bindungssystems ins Licht rückte, wurde durch das in den vergangenen Jahrzehnten erworbene Wissen um die maßgebliche Bedeutung, die der frühen Mutter-Baby-Beziehung für Gesundheit und Krankheit zukommt, bereichert.

Die Grundannahme der psychoanalytischen Objektbeziehungstheorie besagt, dass die Äußerung der Triebe oder primären Affektsysteme im Kontext der Affektaktivierungen, die den Säugling zu Interaktionen mit der Mutter anregen, und seiner entsprechenden Internalisierung der jeweiligen affektiven Erinnerungsstrukturen erfolgt. Diese Interaktionsbeziehungen werden anfangs unter dem Einfluss eines dominanten Affekts in Form dyadischer Einheiten aus Selbst- und Objektrepräsentanzen verinnerlicht. Später werden triadische Beziehungen verinnerlicht, die die Organisation der dyadischen erschweren. Sie konstituieren schließlich die Bausteine der dreiteiligen Struktur der Psyche. Die Internalisierung dyadischer Beziehungen erfolgt anfangs im Kontext einer strikten Trennung zwischen positiven und negativen – idealisierten und verfolgenden – Beziehungen unter Einwirkung entsprechender positiver und negativer Spitzenaffektzustände. Wir haben es hier mit einer frühen, neurobiologisch fundierten Entwicklungssituation zu tun, in der mehr oder weniger primitive Abwehroperationen – vorwiegend Spaltung und projektive Identifizierung – dominieren. Dieser frühen Phase schließt sich eine Phase der Integration positiver und negativer Beziehungen an, in der auch eine Toleranz für Ambivalenz auftaucht und ein integriertes Selbst sowie integrierte Konzepte wichtiger Anderer verankert werden. Damit einhergehend werden Spaltungs- und andere primitive Abwehrmechanismen im Zusammenhang mit unbewussten Konflikten, die nun als Konflikte zwischen den verschiedenen Strukturen zutage treten, durch die Verdrängung und weitere höherentwickelte Abwehrmechanismen ersetzt. Diesen Entwicklungsweg beschrieben zu haben ist der eigentliche Beitrag der modernen Objektbeziehungstheorie (Kernberg 2005).

Ich möchte an dieser Stelle die maßgebliche Veränderung hervorheben, die die psychoanalytische Theorie der Behandlungstechnik durch den Einfluss der Objektbeziehungstheorie erfahren hat, und zwar in dem Sinn, dass der Konflikt zwischen Triebimpuls und Abwehr nicht länger als ein Konflikt zwischen einem »reinen« Triebimpuls auf der einen und einer »unpersönlichen« Abwehroperation auf der anderen Seite betrachtet wird. Stattdessen werden Triebimpuls und Abwehr gleichermaßen als eine internalisierte, im Zeichen der Triebstrebung bzw. der Abwehr stehende Objektbeziehung begriffen. Demnach spielt sich der Widerstreit zwischen Triebimpuls und Abwehr zwischen gegenläufigen, miteinander im Konflikt liegenden internalisierten Objektbeziehungen ab – mit wichtigen Implikationen für die Übertragungsanalyse.

Die Übertragung wird heute als ein *Enactment* konzeptualisiert, und zwar nicht lediglich als Agieren eines regredierten Selbstanteils unter dem Einfluss bestimmter Triebstrebungen oder entsprechender Abwehrvorgänge, sondern auch als Agieren einer defensiven oder triebgesteuerten Beziehung des Selbst zu Objektrepräsentationen. Die Rollen sind also zwischen Selbst und Objekt verteilt und werden in der Übertragung agiert. Durch die Aktivierung gegensätzlicher oder widerstreitender innerer Beziehungen zwischen Selbst und Anderem wird der Konflikt zwischen Triebimpuls und Abwehr in der Übertragung ausgelebt.

Eine Patientin beispielsweise, die durch unterwürfige Verträglichkeit, eine Reaktionsbildung gegen tiefe, rebellische Feindseligkeit, auffällt, aktiviert demnach nicht lediglich einen Abwehrmechanismus – eine Reaktionsbildung gegen einen verdrängten Triebabkömmling (Aggression). Vielmehr agiert sie eine defensive Objektbeziehung zwischen einer submissiven Selbstrepräsentanz und einer dominanten, beschützenden, aber fordernden Objektrepräsentanz. Die in der Übertragung gezeigte vordergründige Freundlichkeit lässt auf eine an die Oberfläche getretene Dyade schließen, die vor ihrem genauen Gegenteil, nämlich dem wutentbrannten Widerstand gegen eine bedrohliche Autorität, schützt. Der unbewusste Konflikt spielt sich zwischen affektiv gegensätzlichen internalisierten Objektbeziehungen ab, durch die der Konflikt zwischen Trieb und Abwehr in der Übertragung in Szene gesetzt wird. Diese Überlegungen sind für die folgenden Definitionen der Grundtechniken relevant. Die Objektbeziehungstheorie befürwortet also eine Neudefinition elementarer Übertragungsentwicklungen, die auf die Aktivierung internalisierter dyadischer Einheiten mit einer affektiven Valenz abhebt.

Unterschiedliche theoretische psychoanalytische Schulen betonen unterschiedliche Konsequenzen dieser komplizierten Weiterentwicklungen, doch uns interessieren hier in erster Linie die basalen behandlungstechnischen Interventionen, die als unverzichtbare Instrumente der Übertragungsanalyse im Sinne der Klärung der Triebimpuls-Abwehr-Entwicklungen dienen. Mir geht es dabei um die folgenden vier technischen Aspekte:

1. Deutung,
2. Übertragungsanalyse,
3. technische Neutralität und
4. Nutzung der Gegenübertragung.

Ich vertrete die Ansicht, dass diese vier Interventionen zusammen das eigentliche Charakteristikum der psychoanalytischen Behandlungstechnik ausmachen und dass alle übrigen Aspekte der psychoanalytischen Technik im Grunde spezifische Anwendungen oder Abkömmlinge darstellen, die je nach Thema, Komplikationen oder Entwicklungsphasen der psychoanalytischen Behandlung zum Einsatz kommen.

Die kombinierte Anwendung dieser vier Grundtechniken kann auf verschiedene Bereiche der psychoanalytischen Behandlung fokussieren; diese wiederum erfordern bestimmte technische Vorgehensweisen, die ein wichtiger Teil des behandlungstechnischen Gesamtrepertoires sind. Dazu zählen die Analyse der Schicksale freier Assoziationen (siehe unten); die Analyse des Charakters, der Träume, des Agierens sowie der Trennungsangst und der Beendigung der Behandlung; die Analyse des Wiederholungszwangs und der negativen therapeutischen Reaktion; die Analyse spezifischer Abwehroperationen und der Gegenübertragungskomplikationen während der Behandlung. Der Anwendungsfokus kann also je nach individueller Dynamik des Patienten variieren, an den vier Grundtechniken als Herz des psychoanalytischen Unterfangens aber ändert dies nichts.

4.2 Voraussetzungen der psychoanalytischen Arbeit

Im Folgenden geht es um die Erwartungen, die an die Arbeit des Psychoanalytikers und der Patientinnen und Patienten gerichtet werden. Abgesehen von den üblichen Vertragsvereinbarungen über Termine, Frequenz und Finanzierung der Therapie wird vom Patienten erwartet, dass er frei assoziieren kann. Die Befolgung dieser Grundregel ist eine wesentliche Voraussetzung der psychoanalytischen Arbeit. Einschlägige Schwierigkeiten oder defensive Beeinträchtigungen des freien Assoziierens können sich bei manchen Patienten – unter bestimmten Umständen auch bei vielen Patienten – als ein zentraler Bereich der psychoanalytischen Intervention erweisen. In der Praxis werden diese ungemein wichtige Grundregel und die Analyse entsprechender Schwierigkeiten häufig vernachlässigt. Ein wichtiger Beitrag der französischen Analyse bestand tatsächlich darin, ebendieses Problem zu beleuchten. Die freie Assoziation ist eine technische Bedingung, die in vielen psychoanalytischen Psychotherapieverfahren erfüllt sein muss (Hoffer 2006; Kris 1982, 1992).

Wird vom Patienten die Befolgung der Grundregel erwartet, so hat der Analytiker die Aufgabe, mit »gleichschwebender Aufmerksamkeit« zuzuhören und zu intervenieren. Man hat diese Voraussetzung der analytischen Arbeit – oder vielmehr die Möglichkeit, ihr gerecht zu werden – mit Hinweis auf die unvermeidlichen Einflüsse, denen der Analytiker nicht allein durch seine Gegenübertragung ausgesetzt ist, sondern auch durch die seiner theoretischen Orientierung geschuldete Blickfeldverengung, infrage gestellt. Was diesen Punkt betrifft, so halte ich Bions Empfehlung, »ohne Erinnerung und Wunsch« zu intervenieren, mit gewissen Einschränkungen für einen wichtigen Aspekt der spezifischen Aufgabe des Analytikers (vgl. Bion 2002 [1967]; Aguayo und Malin 2013). In meinen Augen ist Bions Empfehlung, jede Sitzung frei von vorgefassten Ideen oder Theorien über das, was mit diesem Patienten geschieht oder in ihm vorgeht, und ohne den Wunsch nach einer signifikanten Veränderung zu beginnen, ausgesprochen vernünftig. Die unbewussten Konflikte, die aktuell relevant und emotional vorherrschend sind, sollten unmittelbar in der Sitzung auftauchen, Erinnerungen des Analytikers an sein zuvor erworbenes Wissen über den Patienten aktivieren und seinem Vorgehen als Orientierung dienen.

Gleichwohl ist Bions Empfehlung Teil einer Paradoxie. Sie setzt einen Analytiker voraus, der Kenntnisse über die Lebensgeschichte des Patienten und die unbewussten Konflikte, die dieser in der Behandlung und in der äußeren Realität agiert hat, besitzt. Aufgrund dieser Kenntnisse gerät er unweigerlich in einen inneren Konflikt zwischen dem, was er weiß, und dem Bemühen um absolute Aufgeschlossenheit für das Unbekannte. Das »reale« Leben des Patienten außerhalb der Behandlungssituation und frühere Übertragungsentwicklungen zu ignorieren würde ihn jedoch in seiner Fähigkeit beeinträchtigen, die in der jeweils aktuellen Sitzung neu auftauchenden Elemente angemessen zu kontextualisieren. Meiner Ansicht nach gilt es, diese Paradoxie auszuhalten und durchzuarbeiten. Dies ist die Bedingung dafür, dass der Analytiker seine technische Neutralität wahren kann. Ich verstehe die Kombination von gleichschwebender Aufmerksamkeit seitens des Analytikers und dem Bemühen des Patienten, der Grundregel gemäß frei zu assoziieren, nicht als Teil der konkreten technischen Interventionen, sondern als wesentliche *Voraussetzung* für die psychoanalytische Arbeit.

4.3 Definition und Analyse der vier Grundkomponenten der psychoanalytischen Behandlungstechnik

Meine Erläuterung der vier Grundtechniken berücksichtigt die entsprechenden Definitionen mehrerer Wörterbücher psychoanalytischer Begriffe und Konzepte. Als wichtigste seien hier folgende Werke genannt: *Dictionnaire International de la Psychanalyse*, hg. von Alain de Mijolla (2002); *The New Dictionary of Kleinian Thought*, hg. von Elizabeth Bott Spillius et al. (2011); *Psychoanalytic Terms and Concepts*, hg. von Elizabeth Auchincloss und Eslee Samberg (2012); *Comprehensive Dictionary of Psychoanalysis* von Salman Akhtar (2009); *Das Vokabular der Psychoanalyse* von J. Laplanche und J.-B. Pontalis (1973 [1967]); *The Edinburgh International Encyclopaedia of Psychoanalysis*, hg. von R. M. Skelton et al. (2006); *Wörterbuch der Kleinianischen Psychoanalyse* von Robert M. Hinshelwood (2004 [1991]); *Handbuch Psychoanalytischer Grundbegriffe*, hg. von Wolfgang Mertens (2014); *Los Fundamentos de la Técnica Psicoanalitica* von R. Horacio Etchegoyen (1986); und *The First Dictionary of Psychoanalysis* von Richard Sterba (1998). Ich war überrascht, aber auch beruhigt zu sehen, dass die Definitionen aus all diesen Quellen einander in erheblichem Maß überschneiden und ergänzen.

4.3.1 Deutung

Die Deutung ist die Grundtechnik der Psychoanalyse und das wichtigste Instrument, um Patienten zu helfen, sich des Konflikts zwischen Abwehr und Triebimpuls sowie zwischen defensiven und impulsgesteuerten Beziehungen bewusst zu werden, anders ausgedrückt: sich ihrer unbewussten Konflikte bewusst zu werden. Mit seiner Deutung fasst der Analytiker die Hypothese eines unbewussten Konflikts in Worte, der in der Kommunikation des Patienten in der aktuellen therapeutischen Begegnung vorherrschend geworden ist. Man kann die Deutung als basale Technik betrachten, die allen psychoanalytisch fundierten Behandlungsverfahren gemeinsam ist. Sie umfasst mehrere Kommunikationsschritte, die von der bewussten Oberfläche aus in die Tiefen des Unbewussten und von der Abwehr und ihrer Motivation zum zugrundeliegenden Triebimpuls vordringen.

Im Allgemeinen leitet die Deutung einer Abwehr oder einer defensiven Beziehung den Deutungsprozess ein. Das heißt, ihr schließen sich die Deutung des Kontextes oder der Triebbeziehung an, gegen die eine Abwehr in Stellung gebracht wurde, sowie die Analyse der Beweggründe dieses Abwehrvorgangs. Deutende Interventionen lassen sich unterteilen in

1. die *Klärung:* Der Analytiker versucht zu klären, was den Patienten bewusst gerade beschäftigt;
2. die *Konfrontation:* Der Analytiker macht dem Patienten auf taktvolle Weise nonverbale Aspekte seines Verhaltens bewusst (die im Stillen erfolgende introspektive Arbeit mit der Gegenübertragung kann – zusätzlich zu den durch Klärung und Konfrontation gewonnenen Informationen – die Identifizierung des affektiv dominanten Themas der Sitzung erleichtern); und
3. die *eigentliche Deutung:* Der Analytiker fasst die unbewusste Bedeutung, die all diese Aspekte der Kommunikation des Patienten miteinander verbindet, in einer Hypothese zusammen. Diese verdichtete Hypothese ist die Deutung des »Hier und Jetzt«, der sich die Deutung des »Dort und Damals« anschließt. Diese genetischen Aspekte der Deutung nehmen auf die Vergangenheit des Patienten Bezug und bringen die unbewussten Aspekte der Gegenwart mit den unbewussten Aspekten der Vergangenheit in Verbindung.

Ihre wichtigste Anwendung finden deutende Interventionen in der psychoanalytischen Behandlung in Form der Übertragungsdeutungen, die vermutlich als *der* spezifische therapeutische Faktor dieses Verfahrens zu betrachten sind. Zu betonen ist hier, dass Deutungen in der Behandlung von Patienten mit neurotischer Persönlichkeitsorganisation und normaler Identität – also in Therapien, in denen die Verdrängung und damit zusammenhängende Abwehroperationen den Abwehrprozess bestimmen und die Deutungen verdrängten Inhalt bewusst machen sollen – anders aussehen als Deutungen in der Behandlung von Patienten mit schweren Persönlichkeitsstörungen. Patienten mit einer Borderline-Persönlichkeitsorganisation weisen neben der Identitätsdiffusion dominante Spaltungs- und andere primitive Abwehrmechanismen auf, so dass die Deutung auf Inhalte Bezug nimmt, die zwar im Bewusstsein oder Vorbewusstsein des Patienten auftauchen, aber von anderen, konflikthaft damit zusammenhängenden Inhalten durch ebendiese Mechanismen der Spaltung und/oder Verleugnung, durch projektive Identifizierung, primitive Idealisierung, Entwertung und omnipotente Kontrolle abgetrennt bleiben. Die Deutung deckt *nicht* zuvor unbewusste Inhalte auf, sondern die unbewusste Motivation, die zur Fragmentierung des bewussten Erlebens drängt (Kernberg et al. 2008).

Die Möglichkeit, in die Konfliktdeutung nicht nur Konflikte in der Übertragung, sondern auch solche in der äußeren Realität sowie in der intrapsychischen Bearbeitung und Transformation unbewusster Aspekte der Vergangenheit einzubeziehen (mit anderen Worten: Konstruktion und Rekonstruktion), illustriert, dass Deutungen als ein *Prozess* und nicht lediglich als isolierte Interventionen des Analytikers zu betrachten sind. Wenngleich die affektive Dominanz in der therapeutischen Sitzung die Auswahl des zu deutenden Materials vorgeben sollte – Bions »ausgewählte Tatsache« (Bion 1990 [1962]) –, variiert die angemessene Tiefe der Deutung je nach vorherrschender Übertragungssituation. Deutungen, die sich an der Oberfläche aufhalten, bleiben unergiebig, während allzu tiefe Deutungen womöglich abgelehnt werden oder den Patienten zu einer rein intellektualisierten Akzeptanz veranlassen. Deutungen auf einer angemessen tiefen Ebene sollten bestätigendes Material enthalten und dem Patienten neues, zuvor nicht verfügbares Material zugänglich machen.

Weil sich die angemessene Tiefe der Deutung keineswegs immer eindeutig bestimmen lässt, halte ich es im Großen und Ganzen für besser, »allzu tief« zu deuten, statt an der Oberfläche zu bleiben. Die Reaktion des Patienten wird zeigen, ob die gewählte Ebene angemessen war, so dass der Analytiker seine nachfolgenden Deutungen entsprechend anpassen kann. Die verschiedenen psychoanalytischen Schulen unterscheiden sich u. U. je nach Material und Tiefe der Deutung, doch soweit ich sehe, betrachten sie alle die Deutung als eine basale psychoanalytische Technik. Unterschiedlich sind möglicherweise auch die Frequenz der deutenden Intervention und die Bandbreite des jeweils einbezogenen Materials sowie der Grad an »Sättigung« [»saturation«] versus »Beziehungsreichtum« [»evocativeness«] der Deutungen. So arbeiten französische Psychoanalytiker z. B. mit seltenen, evokativen, »strategischen«, sehr integrativen deutenden Interventionen, während häufige, »taktische«, exakt auf die Übertragung fokussierte Deutungen für die kleinianische Psychoanalyse charakteristisch sind (Kernberg 2011).

Jüngere Weiterentwicklungen der Deutungsstile scheinen auf eine potenzielle Divergenz zwischen der relationalen, der neo-bionianischen und einer »Mainstream«-Richtung zu verweisen, die aus der zeitgenössischen kleinianischen, der ich-psychologischen und der französischen Tradition besteht. Relationale Autoren widmen dem objektiven Beitrag der Gegenübertragung und Persönlichkeit des Analytikers zur Übertragungs-Gegenübertragungsbeziehung besondere Aufmerksamkeit. Der neo-bionianische Ansatz konzentriert sich vor allem auf das »psychoanalytische Feld« als allgemeines, in der analytischen Sitzung erzeugtes emotionales Milieu, das in Verbindung mit der Reverie des Analytikers ein entsprechendes Narrativ generiert, das zu einem wesentlichen Aspekt der Deutungen wird. Und schließlich hält der Mainstream-Ansatz daran fest, dass das vom Patienten produzierte Material seine unbewusste Vergangenheit in Form der »Gesamtübertragung« widerspiegelt, die in seinen verbalen und nonverbalen Kommunikationen, in Aspekten seiner äußeren Realität und in der Gegenübertragung Ausdruck findet. Diese Tradition fokussiert konsequent auf die unbewussten Elemente des vorbewussten Hier und Jetzt, weil sie davon ausgeht, dass die Deutung die zugrundeliegenden strukturellen früheren Konflikte verändern wird.

Kurzum, die grundsätzlich anerkannte Definition der Deutung als elementares psychoanalytisches Instrument kann Variationen bezüglich der Tiefe des Deutungsprozesses und der Privilegierung bestimmter Aspekte der verschiedenen Informationsquellen aufweisen, die der Analytiker in seine Deutungsarbeit einbezieht.

4.3.2 Übertragungsanalyse

Wie schon erwähnt, steht die Übertragung im Zentrum der Manifestation unbewusster Konflikte in der Behandlungssituation. Diese dominante Abwehr operiert im klinischen Setting als Widerstand und dient zugleich als maßgebliche Quelle von Informationen über die unbewussten Konflikte des Patienten. Definiert werden kann die *Übertragung* als unbewusste Wiederholung pathogener Konflikte aus der Vergangenheit im Hier und Jetzt. Die Übertragungsanalyse ist die Hauptquelle der durch die psychoanalytische Behandlung herbeigeführten, spezifischen Veränderung.

Von Psychoanalytikern der relationalen Schule wird diese Aussage teilweise infrage gestellt, denn sie betonen gleichermaßen die therapeutische Funktion der im Laufe der analytischen Behandlung entstehenden realen Beziehung zwischen Patient und Analytiker. In entsprechender Weise betrachten sie die Übertragung nicht ausschließlich als Aktivierung unbewusster, aus der Vergangenheit herrührender Konflikte im Hier und Jetzt, sondern gehen davon aus, dass sie auch durch die Persönlichkeit und das Verhalten des Analytikers beeinflusst wird. Ebenso wie die Übertragung des Patienten Gegenübertragungsreaktionen des Analytikers auslöst, üben dessen Persönlichkeit und Gegenübertragung demzufolge Einfluss auf die Übertragungsentwicklungen aus. Das heißt, die Übertragung wird ko-konstruiert. Indem der Analytiker seinen eigenen Beitrag, den er dem Patienten häufig auch offenlegt, anerkennt, bahnt er einem gemeinsam erarbeiteten Verständnis der Übertragung den Weg. Dies ist ein wichtiger therapeutischer Faktor, der sowohl die Deutung als auch die Anerkennung realistischer Aspekte der tatsächlichen therapeutischen Beziehung umfasst (Kernberg 2011).

Insofern dieser relationale Ansatz dem Analytiker auch die Möglichkeit einräumt, seine Gegenübertragungsreaktionen – die in anderen Schulen ausschließlich introspektiv analysiert und als Material in die Übertragungsdeutung einbezogen werden – innerhalb eines gewissen Rahmens offenzulegen, wird hier ein potenzielles Abweichen von streng klassischen Definitionen der wesentlichen behandlungstechnischen Komponenten der Psychoanalyse erkennbar. Das heißt, die relationale Psychoanalyse nimmt gewisse Modifizierungen am klassischen Verständnis des Übertragungskonzepts und der Arbeit mit den Gegenübertragungsreaktionen vor. Ich werde das Für und Wider des relationalen Ansatzes hier nicht näher erörtern. Dieser Unterschied zeigt jedoch, dass eine strenge Definition der vier Grundtechniken im Rahmen des klassischen Modells es ermöglicht, jüngere psychoanalytische Modelle und ihre entsprechenden Techniken von der psychoanalytischen Standardtechnik zu unterscheiden.

Das klassische Konzept der Übertragungsanalyse wurde durch das kleinianische Verständnis der »Übertragung als Gesamtsituation« signifikant erweitert (Joseph 1994 [1985]). Gemäß dem kleinianischen Konzept werden die Übertragungsimplikationen sämtlicher verbaler und nonverbaler Äußerungen des Patienten ebenso wie dessen direkte und implizite Bemühungen, auf den Analytiker einzuwirken, um ihn in eine bestimmte Richtung zu lenken, systematisch analysiert. Auch die Übertragungsimplikationen des Materials, das der Patient aus seinem äußeren Leben in die Sitzung einbringt, werden konsequent erforscht. Die systematische Berücksichtigung des Gesamtfunktionierens des Patienten zum Zeitpunkt der Aktivierung einer dominanten Übertragung verleiht dem zentralen Stellenwert der Übertragungsdeutung zusätzliches Gewicht und verweist auf eine bedeutsame, implizite Konsequenz dieser Deutung, nämlich die Charakteranalyse. Da defensive charakterliche Muster tendenziell zu dominanten Übertragungswiderständen werden, kann ihre systematische Analyse charakterliche Veränderungen herbeiführen. Dies ist ein ganz wesentliches Ergebnis der psychoanalytischen Behandlung – eine ihrer durchschlagenden therapeutischen Wirkungen, die in der Literatur zur psychoanalytischen Technik erstaunlicherweise eher untergewichtet wird.

Gefragt wurde, inwieweit die Übertragungsanalyse die einzige effektive Form der Deutung sei. Demnach wäre dies eine ungerechtfertigte Erweiterung: Viele Probleme im Leben des Patienten, die die Aufmerksamkeit des Analytikers beanspruchen, weil sie in den Kommunikationen während der Sitzungen dominant sind und offensichtlich mit der Übertragung zusammenhängen, können tatsächlich vorwiegend in einer gegenwärtigen Beziehung zu einem äußeren Objekt von Belang sein. Die auf diese Beziehung fokussierte Deutung des entsprechenden unbewussten Konflikts ist wegen der augenblicklichen affektiven Dominanz ebenfalls dort lokalisiert. Letztlich aber gründen bedeutende pathogene unbewusste Konflikte typischerweise in charakterlichen Abwehrstrukturen, die zu Übertragungswiderständen werden. Die systematische Analyse der Übertragung ist nach meiner Überzeugung der maßgebliche, jedoch nicht ausschließliche Fokus der Deutungsarbeit des Analytikers. Die kleinianische Schule hat die systematische Übertragungsanalyse tendenziell maximiert, doch der nun in den ich-psychologischen und relationalen Schulen und sogar in der französischen Psychoanalyse auftauchende Trend hat diesen Aspekt der analytischen Arbeit weiter verstärkt.

Auch das Verständnis der Übertragungsregression hat sich mit der Konzeptualisierung primitiver früher, archaischer, durch Objektbeziehungen determinierter Übertragungen, die es von weiterentwickelten ödipalen Übertragungen zu unterscheiden gilt, verändert. Ödipale und präödipale Konflikte verdichten sich im Falle der regressiven Übertragungen bei schweren Persönlichkeitsstörungen, bei denen aggressive Entwicklungen überwiegen. Bei den weniger regressiven Übertragungen der neurotischen Persönlichkeitsorganisation, wo uns vorwiegend Konflikte im Zusammenhang mit der infantilen Sexualität begegnen, ist das Entwicklungsstadium klarer erkennbar.

Patienten mit neurotischer Persönlichkeitsorganisation bringen übertragungsbezogenes Material in der verbalen Mitteilung ihres subjektiven Erlebens zum Ausdruck. Bei Patienten mit Borderline-Persönlichkeitsorganisation hingegen fördern (mehr oder weniger) subtile Bemühungen, den Analytiker durch projektive Identifizierung und omnipotente Kontrolle zu beeinflussen, Enactments sowie ausgeprägte, wechselnde Gegenübertragungen, die zu einer Fokussierung auf den Einfluss führen, den das analytische Feld in der analytischen Situation ausübt. Schweres Agieren lenkt die analytische Aufmerksamkeit natürlich auf das, was in der äußeren Lebenssituation des Patienten geschieht. Der Stellenwert, der den verschiedenen Quellen der Übertragungsäußerungen zukommt, und deren Deutung variieren je nach den charakterlichen Merkmalen des Patienten.

Die moderne Objektbeziehungstheorie hat das Verständnis der identifikatorischen und projektiven Aspekte der Übertragungsentwicklungen bei schweren Persönlichkeitsstörungen geklärt und bereichert. Im Falle der neurotischen Persönlichkeitsorganisation gehen die dominanten Enactments in der Übertragungs-Gegenübertragungsbeziehung damit einher, dass der Patient sich mit einem Aspekt seines infantilen Selbst identifiziert und die entsprechende Objektrepräsentanz auf den Analytiker projiziert. Situationen, in denen dieses Enactment umgekehrt wird, so dass der Patient sich mit der Objektrepräsentanz identifiziert und die entsprechende Selbstrepräsentanz auf den Analytiker projiziert, sind seltener. Im Fall schwerer Psychopathologien hingegen treten solche Umkehrungen häufig auf; dieser ständige Wechsel der Identifizierung mit Selbst- bzw. Objektrepräsentanzen verleiht den Übertragungsentwicklungen ihren scheinbar chaotischen Charakter (Kernberg et al. 2008). Darüber hinaus kommt es in diesen Fällen zu weiteren Schwierigkeiten, z. B. zu einer reziproken Aktivierung des grandiosen Selbst des Patienten und seiner entwerteten Selbstrepräsentanz – eine dominante Objektbeziehungspathologie in den Übertragungsentwicklungen bei narzisstischer Persönlichkeitsorganisation. Eine weitere Komplikation ist die Regression auf symbiotische Beziehungen; sie hat zur Folge, dass der Patient Ansichten des Therapeuten, die von seinen eigenen abweichen, und alles, was der subjektiv empfundenen Symbiose Abbruch tut, nicht erträgt, weil er sämtliche Triangulierungssituationen als traumatisch erlebt. Deutung und Durcharbeiten dieser primitiven Übertragungsregressionen können in solchen Fällen im Vordergrund der Behandlung stehen.

4.3.3 Technische Neutralität

Das Instrument der technischen Neutralität wird nicht selten als Empfehlung einer distanzierten, unbeteiligten Haltung des Analytikers, der den Patienten lediglich spiegelt, missverstanden. Im Grunde aber besagt der Begriff nichts anderes, als dass der Analytiker bezüglich der aktivierten inneren Konflikte des Patienten unparteiisch bleibt und zu dessen Es, Ich und Über-Ich sowie zu seiner äußeren Realität die gleiche Distanz wahrt, wie Anna Freud (1984 1936]) es formuliert hat. Kennzeichnend für die technische Neutralität ist eine Haltung anteilnehmender Objektivität, ein potenzielles Bündnis mit jenem Ich-Anteil des Patienten, in dem er zur Selbstbeobachtung imstande ist, ganz gleich, wie stark oder schwach dieser Persönlichkeitsanteil sein mag. Technische Neutralität bedeutet auch, dass der Analytiker den Patienten nicht durch seine eigenen Wertesysteme zu beeinflussen versucht. Freud hat seine Spiegelmetapher selbst infrage gestellt und sich dagegen ausgesprochen, die analytische Neutralität mit Indifferenz gleichzusetzen (Laplanche und Pontalis 1973 [1967]).

Teil der technischen Neutralität ist die *Abstinenz.* Dieses Konzept besagt, dass die analytische Beziehung nicht zur Gratifizierung libidinöser oder aggressiver Impulse des Patienten oder des Analytikers missbraucht werden darf. Technische Neutralität beinhaltet jedoch keine *Anonymität* des Analytikers. Dieses in den 1950er Jahren formulierte, fragwürdige Konzept hängt meiner Ansicht nach mit der Entwicklung autoritärer Zwänge in der psychoanalytischen Ausbildung und mit einer institutionell geförderten Idealisierung des Lehranalytikers zusammen, der gegenüber dem Patienten keinerlei persönliche, menschliche Eigenschaft zeigen sollte. Diese implizite Förderung einer nicht analysierbaren Idealisierung des Analytikers wird seit etlichen Jahren insbesondere von der relationalen Schule scharf kritisiert.

Technische Neutralität impliziert, dass der Analytiker eine »Rolle« übernimmt, in der er dem Patienten aufrichtig und natürlich begegnet und sich sozial angemessen verhält. Das bedeutet auch, dass er die Aufmerksamkeit nicht auf eigene persönliche Interessen oder Probleme lenkt. Dass persönliche Eigenschaften des Analytikers in der Behandlungssituation zutage treten und zur Quelle von Übertragungsreaktionen werden, lässt sich nicht vermeiden, doch darf die realistische Reaktion des Patienten darauf nicht als Übertragungsreaktion betrachtet werden. Nicht alles ist Übertragung! Wenn man *Übertragung* weiterhin als eine – die Aktivierung unbewusster Konflikte des Patienten widerspiegelnde – unangemessene Reaktion auf die vom Analytiker vertretene Realität definiert, kann man sie von anderen, realistischen Reaktionen des Patienten auf natürliche ebenso wie idiosynkratische Aspekte der Behandlungssituation unterscheiden.

Technische Neutralität bezieht sich auf Aktionen des Analytikers, nicht aber auf sein inneres, emotionales Erleben. Gegenübertragungsreaktionen können sich von einem Moment zum nächsten oder im Laufe eines längeren Zeitraumes verändern, doch der Analytiker muss an Punkten zu intervenieren versuchen, an denen er eine Position der technischen Neutralität erreicht oder in sie zurückgefunden hat und nicht länger unter der Herrschaft seiner spezifischen emotionalen Reaktion auf den Patienten steht. Zusammengefasst: Das Verhalten und die Interventionen des Analytikers sollten vom Standpunkt der technischen Neutralität aus erfolgen und nicht von seinem emotionalen Erleben bestimmt sein. Dieses Erleben ist der Gegenübertragungsanalyse zu unterziehen (siehe unten).

Es kommt vor, dass die technische Neutralität in der psychoanalytischen Psychotherapie zurückstehen muss, nämlich dann, wenn schweres Agieren das Überleben der Behandlung oder das Leben des Patienten in Gefahr bringt. In der Standardpsychoanalyse ist es gewöhnlich nicht angezeigt oder notwendig, den Behandlungsrahmen aufzuheben.

Was die relationalen Orientierungen betrifft, so hat die Selbstpsychologie die technische Neutralität insoweit ausdrücklich verworfen, als der Analytiker bewusst die Position eines Selbstobjekts des Patienten übernimmt, um eine defizitäre Selbstobjektbeziehung aus der Vergangenheit zu ergänzen oder zu normalisieren (Kernberg 2011). Darüber hinaus wird die technische Neutralität auch durch das Vorgehen relationaler Analytiker, dem Patienten gelegentlich ausgewählte Aspekte ihrer Gegenübertragung mitzuteilen, relativiert, so dass man mit

Fug und Recht behaupten darf, dass sich die relationale Analyse in Richtung einer Modifizierung dieses Aspekts der analytischen Standardtechnik entwickelt.

4.3.4 Nutzung der Gegenübertragung

Die Gegenübertragung ist das Gesamt der emotionalen Reaktionen auf den Patienten und sein individuelles Material. Dem modernen Verständnis zufolge ist die Gegenübertragung eine komplexe Entwicklung, die durch die Reaktion des Analytikers auf die Übertragung, auf die Realität des Lebens des Patienten, die Realität des eigenen Lebens und spezifische Übertragungsdispositionen, die im Analytiker als Reaktion auf den Patienten und sein Material aktiviert werden, ko-determiniert wird. Unter normalen Umständen wird die Gegenübertragung vorwiegend durch die Übertragungsschicksale bestimmt, so dass die emotionalen Reaktionen des Analytikers innerhalb einer jeden Sitzung deutlich schwanken können. Im Gegensatz zu solchen akuten Schwankungen gibt eine chronisch verzerrte innere Einstellung gegenüber dem Patienten gewöhnlich signifikante Schwierigkeiten des Analytikers zu erkennen, die Übertragung zu verstehen. Solche Verzerrungen signalisieren zumeist eine Sackgasse in der analytischen Situation, die der Analytiker durch Selbsterforschung oder Beratung auflösen muss. Ernsthafte charakterliche Schwierigkeiten des Analytikers können zu solch chronischen Gegenübertragungsverzerrungen beitragen, doch häufig hängen diese mit eher umgrenzten Verständnisproblemen und mit spezifischen Übertragungsentwicklungen zusammen (Kernberg 2012).

Rackers Klassifizierung der Gegenübertragungsreaktionen kann als ungemein hilfreicher Indikator der Übertragungsentwicklungen dienen. Racker unterscheidet zwei Reaktionsweisen, nämlich die *konkordante Identifizierung* in der Gegenübertragung – d.h. eine emotionale Identifizierung des Analytikers mit dem augenblicklichen zentralen subjektiven Erleben des Patienten – und die *komplementäre Identifizierung* in der Gegenübertragung, also eine Identifizierung mit dem auf den Analytiker projizierten Übertragungsobjekt des Patienten. Im zweiten Fall handelt es sich um eine für den Patienten unerträgliche Identifizierung mit einem inneren Objekt. Die konkordante Identifizierung in der Gegenübertragung ist der empathischen Einfühlung in das subjektive Erleben des Patienten zuträglich; die Analyse der komplementären Identifizierung in der Gegenübertragung wiederum dient als wichtiges Instrument bei der Analyse primitiver Abwehroperationen, insbesondere der projektiven Identifizierung. Die deutende Analyse dessen, was in das subjektive Erleben des Analytikers hineinprojiziert wurde, kommt einem umfassenden Verständnis der in der Übertragung aktivierten dominanten Objektbeziehung zugute.

Die technische Verwendung der Gegenübertragung setzt voraus, dass der Analytiker nicht »aus seiner Rolle fällt«. Nur so kann er ein Gegenübertragungsagieren verhindern und gleichzeitig für eine gründliche Erforschung seiner subjektiven Gegenübertragungserfahrung offen bleiben. Auf die vorbehaltlose innere Toleranz der Gegenübertragungsreaktionen – regressive Phantasien über spezifische Beziehungen zum Patienten inbegriffen – kann die innere Untersuchung der Bedeutungen, die seiner Reaktion in Bezug auf die aktuelle Übertragungsreaktion zukommen, und der Motivation folgen, die dieser spezifischen Reaktion zugrunde liegt. Auf diese Weise bahnt der Analytiker der Übertragungsanalyse den Weg. Die Analyse des verbalen und nonverbalen Verhaltens des Patienten sowie aktuelle Verweise auf seine äußere Realität bilden, wie schon erwähnt, in Verbindung mit der Gegenübertragung das grundlegende Material deutender Interventionen.

Wenn die Gegenübertragungsreaktionen nicht vollständig geklärt und kontrolliert werden können und stattdessen in den Sitzungen ausgedrückt oder agiert werden und der Patient zu erkennen gibt, dass er sich dieses Aspekts im Verhalten des Analytikers bewusst ist, sollte dieser die Realität des Verhaltens anerkennen, ohne jedoch die Motivation weitergehend zu analysieren. Es geht darum, eine ehrliche Beziehung zum Patienten aufrechtzuerhalten, die Realität des – vielleicht fragwürden – eigenen Verhaltens, das dem Patienten aufgefallen ist, anzuerkennen und die Aufmerksamkeit des Patienten nicht als Teil der Übertragung zu betrachten. Freilich können dadurch wiederum spezifische Übertragungsreaktionen und -entwicklungen aktiviert werden.

Wie schon erwähnt, sind relationale Psychoanalytiker mitunter durchaus bereit, mit ihren Patienten über einzelne Aspekte der Gegenübertragung zu sprechen, um zu zeigen, dass solche emotionalen Situationen universal und menschlich sind. Die objektiv regressiven Aspekte der psychoanalytischen Situation, in der Patienten eine Beziehung zu einem Elternteil mit einem Analytiker inszenieren, dessen Seelenleben sie nie kennen werden – ganz ähnlich, wie sie auch das Seelenleben ihrer Eltern als Kind nicht gekannt haben –, werden dadurch u. U. abgeschwächt. Diesem Vorgehen liegen eine antiautoritäre Beziehung und die Überzeugung zugrunde, dass die reale therapeutische Beziehung eine signifikante therapeutische Wirkung erzielt. Ich halte dies, wie gesagt, für eine Variante der psychoanalytischen Standardtechnik, anhand deren die Techniken verschiedener psychoanalytischer Richtungen voneinander differenziert werden können.

Vom Gegenübertragungsagieren [acting out of the countertransference] zu unterscheiden ist das *Enactment*. Enactment bedeutet, dass eine emotionale Situation, die eine Übertragungsentwicklung widerspiegelt, in der Gegenübertragung inszeniert [enacted] wird, ohne dass dies in einem spezifischen, tatsächlichen Verhalten des Psychoanalytikers zum Ausdruck kommt; es ist aber zweifellos in seinem emotionalen Erleben präsent und stimmt mit der emotionalen Beziehung, die in der Übertragungsentwicklung des Patienten enthalten ist, überein. Enactments können wichtige Übertragungs-Gegenübertragungsentwicklungen signalisieren, die es vom Ausagieren der Gegenübertragung zu unterscheiden gilt.

Bislang haben wir die Grundtechniken beschrieben, die die psychoanalytische Technik ausmachen und für die Analyse unterschiedlicher Entwicklungen in der analytischen Situation Anwendung finden können, z. B. für die Traumanalyse, die Charakteranalyse, die Analyse des Agierens und des Wiederholungszwangs. Sie alle kulminieren in der Übertragungsanalyse.

4.4 Unterscheidung der Psychoanalyse von psychoanalytischen Psychotherapien

Bevor wir verschiedene Psychotherapien, die sich von der Psychoanalyse im eigentlichen Sinn herleiten, miteinander vergleichen, sind mehrere Punkte bezüglich des allgemeinen Behandlungssettings und der Behandlungsziele zu klären. Was das Setting angeht, so geht es zum einen um die Sitzungsfrequenz und zum anderen um die Verwendung der Couch. Ich setze eine grundsätzliche Übereinstimmung voraus, was die Mindestfrequenz einer Psychoanalyse, nämlich drei Behandlungsstunden pro Woche, betrifft. An der Frage, ob eine höhere Frequenz, z. B. vier oder fünf Wochensitzungen, wesentlich oder notwendig ist, scheiden sich die Geister. Hier sind wir auf weitere empirische Untersuchungen angewiesen. Mit Fug und Recht dürfen wir aber annehmen, dass eine schwere narzisstische Pathologie eine höhere Sitzungsfrequenz erfordert als Fälle, in denen diese Pathologie keine besondere Rolle spielt.

Die zu den psychoanalytischen Psychotherapien zählende Übertragungsfokussierte Psychotherapie (TFP) setzt ausdrücklich eine Mindestfrequenz von zwei Sitzungen pro Woche voraus, und zwar mit der Begründung, dass es bei niedrigerer Frequenz nicht möglich sei, die äußere Lebenssituation des Patienten und gleichzeitig auch die Übertragungsentwicklungen gründlich zu erforschen (Clarkin et al. 2008 [2006]). Wir können getrost sagen, dass alle anderen Formen der psychoanalytischen Psychotherapie weniger spezifische Anforderungen an die Frequenz stellen, wenngleich sie – mit Ausnahme der supportiven Psychotherapie im strengen Sinn – allesamt einer zweistündigen gegenüber einer einstündigen Behandlung den Vorzug geben.

Die Verwendung der Couch scheint für die Psychoanalyse optimal zu sein, doch ist zu bedenken, dass eine streng psychoanalytische Technik bei angemessener Sitzungsfrequenz auch in der Psychoanalyse von Patienten angewandt werden kann, die gegen die Benutzung der Couch einen enormen Widerstand aufbieten. Für psychoanalytische Psychotherapien hingegen scheint die Verwendung der Couch nicht angezeigt zu sein, so dass sie gewöhnlich im Sitzen durchgeführt werden. Die TFP sieht bei Patienten mit schweren Persönlichkeitsstörungen unbedingt eine Behandlung im Sitzen vor, zumal dieses Setting Licht auf die Verhaltensaspekte der Übertragung wirft und die Gegenübertragungsanalyse im Falle von Patienten mit stark eingeschränkter verbaler Ausdrucksfähigkeit erleichtert. Bei solchen Patienten liefert häufig gerade die nonverbale Kommunikation Hinweise auf Übertragungsentwicklungen. Je schwerer die Psychopathologie, desto häufiger finden die Übertragungen vorwiegend in schwer verzerrten Charaktermustern Ausdruck, die als starke Verzerrungen des interpersonalen therapeutischen Feldes zutage treten. Die Behandlung im Sitzen schafft Gelegenheit, diese Entwicklungen zu beobachten und zu deuten.

Der mutmaßlich entscheidende Veränderungsmechanismus in der psychoanalytischen Behandlung – der bedeutsamste Mediator ihrer Wirksamkeit – sind der Erwerb von Einsicht in die unbewussten Konflikte, die der Psychopathologie des Patienten zugrunde liegen, und die Verwendung dieser Einsicht, um die aus dem Säuglings- und Kindesalter hergeleiteten unbewussten Konflikte bewussten und sublimatorischen Lösungen zuzuführen. Deutliche Veränderungen der vorherrschenden Übertragungsentwicklungen sind beeindruckende Indikatoren therapeutischer Besserung. Als optimale Effektivität der psychoanalytischen Behandlung gilt eine eindeutige Besserung des Gesamtfunktionierens der Persönlichkeit in den maßgeblichen Bereichen des psychischen Lebens – Arbeit und Beruf, Liebe und Sexualität, Sozialleben und Kreativität. Damit einher geht eine Verbesserung der Gesamtzufriedenheit im Leben. Die TFP – wahrscheinlich die anspruchsvollste unter den psychoanalytischen Psychotherapien – setzt ähnliche Ziele für Patienten mit Borderline-Persönlichkeitsorganisation, einer sehr schweren Charakterpathologie, die gewöhnlich mit Kontraindikationen für eine Psychoanalyse im strengen Sinn einhergeht. Die Mentalisierungsbasierte Therapie (MBT) erwartet signifikante symptomatische und interpersonale Verbesserungen, die sie auf ihren spezifischen Mechanismus, die Verbesserung des Mentalisierens, zurückführt (Bateman und Fonagy (2008 [2004])). Dieser Punkt ist weiterhin diskussionsbedürftig. MBT-Therapeuten gehen davon aus, dass Deutungen in der Behandlung schwer regredierter Borderline-Patienten kontraindiziert sind. TFP-Therapeuten hingegen arbeiten von Anfang an mit Deutungen. Auch dieser Unterschied bedarf der Klärung.

Mentalisierung oder *Mentalisieren* bezeichnet die Fähigkeit, mentale Zustände – eigene wie auch fremde – zutreffend als motivierte Wünsche, Gefühle und Strebungen zu erkennen. In einem gewissen Sinn entspricht das Mentalisierungskonzept dem Konzept der Einsicht; seine Betonung liegt auf der zentralen Bedeutung einer realistischen Selbsteinschätzung, einer realistischen Einschätzung anderer Menschen und auf der Fähigkeit zur Selbstreflexion. Infolge einer zunehmend freieren Anwendung des Mentalisierungskonzepts ist es mittlerweile schwierig, es von dem allgemeinen psychoanalytischen Konzept der Einsicht zu unterscheiden. Da es sich bei der MBT um eine spezifische Form der Psychotherapie handelt, die für die Behandlung der Borderline-Persönlichkeitsstörung und schwerer Persönlichkeitsstörungen generell entwickelt wurde, fokussiert sie auf die Verzerrungen, die für die therapeutischen Interaktionen dieser Patienten charakteristisch sind. Sie hilft den Patienten, systematisch zu realistischeren Einschätzungen ihres eigenen emotionalen Erlebens und ihres Verhaltens sowie der Gefühle und des Verhaltens des Therapeuten zu gelangen. Die Mentalisierungsbasierte Therapie versucht nicht, Dissoziations- oder Spaltungsprozesse zu beleuchten und zu deuten, die die Integration des Selbstkonzepts und die Integration des Konzepts wichtiger Anderer beeinträchtigen.

Im Gegensatz dazu versucht die Übertragungsfokussierte Psychotherapie, die mit der Klärung des emotionalen Erlebens der Patienten und deren Interpretation ihrer Interaktion mit dem Therapeuten beginnt, nicht, diese Erfahrungen durch realitätsorientierte Klärung zu normalisieren; vielmehr soll der Patient lernen, extrem verzerrte, gespaltene Selbst- und Objektrepräsentanzen bewusst wahrzunehmen, und sich dann darüber klarwerden, dass die Trennung zwischen *bösen/gefürchteten* und *guten/ersehnten* Beziehungen dazu dient, die Spaltung zwischen idealisierten und verfolgenden Elementen des Erlebens aufrechtzuerhalten (Clarkin et al. 2008 [2006]). So gesehen, beginnt die TFP also mit mentalisierungsfokussierten Interventionen als frühe Klärungsphase, in der primitive internalisierte Objektbeziehungen in der Übertragung umfassend gedeutet werden, mit anderen Worten: Zu mentalisieren bedeutet in der TFP, spezifische realistische Einsichten in die verzerrte Interpretation der Selbstrepräsentanzen sowie der Repräsentanzen wichtiger Anderer zu erwerben. Es geht also um den Erwerb von Einsicht durch eine Weiterentwicklung der Identitätsdiffusion zu einer normalen Identität. TFP-Therapeuten deuten primitive Spaltungs- und damit zusammenhängende Abwehrmechanismen, um eine realistische Einsicht zu fördern. Unsere empirischen Daten zeigen, dass die TFP das Mentalisieren von Borderline-Patienten tatsächlich fördert und durch Integration der Identität ihre Fähigkeit verbessert, sich selbst und Andere realistisch einzuschätzen. Sowohl MBT als auch TFP setzen das Mentalisieren als spezifische Abklärung der in der Übertragung aktivierten Beziehung ein; allerdings ist dies in der TFP lediglich ein vorbereitender Schritt hin zur Deutung primitiver Abwehroperationen und Objektbeziehungen. Signifikante Unterschiede der Deutungsarbeit ermöglichen somit eine Differenzierung des technischen Vorgehens dieser beiden psychoanalytischen Psychotherapien.

Noch nicht erwähnt habe ich bislang die Einbeziehung supportiver oder stützender Techniken in verschiedene psychoanalytische Psychotherapieverfahren (Kernberg 1999). Die in den USA während der 1960er und 1970er Jahre erfolgte Entwicklung der einsichtsorientierten oder expressiven Psychotherapie fiel mit der Entwicklung stützender psychotherapeutischer Behandlungsverfahren zusammen, die auf einem psychoanalytischen Verständnis der Psychopathologie und der Berücksichtigung der Übertragungsentwicklungen in den Behandlungen beruhte. Das Psychotherapy Research Project of the Menninger Foundation basierte auf der Unterscheidung zwischen der Standardpsychoanalyse einerseits und der expressiven Psychotherapie sowie der supportiven Psychotherapie, die sich beide von ihr herleiten, andererseits. Dieser Klassifizierung lagen die behandlungstechnischen Kriterien Deutungsarbeit, Übertragungsanalyse und stützende Maßnahmen, insbesondere kognitive und emotionale Unterstützung und Anleitung, sowie die selektive Reduzierung der Übertragungsregression durch edukative Techniken und direkte Umweltinterventionen, die man anfangs (ein wenig abwertend) als »Manipulation« bezeichnete, zugrunde. Aus pragmatischen Gründen ist die in den USA praktizierte psychodynamische Psychotherapie nach wie vor in beträchtlichem Maße charakterisiert durch unterschiedliche Kombinationen aus deutenden – auch die Übertragung partiell deutenden – Techniken in Verbindung mit direkter Anleitung, Beruhigung und ganz allgemein mit re-edukativen Bemühungen, adaptive Kompromisse zwischen Triebimpulsen und Abwehr zu erleichtern.

Bei der in Deutschland praktizierten tiefenpsychologisch fundierten Psychotherapie handelt es sich um eine Kombination aus Deutung – insbesondere der außerhalb der Übertragung sich manifestierenden unbewussten Konflikte –, partieller Klärung und realitätsorientierter Reduzierung der Übertragung mit direkten stützenden und re-edukativen Maßnahmen (Wöller und Kruse 2005).

Für Vergleiche zwischen verschiedenen psychotherapeutischen Verfahren, die sich von der Psychoanalyse herleiten, spielt das Maß, in dem supportive Techniken in das jeweilige behandlungstechnische Repertoire einbezogen werden, eine wichtige Rolle.

Ausgehend von den vier oben erläuterten technischen Instrumenten und dem Anteil supportiver Techniken am Behandlungsverfahren, können wir nun mit gebotener Zurückhaltung versuchen, Psychoanalyse und psychoanalytische Psychotherapien als eine Gruppe verwandter Behandlungen zu klassifizieren, die diese Techniken mehr oder weniger intensiv einsetzen und sie entsprechend unterschiedlich gewichten. Dies sollte die Formulierung einer Matrix zur Evaluierung der Beziehung zwischen diesen Verfahren – einschließlich Sitzungsfrequenz und Setting, Indikationen und Kontraindikationen oder Grenzen und Effektivität – ermöglichen. Dieses Kapitel ist ein tentativer Schritt zur Klärung eines komplexen Themas mit Implikationen für die Klinik wie auch für die Forschung, ein Schritt in Richtung des Versuchs, die Klärung ihrer wechselseitigen Beziehungen und die einschlägige wissenschaftliche Forschung auf diesem Gebiet voranzubringen.

Sämtliche Verfahren, die den sogenannten Mainstream der klassischen Psychoanalyse oder Standardpsychoanalyse bilden – die moderne ich-psychologische Schule, die moderne kleinianische Schule, die Schule der britischen Unabhängigen und die französische (nicht-lacanianische) Psychoanalyse – arbeiten mit Deutung, Übertragungsanalyse, technischer Neutralität und Gegenübertragungsanalyse und erkennen vorbehaltlos an, dass diese Techniken einander wechselseitig erfordern und ergänzen. Unterschiede betreffen 1. die Verwendung des (kleinianischen) »taktischen« bzw. (französischen) »strategischen« Vorgehens bezüglich der Häufigkeit der Übertragungsdeutungen und der Gewichtung bestimmter Inhalte und unbewusster Konfliktebenen; 2. die Fokussierung auf archaische im Gegensatz zu späteren, ödipalen Entwicklungen sowie auf präödipale Konflikte im Gegensatz zu späteren ödipalen; und 3. die Fokussierung auf die Äußerung unbewusster Konflikte in sprachlichen Besonderheiten (französischer Ansatz).

Die relationale psychoanalytische Richtung benutzt dieselben vier Techniken, allerdings mit einer Variante, die auf ihre Konzeptualisierung der Übertragung (als partiell durch die Persönlichkeit des Analytikers und seine Reaktionen vorgegeben) zurückzuführen ist; außerdem werden dem Patienten die Auswirkungen des gemeinsamen Enactments der Beiträge, die Patient und Analytiker zur Übertragung leisten, mitgeteilt (Akhtar 2009; Auchincloss und Samberg 2012). Auch eine begrenzte Offenlegung der Gegenübertragungsreaktionen, die sich daraus ergibt, unterscheidet die relationale Schule und ihre Verwendung der vier erläuterten Techniken von der klassischen Psychoanalyse. Dieser Ansatz relativiert die technische Neutralität ein wenig und lässt bei Übertragungsdeutungen auf den tiefsten Ebenen negativer Übertragungsentwicklungen ggf. auch Zurückhaltung walten, und zwar vor allem deshalb, weil relationale Analytiker den traumatischen Ursprung unbewusster Konflikte gegenüber den in erster Linie triebbedingten Ursachen stärker gewichten. Die Selbstpsychologie wiederum reduziert die technische Neutralität und die Übertragungsanalyse in ganz wesentlichem Maße, weil der Analytiker für den Patienten bewusst die Rolle eines Selbstobjekts übernimmt. Dies entspricht der besonderen Betonung, die die Selbstpsychologie auf die Förderung der Entwicklung und die Reifung des normalen Narzissmus legt. Die Folge ist u. U. eine signifikante Reduzierung der Übertragungsanalyse, insbesondere der Analyse negativer Übertragungen (Kernberg 2011).

Das psychotherapeutische Verfahren, das der Standardpsychoanalyse am nächsten kommt, ist die Übertragungsfokussierte Psychotherapie (TFP). Sie verwendet die vier Grundtechniken und hebt dabei die systematische Analyse der Übertragung besonders hervor. Ein wesentlicher Unterschied zur Standardpsychoanalyse ist der gelegentliche Verzicht auf technische Neutralität mit dem Ziel, den Rahmen und die Behandlungskontinuität zu schützen und den Patienten vor lebensbedrohlichem selbstdestruktivem Verhalten zu bewahren. Abweichungen von der Neutralität gehen unter diesen Umständen gewöhnlich damit einher, dass der Therapeut in Reaktion auf hochgradig selbstdestruktive, selbstverletzende oder extrem aggressive Verhaltensweisen Grenzen setzt und die Weiterführung der Therapie an spezifische Bedingungen knüpft, um das Leben des Patienten und das Überleben der Behandlung zu schützen. Die signifikante Abweichung von der technischen Neutralität wird aber mit einer systematischen Analyse der Gründe und unbewussten Konflikte verbunden, die deren Suspendierung erforderten; analysiert werden auch die unbewussten Bedeutungen, die sie für den Patienten besitzt – ein Versuch, die Position der technischen Neutralität wiederherzustellen. Die TFP stützt sich in hohem Maße auf die Gegenübertragungsanalyse als intrapsychische Exploration, die dem Therapeuten die Klärung und Deutung von Übertragungsentwicklungen erleichtert.

Die ich-psychologische expressive Psychotherapie, die in den 1960er und 1970er Jahren in den USA entwickelt wurde, arbeitet mit Deutungen – insbesondere von Entwicklungen außerhalb der Übertragung –, schränkt jedoch die Übertragungsanalyse und vor allem die Analyse negativer Übertragungsentwicklungen ein und macht positive Übertragungsentwicklungen therapeutisch nutzbar, um das therapeutische Bündnis zu festigen (Auchincloss und Samberg 2012; Kernberg 1999). So gesehen, wird die Position der technischen Neutralität relativiert. Zudem wird die Gegenübertragungsanalyse gering gewichtet. Diese expressive oder einsichtsorientierte Psychotherapie kann auch mit supportiven Elementen kombiniert werden und ist in den USA in der Praxis der psychodynamischen Psychotherapie, in der kognitive und emotionale Unterstützung, selektive Reduzierung negativer Übertragungsentwicklungen und direkte Umweltintervention kombiniert werden, recht weit verbreitet. Eine rein supportive Psychotherapie, die neben stützenden Maßnahmen auch mit der selektiven Stärkung adaptiver Kompromissbildungen von Triebimpuls und Abwehr arbeitet, ergänzt diese Gruppe der expressiv-supportiven und supportiven Psychotherapien. Sie alle verbinden eine signifikante Reduzierung der technischen Neutralität und eine Einschränkung der Übertragungsdeutungen mit unterschiedlichen Graden an supportiven Maßnahmen (Kernberg 1999). In Kapitel 8 dieses Buches, »Eine neue Formulierung der supportiven psychodynamischen Psychotherapie«, beschreibe ich ein supportives Psychotherapieverfahren, das auf TFP-Prinzipien beruht.

Die in Deutschland praktizierte tiefenpsychologisch fundierte psychoanalytische Psychotherapie orientiert sich recht eng an den Grundsätzen der amerikanischen ich-psychologischen psychodynamischen Psychotherapien, wurde jedoch behandlungstechnisch detailliert weiterentwickelt. Bereichert wurde sie um theoretische und technische Elemente aus den britischen psychoanalytischen Schulen. Die Deutungsarbeit beschränkt sich allerdings weitgehend auf Material außerhalb der Übertragung und kombiniert partielle Übertragungsdeutungen mit direkten Bemühungen, negative Übertragungen zu reduzieren, das therapeutische Bündnis zu stärken und die Ressourcen des Patienten für ein besser angepasstes Funktionieren in seiner Umwelt zu mehren (Wöller und Kruse 2005).

Die Mentalisierungsbasierte Therapie (MBT) zielt in erster Linie auf die Verbesserung einer realistischen Wahrnehmung des eigenen Erlebens, der eigenen Reaktionen sowie der Beweggründe, die den Patienten selbst und den Therapeuten zu ihrem Verhalten veranlassen. MBT-Therapeuten lehnen explizit deutende Interventionen ab und vermeiden es, die Übertragung zu analysieren. Die Therapie soll die realistischen Anteile der Patient-Therapeut-Beziehung stärken. Da MBT-Therapeuten anerkennen, dass das Verfahren u. U. die erste Phase einer anschließenden psychoanalytischen Psychotherapie darstellt, in der Übertragungen und unbewusste Konflikte der Patienten eingehender bearbeitet werden können, läuft es einem psychoanalytischen Ansatz nicht zuwider.

Die Effektivität der TFP, MBT und psychoanalytischen Psychotherapie in einem breiten Sinn (vorwiegend auf der Grundlage des generellen, durch die Entwicklungen der amerikanischen Ich-Psychologie vorgegebenen Ansatzes) ist empirisch belegt. Offen bleibt bislang nicht nur die Frage nach den spezifischen Indikationen, Kontraindikationen und Einschränkungen; besonders wichtig wäre es auch, zu klären, inwieweit diese Behandlungsverfahren den therapeutischen Wirksamkeitsbereich eines allgemeinen psychoanalytischen Verfahrens erweitern. Zu betonen ist außerdem, dass die laufenden Weiterentwicklungen der Psychoanalyse im strengen Sinn für die Entwicklungen der Behandlungstechniken dieser psychoanalytisch fundierten Psychotherapien von grundlegender Bedeutung waren. Sie haben die jeweiligen Techniken beeinflusst und die weitere Ausarbeitung dieser Verfahren vorangetrieben. So haben sich etwa die Beiträge der kleinianischen Schule zum Verständnis primitiver Objektbeziehungen und primitiver Abwehroperationen für die psychotherapeutische Behandlung schwerer Persönlichkeitsstörungen als ungemein wichtig erwiesen. Ganz ähnlich hat das in der Psychoanalyse entwickelte Verständnis der Gegenübertragungsreaktionen und ihres therapeutischen Nutzungspotenzials die psychoanalytischen Psychotherapien maßgeblich bereichert.

Dieser Versuch, einen konzeptuellen Rahmen für den Vergleich psychoanalytisch basierter Behandlungen zu entwickeln, soll insbesondere der klinischen Praxis und der einschlägigen Forschung zugutekommen. Eine ganz praktische Implikation ist die Frage, inwieweit psychoanalytische Institute ihre Ausbildungskandidatinnen und -kandidaten systematisch sowohl in der Standardpsychoanalyse als auch in ausgewählten psychoanalytischen Psychotherapien ausbilden sollten. Man hat die Befürchtung geäußert, dass eine solche Ausbildung zur Verwässerung psychoanalytischer Techniken führen und am Ende das gesamte psychoanalytische Projekt bedrohen könnte. Unsere Erfahrungen mit der TFP-Ausbildung in mehreren psychoanalytischen Instituten zeigen, dass diese Sorge unbegründet ist. Es hat sich sogar herausgestellt, dass Behandler die psychoanalytische Technik präziser und konziser praktizieren, wenn sie die psychoanalytische Psychotherapie klarer von der eigentlichen Psychoanalyse zu unterscheiden wissen. Psychoanalytiker haben u. U. eine wesentlich bessere theoretische und klinische Basis, um Fachkompetenz in verschiedenen Formen der psychoanalytischen Psychotherapie zu erwerben, als viele Psychotherapeuten, die ohne eine solide psychoanalytische Grundlage psychoanalytische Psychotherapie erlernen möchten. Der vorliegende Versuch, zwischen psychoanalytischen Techniken zu differenzieren und ihre wechselseitigen Beziehungen herauszuarbeiten, kann die Entwicklung eines umfassenden Standardlehrbuchs über psychoanalytische Behandlungstechnik voranbringen. Ein solches wird zum Erlernen der Psychoanalyse, für die wissenschaftliche Weiterentwicklung ihrer Technik und ihrer Anwendungen sowie für die empirische Erforschung des Verlaufs und der Effektivität der Therapie dringend benötigt.

Unter der breiteren Perspektive der Entwicklung einer allgemeinen Synopse moderner psychoanalytischer Technik betrachtet, gilt es, den vorliegenden Versuch, die vier basalen psychoanalytischen Behandlungsinstrumente zu definieren, um eine erschöpfende Synthese aller übrigen psychoanalytischen Behandlungsinstrumente, die durch die kombinierte Verwendung dieser Grundtechniken ermöglicht werden, zu ergänzen. Dieser Aufgabe widmet sich Kapitel 6 dieses Buches, »Das Spektrum psychoanalytischer Behandlungstechniken«.

Literatur

Aguayo, J., und B. Malin (2013). Wilfred Bion: Los Angeles Seminars and Supervision. London (Karnac).

Akhtar, S. (2009). Comprehensive Dictionary of Psychoanalysis. London (Karnac).

Auchincloss, E. L., und E. Samberg (2012). Psychoanalytic Terms and Concepts. New Haven, CT (Yale Univ. Press).

Batemann, A., und P. Fonagy (2008 [2004}). Psychotherapie der Borderline-Persönlichkeitsstörung. Ein mentalisierungsgestütztes Behandlungskonzept. Übers. von E. Vorspohl. Gießen (Psychosozial-Verlag).

Bion, W. R. (2002 [1967]). Anmerkungen zu Erinnerungen und Wunsch. In: E. Bott Spillius (Hg.). Melanie Klein Heute. Bd. 2. Übers. von E. Vorspohl. Stuttgart (Klett-Cotta), S. 22–28.

Clarkin, J. F., F. E. Yeomans und O. F. Kernberg (2008 [2006]). Psychotherapie der Borderline-Persönlichkeit. Manual zur psychodynamischen Therapie. Übers. von P. Holler. Stuttgart (Schattauer).

De Mijolla (2002). Dictionnaire International de la Psychanalyse. Paris (Calmann-Lévy).

Etchegoyen, R. H. (1986). Los Fundamentos de la Técnica Psicoanalítica. Buenos Aires (Amorrortu).

Freud, A. (1984 [1936). Das Ich und die Abwehrmechanismen. In: Die Schriften der Anna Freud. Bd. I. Frankfurt am Main (Fischer), S. 193–355.

Hinshelwood, R. D. (2004 [1991]). Wörterbuch der kleinianischen Psychoanalyse. Übers. von E. Vorspohl. Stuttgart (Klett-Cotta).

Hoffer, A. (2006). What does the analyst want? Free association in relation to the analyst's activity, ambition, and technical innovation. Am J Psychoanal 66(1): 1–23. PMID: 16544200.

Joseph, B. (1994 [1985]). Übertragung – die Gesamtsituation. In: dies., Psychisches Gleichgewicht und psychische Veränderung. Übers. von E. Vorspohl. Stuttgart (Klett-Cotta), S. 231–248.

Kernberg, O. F. (1999). Psychoanalysis, psychoanalytic psychotherapy and supportive psychotherapy: contemporary controversies. Int J Psychoanal 80(6): 1975-1091. PMID: 10669960.

Kernberg, O. F. (2005). Object relations theories and techniques. In: Textbook of Psychoanalysis. Hg. von E. S. Person, A. M. Cooper und G. O. Gabbard. Washington, DC (American Psychiatric Publ.), S. 201–216.

Kernberg, O. F. (2009). Psychoanalysis: Freud's theories and their contemporary development. In: New Oxford Textbook of Psychiatry. Hg. von M. G. Gelder, N. C. Andreasen, J. J. López-Ibor jr. et al. New York (Oxford Univ. Press), S. 293–305.

Kernberg, O. F. (2011). Divergent contemporary trends in psychoanalytic theory. Psychoanal Rev 98(5): 633–664. PMID: 22026541.

Kernberg, O. F. (2012). Gegenübertragung: Neue Entwicklungen und behandlungstechnische Implikationen in der Behandlung von Patienten mit schwerer Persönlichkeitsstörung. In: ders., Liebe und Aggression. Eine unzertrennliche Beziehung. Übers. von P. Holler. Stuttgart (Schattauer), S. 47–64.

Kernberg, O. F., F. E. Yeomans, J. F. Clarkin et al. (1982). Transference focused psychotherapy: overview and update. Int J Psychoanal 89(3): 601–620. PMID: 18558958.

Kris, A. (1982). Free Association. New Haven, CT (Yale Univ. Press).

Kris, A. (1992). Interpretation and the method of free association. Psychoanal Inq 12: 208–224.

Laplanche, J. und J.-B. Pontalis (1973 [1967]). Das Vokabular der Psychoanalyse. Übers. von E. Moersch. Frankfurt am Main (Suhrkamp).

Mertens, W. (Hg.) (2014). Handbuch psychoanalytischer Grundbegriffe. Stuttgart (Kohlhammer).

Skelton, R. M., B. Burgoyne, J. Grotstein et al. (2006). The Edinburgh International Encyclopedia of Psychoanalysis. Edinburgh (Edinburgh Univ. Press).

Spillius, E. Bott, J. Milton, P. Garvey et al. (2011). The New Dictionary of Kleinian Thought. New York (Routledge).

Sterba, R. (2013). The First Dictionary of Psychoanalysis. London (Karnac).

Wöller, W., und J. Kruse (2005). Tiefenpsychologisch fundierte Psychotherapie. Stuttgart (Schattauer).

5 Deutung bei Borderline-Pathologie. Ein klinisches Beispiel

Die Deutung ist die Grundtechnik der Psychoanalyse. Sie ist das wichtigste Instrument, um Patienten zu helfen, sich ihrer unbewussten Konflikte bewusst zu werden. Mit der Deutung bietet der Analytiker dem Patienten die Hypothese eines unbewussten Konflikts an, auf den dessen Kommunikation während der Sitzung schließen lässt.

Je nach Persönlichkeitsorganisation des Patienten werden Deutungen unterschiedlich formuliert. Im Falle neurotischer Patienten, deren vorrangige Abwehroperation die Verdrängung ist, bringen Deutungen ursprünglich unbewussten, verdrängten Inhalt ins Bewusstsein. Bei Patienten mit Borderline-Persönlichkeitsorganisation heben Deutungen auf Inhalte ab, die ins Bewusstsein oder ins vorbewusste Gewahrsein aufsteigen, aber von anderen konflikthaften Inhalten durch Spaltung und/oder Verleugnung, projektive Identifizierung, primitive Idealisierung, Entwertung und omnipotente Kontrolle abgetrennt bleiben. Hier deckt die Deutung keine Inhalte auf, die zuvor unbewusst waren, sondern die unbewusste Motivation, die für die Fragmentierung des bewussten Erlebens verantwortlich ist (Kernberg et al. 2008).

Das folgende Fallmaterial stammt aus der 5. Sitzung mit einer Borderline-Patientin in Übertragungsfokussierter Psychotherapie. Es illustriert die Deutung der projektiven Identifizierung als Teil der Deutung einer primitiven, in der Übertragung aktivierten Objektbeziehung. Auffällig ist, wie rasch die Projektion der jeweiligen Selbst- und Objektrepräsentanzen immer wieder wechselt.

5.1 Vorgeschichte

Die Patientin ist 25 Jahre alt und von Beruf Violinistin. Sie kommt ihren beruflichen Verpflichtungen nicht mehr nach, lässt sich seit zwei Jahren treiben und nahm wiederholt sadomasochistische Beziehungen zu Männern auf. Ihr gesamtes Sozialleben hat aufgrund ihrer emotionalen Instabilität, ihrer Wutausbrüche und ihres impulsiven Verhaltens schwere Einbrüche erfahren. Ihre primären Symptome sind chronische Angst und Depression.

Die Patientin hat zwei jüngere Geschwister. Ihre Eltern ließen sich scheiden, als sie elf Jahre alt war. Der Vater, von dem sie überaus abhängig war, hat nicht wieder geheiratet. Die Beziehung zu ihm war chronisch konflikthaft, die Beziehung zur Großmutter väterlicherseits, die einen wesentlichen Teil der Mutterrolle übernahm, nachdem die leibliche Mutter der Patientin die Familie verlassen hatte, distanziert.

5.2 Die Sitzung

Das folgende Verbatimtranskript setzt etwa 10 Minuten nach Beginn der Sitzung ein. Wir geben den Ausschnitt hier wieder, weil er für den weiteren Verlauf der Sitzung relevant ist.

Fallbeispiel

Patientin: Also, ich habe über meinen Vater gesprochen.

Therapeut: Ja.

P: Weil ich ihm zuhören muss, und das passt mir nicht.

T: Ja?

P: Ich ordne mich nicht gern unter. Ich möchte nicht das Gefühl haben … manchmal fühlt es sich unterwürfig an, jemanden zuzuhören. Und er redet und redet, wissen Sie. Deshalb (*lange Pause*) … Ich werde wahrscheinlich für eine gewisse Distanzierung sorgen, um ihm nicht zuhören zu müssen. Oder ich höre zu, ohne aber wirklich da zu sein. Ich bin mir nicht sicher … aber … es fällt mir schwer zuzuhören, wenn (*kichert*) Männer zu reden anfangen.

T: Warum? Weil Männer es darauf anlegen, dass Sie sich unterwerfen?

P: Ja. Ja. Ja, ja, ja. Klar, ich bin als die Frau meines Vaters aufgewachsen. Sie wissen schon.

T: Wie meinen Sie das?

P: Meine Mutter hat uns verlassen, als ich elf war. Ich war immer für ihn da. Noch heute erzählt er mir Dinge, die er ihr erzählen würde, wenn sie da wäre. Solche Dinge eben, wissen Sie. Ich habe ihm immer gefallen wollen, wissen Sie. Und so ist es, es einfach in … und es bereitet mir große Probleme. Und starke Schmerzen.

T: Welche Probleme? Warum ist es schmerzhaft?

P: Weil ich mich selbst ruiniere. Ich spreche über vieles nicht und mache nicht das, was mich glücklich machen würde, wissen Sie. So bin ich einfach gestrickt. Ich möchte immer genauso sein wie der Freund, den ich gerade habe, ich möchte wie sie sein, wenn ich ohnehin gezwungen bin, ihnen zuzuhören, also, das ist nicht der Grund, aber so ist es einfach. So bin ich nun mal aufgewachsen.

T: Sie sagen also, dass Sie sich deshalb den Männern, mit denen Sie befreundet waren, immer völlig unterwerfen … ist es das, was Sie sagen? Oder sind Sie gekränkt, weil Sie dazu neigen, sich zu unterwerfen, oder weil Ihre Freunde versuchen …

P: (*Unterbricht*) Ja sicher, ja.

T: Ja? Was davon?

P: Das alles! Ich will sagen, ich hatte das Gefühl …

T: (*Unterbricht*) Sie neigten dazu, sich zu unterwerfen, die Männer wollten Sie ausnutzen, und im Handumdrehen steckten Sie im Schlamassel und wurden von Ihren Freunden ausgenutzt. Ist es das, was Sie meinen?

P: Ja, so fühlt es sich an. Es sieht vielleicht nicht nach großem Schlamassel aus, weil die meisten Männer, mit denen ich zusammen war, sehr treu und loyal waren. Sie waren nicht (*räuspert sich*) … andernfalls … Aber mein eigentliches Dilemma ist, dass ich mich verloren fühle. Es ist mir unangenehm, dass ich mich heute nicht gut ausdrücken kann.

Nun folgt das Verbatimtranskript der zweiten Hälfte dieser Sitzung. Es illustriert die Deutung der alternierenden Projektion eines überlegen agierenden Objekts und des entsprechenden gedemütigten Selbst auf den Therapeuten.

Fallbeispiel

T: Als Sie nach der letzten Sitzung so enttäuscht waren, waren Sie also vielleicht nicht nur enttäuscht, sondern …

P: Es war nicht die letzte Sitzung. Es war doch die Sitzung davor, oder?

T: Okay.

P: Ich denke schon.

T: (*Fährt fort*) Wie dem auch sei, als Sie nach dieser Sitzung gegangen sind, waren Sie zunächst nicht nur enttäuscht, sondern Sie haben sich herabgesetzt gefühlt.

P: Ja, aber ich war auch dankbar dafür, dass Sie das ausgesprochen haben. Ich war auch froh, Bescheid zu wissen.

T: Nun, mir ist bewusst, dass Sie ein geteiltes Bild von mir haben. Ich habe das Gefühl, dass ein Teil von Ihnen mir vertraut und davon ausgeht, dass ich das, was ich sage, ehrlich meine. Aber ein anderer Teil von Ihnen sieht mich eher in der Reihe der Männer, die Sie einer Gehirnwäsche unterziehen wollen. Und falls ich wichtig für Sie würde und Sie versuchen würden, mir zu gefallen, fänden Sie es sehr demütigend, sich vorzustellen, dass Sie jemanden gefallen wollen, der Sie kontrolliert, Sie kritisiert, Sie manipuliert, Sie demütigt – keine schöne Aussicht.

P: Was soll ich machen? So war es schon immer. Deshalb bin ich doch hier.

T: Richtig, hier können wir diese Reaktion und alles, was damit zusammenhängt, untersuchen.

P: Das versuche ich ja. Meinen Sie nicht? Stimmen Sie mir zu, dass es etwas mit meinem Vater zu tun hat?

T: (*Fällt ihr ins Wort.*) Ja.

P: (*Fährt fort.*) Und damit, wie ich erzogen wurde.

T: Ja, es würde mich wundern, wenn es nicht …

P: (*Fällt ihm ins Wort.*) Okay.

T: Es ergibt Sinn. Was ich hier zu betonen versuche, ist, wie mächtig dieser Teil von Ihnen ist, der offenbar in jeder Beziehung zu einem Mann eine Neuauflage der Beziehung zu Ihrem Vater sieht. Und dafür sorgt, dass Sie wegwollen, wenn Sie die Gefahr sehen, unterworfen und gedemütigt zu werden.

P: Wissen Sie, ich glaube, zum Teil erlebe ich das in meiner Beziehung zu Antonio. Hm … er ist an die Westküste umgezogen, wissen Sie …

T: Ist er schon weg?

P: Oh ja. Am Montag. Als er mich am Telefon fragte, wie es mir ginge, war ein Teil von mir innerlich auf der Hut. Ein Teil von mir möchte gern mit ihm sprechen, aber ich habe zu ihm gesagt, dass ich noch immer Bedenken hätte, was aber wahrscheinlich weniger damit zu tun hätte, hm, also, ob es funktioniert oder nicht. Mit ihm zu sprechen fühlt sich für mich offenbar … ich habe Angst, und ich bin irgendwie ganz aufgedreht (*kichert*), wie ein Motor, wissen Sie, ich glaube …

T: Angst wovor?

P: Ich habe einfach, hm, Angst, von ihm nicht anerkannt zu werden. Ich weiß das, ich kann es spüren. Ich will … und kriege es nicht. Auf Ablehnung zu stoßen, kritisiert zu werden und, hm, ich fürchte mich davor, meine Gefühle für ihn zu spüren. Ich habe Angst davor, zu fühlen, was ich wirklich fühle, und deshalb verhalte ich mich weiterhin defensiv, verstehen Sie?

T: Und was würde passieren, wenn Sie die Gefühle, die Sie ihm gegenüber haben, anerkennen würden? Was macht Ihnen Angst? Dass Sie ihn mehr vermissen könnten als er Sie? Dass es sich womöglich wie ein wirklicher Verlust anfühlt und Sie deprimiert?

P: (*Pause.*) Ja. Ja, und meine Gefühle und mein ganzes Denken würden sich zu sehr auf ihn konzentrieren. So ist es mir mit früheren Freunden ergangen.
T: »Zu sehr« in dem Sinn, dass Sie sich auf jemanden konzentrieren würden, mit dem eine Beziehung keine Zukunft hätte? Ist es das?
P: Nein, denn so ist es nicht.
T: Nun, haben Sie mir nicht gesagt, er habe gesagt, Sie sollten Ihre Zeit nicht mit ihm verschwenden? Oder?
P: Er hat gesagt, dass … Ja, ich habe Ihnen gesagt, dass er das gesagt hätte. Aber später, in anderen Situationen, hat er etwas anderes gesagt. Später in der Woche. Alles in allem denke ich, dass er kalte Füße kriegt, wenn die Rede auf Heirat und Kinder kommt, klar, aber es scheint, als könne er sich doch an den Gedanken gewöhnen. Jedenfalls scheint er, wenn er über die Zukunft spricht, irgendwie zu planen, und er hatte sogar einen Traum, und ich habe ihn gerade in dem Moment, in dem er gestern Nacht diesen Traum oder so hatte, angerufen, und er meinte, es müsse vorangehen, und er hat gesagt, ja, er würde mir ein Kind machen. Und er hat sich dabei gut gefühlt.
T: Das ist der Traum? (*Pause.*) Das ist ein Traum?
P: (*Lachend.*) Genau, das ist der Traum.
T: Sie sagen also, dass es wahrscheinlich genauso passieren wird, weil er es ja geträumt hat?
P: Sagen Sie mir, was es bedeutet.
T: Entschuldigung?
P: Nun, sagen Sie mir, was es bedeutet.
T: Was der Traum bedeutet? Also, Ihrer Haltung nach zu urteilen, klingt es für mich so, als ob der Inhalt des Traumes einen Wunsch von Ihnen widerspiegelt.
P: Ja, und vielleicht auch seinen.
T: Das ist mir nicht klar.
P: Es war sein Traum.
T: Oh, tut mir leid, das habe ich falsch verstanden. Ich dachte, Sie hätten das geträumt.
P: Ahhhh! (*Klatscht in die Hände.*)
T: Ich habe es falsch verstanden.
P: Gut, ich werde also weiterhin bei Ihnen auf der Hut sein, weil Sie noch immer nichts begreifen (*kichert*). Ich mache doch nur Spaß, ich provoziere nur. Sie haben mich falsch verstanden, ganz einfach. Warum sollte ich Ihnen trauen? Warum sollte ich … Sie verstehen mich sowieso nicht. Ich kann es Ihnen haarklein auseinandersetzen, aber Sie kapieren es nicht. So sind die Männer. Genauso ist auch mein Vater. Ich kann es haarklein auseinandersetzen, auf Französisch, Deutsch, Englisch oder Spanisch … Begreift er es? Versteht er mich? Wie ich bin? Nein. Warum sollte ich also …? Wie viele verschie … Ich könnte 20 Jahre lang Therapie machen und lernen, mich auf 20 verschiedene Arten auszudrücken. Ich könnte 20 verschiedene Outfits tragen. Würde er mich dann verstehen? Nein. Warum nicht? Weil er sein Ding mit Frauen hat. Also, was soll ich tun?
T: Weil er was hat?
P: Ein Ding mit Frauen.
T: Welches Ding?
P: Frauen sind entweder dieses oder jenes. Wer weiß, was sein Ding ist. Das ist mein Vater, klar? Nicht Antonio.
T: Ich verstehe. Sie sahen sehr glücklich aus, als ich sagte, ich hätte Sie falsch verstanden.
P: Weil ich im Recht bin.
T: Ja.

P: (*Lacht.*) Weil ich im Recht war. Liegt es an mir? Liegt es an mir, weil ich es nicht gut erkläre? Ist es normal, weil die Leute einander beim ersten Mal manchmal einfach nicht verstehen? Ja. Ich lasse es einfach laufen, wissen Sie. Ich gehe drüber weg und komme auf meinen Punkt zurück, aber … Es regt mich auf. Ich reagiere sehr stark darauf, wenn ich mich nicht verstanden fühle. Ich werde stinksauer. (*Schnippt mit den Fingern.*) (*Seufzt.*) Antonio hatte den Traum. Vor zwei Nächten. Ich wollte ihn anrufen, hm, weil er ein paar Abende zuvor versucht hatte, mich zu erreichen, und während ich ihn anrief, hatte er diesen Traum und wollte ihn mir nicht erzählen. Jedenfalls, ich habe es gespürt, hm, ich kann nicht … es fällt mir schwer zu sagen, wie es mir geht. Es fällt mir schwer zu spüren, wie ich mich damit fühle. Und es ist … Was wollten Sie sagen?
T: Ich denke noch immer darüber nach, dass Sie sich darüber gefreut haben, weil Sie Recht hatten und ich nicht. Hm, es versetzt Sie in die Position der Überlegenen …
P: Ja, genau!
T: Richtig?
P: Ja.
T: Nun, ich frage mich, ob Sie den Eindruck haben, dass ich mich freue und mich Ihnen überlegen fühle, wenn ich Recht habe mit dem, was ich sage. Und das wäre ein Grund mehr, hier zu befürchten, gedemütigt zu werden. Deshalb …
P: (*Unterbricht.*) Ich kann Ihnen nicht folgen.
T: (*Fährt fort.*) Können Sie mir folgen?
P: Nein, es fällt mir schwer …
T: Es fällt Ihnen schwer, mir zu folgen?
P: Ich weiß, was Sie sagen, aber ich kann nicht ganz …
T: Nun, es ist ein Problem für Sie. Wenn ich Recht habe mit dem, was ich Ihnen sage, könnten sie mich so wahrnehmen, als ob ich genauso reagiere wie Sie und mich überlegen fühle, weil ich Recht habe. Also, ich hätte Oberwasser und Sie wären unterlegen, und das ist für Sie demütigend. Wenn ich Unrecht habe, können Sie sich gut fühlen, Sie haben Oberwasser, aber gleichzeitig hätten Sie dann auch nichts von mir zu erwarten. Also egal, wie es ausgeht, Sie können nicht gewinnen.
P: Ich kann nicht gewinnen?
T: Richtig.
P: Weshalb kann ich nicht gewinnen, nur weil ich nichts zu erwarten habe?
T: Sie können nicht gewinnen, weil Sie sich gedemütigt fühlen, wenn ich Recht habe. Und wenn ich mich irre, sind Sie enttäuscht. Verstehen Sie?
P: Wenn Sie sich irren, bin ich enttäuscht, weil Sie mein Therapeut sind und nichts taugen.
T: Richtig. Und wenn ich Recht habe, ist es für Sie demütigend, weil ich es besser weiß als Sie und Sie sich herabgesetzt fühlen.
P: Ja, dieser Teil ist sehr vage. Der andere ist derjenige, der aktiver ist.
T: Ja.
P: Ich meine, ich verstehe, was Sie sagen …
T: Okay, gut, hier müssen wir aufhören.

Die Patientin erlebte mich zuerst als eine weitere Auflage ihres dominanten Vaters, so dass sie annahm, sich mir unterordnen zu müssen. Dann missverstand ich ihre Aussage über den Traum, was sofort ihr Überlegenheitsgefühl gegenüber einem dermaßen begriffsstutzigen Mann aktivierte. Die Rollen eines überlegenen, dominanten Objekts und eines gedemütigten Selbst wechselten in der Übertragung, und die Patientin war enttäuscht, einen so inkompetenten Therapeuten zu haben. Als ich diese Rollenumkehr und ihre Implikationen für unsere Beziehung deutete, hat die Patientin diese Deutung augenblicklich verstanden.

Literatur

Kernberg, O. F., F. E. Yeomans, J. F. Clarkin et al. (1982). Transference focused psychotherapy: overview and update. Int J Psychoanal 89(3): 601-620. PMID. 18558958.

Weiterführende Literatur

Akhtar, S. (2009). Comprehensive Dictionary of Psychoanalysis. London (Karnac).

Auchincloss, E. L., und E. Samberg (2012). Psychoanalytic Terms and Concepts. New Haven, CT (Yale Univ. Press).

Bion, W. R. (1990 [1962]). Lernen durch Erfahrung. Übers. von E. Krejci. Stuttgart (Klett-Cotta), S. 22–28.

De Mijolla (2002). Dictionnaire International de la Psychanalyse. Paris (Camnn-Lévy).

Etchegoyen, R. H. (1986). Los Fundamentos de la Técnica Psicoanalítica. Buenos Aires (Amorrortu).

Hinshelwood, R. D. (2004 [1991]). Wörterbuch der kleinianischen Psychoanalyse. Übers. von E. Vorspohl. Stuttgart (Klett-Cotta).

Kernberg, O. F. (2011). Divergent contemporary trends in psychoanalytic theory. Psychoanal Rev 98(5): 633–664. PMID: 22026541.

Laplanche, J. und J.-B. Pontalis (1973 [1967]). Das Vokabular der Psychoanalyse. Übers. von E. Moersch. Frankfurt am Main (Suhrkamp).

Mertens, W. (Hg.) (2014). Handbuch psychoanalytischer Grundbegriffe. Stuttgart (Kohlhammer).

Skelton, R. M., B. Burgoyne, J. Grotstein et al. (2006). The Edinburgh International Encyclopedia of Psychoanalysis. Edinburgh (Edinburgh Univ. Press).

Spillius, E. Bott, J. Milton, P. Garvey et al. (2011). The New Dictionary of Kleinian Thought. New York (Routledge).

Sterba, R. (2013). The First Dictionary of Psychoanalysis. London (Karnac).

6 Das Spektrum der psychoanalytischen Behandlungstechniken

In Kapitel 4 dieses Buches »Die Grundelemente der psychoanalytischen Technik und psychoanalytischer Psychotherapien« habe ich die vier Grundaspekte der psychoanalytischen Behandlungstechnik als Fundament sowohl der Standardpsychoanalyse als auch der psychoanalytischen Psychotherapien definiert. Diese vier Grundelemente sind *Deutung*, *Übertragungsanalyse*, *technische Neutralität* und *Nutzung der Gegenübertragung*.

Im Folgenden werde ich versuchen, einen kompletten Satz an psychoanalytischen Techniken zu definieren und zu beschreiben, die man als spezifische Anwendungen des kombinierten Gebrauchs dieser vier technischen Grundelemente betrachten kann. Diese Definitionen erleichtern die empirische Beurteilung ihrer jeweiligen Verwendung in spezifischen Behandlungen und konstituieren somit eine basale Manualisierung der psychoanalytischen Behandlungsverfahren, die sowohl in der klinischen Praxis als auch zu Forschungszwecken verwendet werden kann. Die Beschreibungen richten sich an Leser mit praktischer Erfahrung in der Durchführung psychoanalytischer Psychotherapien und der Standardpsychoanalyse, so dass auf Fallbeispiele verzichtet werden kann. Das Risiko besteht darin, dass diese Definitionen auf den ersten Blick allzu schematisch oder abstrakt wirken mögen. Aber der Versuch einer umfassenden Auflistung psychoanalytischer Techniken mitsamt ihren wechselseitigen Beziehungen sollte auch der Klärung jeder einzelnen zugutekommen. Ich werde jeweils versuchen, die Verwendung dieser Techniken als Teil der psychoanalytischen Standardbehandlung zu definieren, und daran anschließend ihre potenziellen Modifizierungen in den von der Psychoanalyse abgeleiteten Psychotherapien beschreiben.

Da wir bedauerlicherweise weder über ein Wörterbuch aller psychoanalytischen Techniken verfügen, das universal als verbindlich anerkannt wird, noch über ein Lehrbuch der psychoanalytischen Technik, das von den unterschiedlichen Schulen anerkannt wird, habe ich basale Definitionen zu formulieren versucht, die die von den unterschiedlichen psychoanalytischen Richtungen übereinstimmend vertretenen modernen Sichtweisen der jeweiligen Konzepte erfassen; darüber hinaus zeige ich – sofern vorhanden – auch signifikante Unterschiede in der Konzeptualisierung und Verwendung durch die jeweiligen psychoanalytischen Modelle auf. Meine Definitionen stützen sich auf führende moderne psychoanalytische Wörterbücher (Akhtar 2009; Auchincloss und Samberg 2012; de Mijolla 2002; Etchegoyen 1986; Hinshelwood 2004 [1991]; Laplanche und Pontalis 1973 [1967]; Mertens 2014; Skelton et al. 2006; Spillius et al. 2011).

Die Technik der Psychoanalyse setzt die Verfügbarkeit einer psychotherapeutischen Beziehung voraus, in der sich beide Beteiligte, Analytiker und Patient, der

Arbeit widmen und dabei eine spezifische Haltung einnehmen. Was den Analytiker betrifft, so geht sein analytisches Zuhören mit »gleichschwebender Aufmerksamkeit« einher, die sich auf den Inhalt der freien Assoziationen des Patienten und gleichzeitig auf sein verbales und nonverbales Verhalten, die äußere Realität und die Aktivierung der Gegenübertragung richtet, sowie mit einer impliziten, spezifischen theoretischen Sichtweise, die in der intuitiven Anwendung von Wissen und Erfahrung Ausdruck findet. Was den Patienten betrifft, so wird erwartet oder erhofft, dass er zum freien Assoziieren fähig und willens ist und die im Verlauf des Prozesses auftauchenden Gedanken und emotionalen Erfahrungen, die in ihm aktiviert werden, ebenso ausdrücken wird wie die Hemmungen, Verzerrungen und Schwierigkeiten, die das freie Assoziieren beeinträchtigen.

In dieser Arbeitssituation lässt die Fokussierung des Analytikers auf das, was in der gemeinsamen Interaktion affektiv dominiert, bestimmte Bereiche in den Blick geraten, die die Anwendung psychoanalytischer Techniken erfordern. Zu diesen Entwicklungen zählen das Auftauchen der vorherrschenden Abwehrmechanismen, die sich häufig als Übertragungswiderstände manifestieren, repetitive charakterliche Abwehren, die zu einer Charakteranalyse führen, die Erforschung der Träume, des Wiederholungszwangs und mannigfaltiger Transformationen des emotionalen Erlebens in Somatisierung oder Agieren. Das Agieren wiederum ist vom emotionalen Enactment in der Sitzung zu unterscheiden; die in einem deutenden Verfahren zu leistende analytische Arbeit führt zu Veränderung oder Einsicht, Auflösung des Wiederholungszwangs oder zu dem, was wir unter dem Begriff *Durcharbeiten* kennen. Komplikationen wie eine negative therapeutische Reaktion, Behandlungsunterbrechungen und die Beendigung der Therapie können zusätzliche technische Interventionen erfordern. Diese Liste spezifischer Bereiche, die den Fokus eines deutenden Ansatzes stimulieren, verweist auch auf die spezifischen Anwendungen der vier Grundkomponenten einer generellen psychoanalytischen Technik, wie sich im Folgenden detailliert zeigen wird.

Zu betonen ist, dass die *affektive Dominanz* das wichtigste Merkmal überhaupt ist, das dem Analytiker in Bezug auf die gleichzeitige Aktivierung der zahlreichen Aspekte seiner Interaktion mit dem Patienten als Orientierungshilfe dient. Die affektive Dominanz, die je nach theoretischer Richtung auch unter anderen Bezeichnungen bekannt ist, erweist sich ein ums andere Mal als der Punkt, an dem die auf das Material der Sitzung gerichtete Aufmerksamkeit des Analytikers ansetzt. Affektiv dominant ist das, worauf sich die Emotion im betreffenden Augenblick konzentriert – die verbale oder nonverbale Kommunikation des Patienten, die eigene Gegenübertragung, ein spezifischer Aspekt des analytischen Feldes oder auch eine Blockade oder intrusive oder bizarre Wahrnehmung.

6.1 Charakteranalyse

Als *Charakteranalyse* bezeichnen wir die Erforschung der dynamischen Organisation, die in habituellen Verhaltensmustern des Patienten, idiosynkratischen reaktiven oder inhibitorischen Eigenschaften sowie in einem chaotischen oder fragmentierten Repertoire an Charakterzügen Ausdruck findet. Die Technik fällt praktisch in eins mit der Analyse der vorherrschenden Abwehrmechanismen des Patienten (Kernberg 1993). Bei Patienten mit neurotischer Persönlichkeitsorganisation, den klassischen Fällen für eine psychoanalytische Behandlung, zeigen sich Abwehrmechanismen gewöhnlich als Blockaden oder Verzerrungen des freien Assoziierens. Die Analyse der Abwehroperationen, ihrer Manifestationen, ihrer Motivation und der unbewussten Triebimpulse, gegen die sie gerichtet sind, kann sich als spezifischer Inhalt der analytischen Situation erweisen.

Die *Abwehranalyse* fällt mit dem, was in der Vergangenheit als *Widerstandsanalyse* bezeichnet wurde, in eins, d. h. mit der Analyse der klinischen Manifestationen von Abwehroperationen. Die psychoanalytische Technik betrachtet »Widerstände« heute nicht als Kräfte, die es zu überwinden gilt, sondern als defensive Maßnahmen, deren unbewusste Bedeutungen, Motivationen und Funktionen verstanden werden müssen (Busch 1996). Diese Untersuchung macht einen zentralen Aspekt der deutenden Interventionen aus. Unter dem Blickwinkel der modernen Objektbeziehungstheorie kann man die Abwehroperationen in unbewusste, in der Übertragung defensiv aktivierte Objektbeziehungen (dyadische Selbst- und Objektrepräsentanzen) übersetzen, die zur Abwehr gegenteiliger unbewusster, triebimpulsbedingter dyadischer Einheiten aus Selbst- und Objektrepräsentanzen in Stellung gebracht werden. Gemeinsam konstituieren diese defensiven und triebimpulsgesteuerten Objektbeziehungen die Aktivierung des aktuell vorherrschenden unbewussten Konflikts (Kernberg 2004).

Im Falle schwerer Persönlichkeitsstörungen hängen die Identitätsdiffusion und die Vorherrschaft primitiver Abwehroperationen weniger mit Verdrängungs- als vielmehr mit Spaltungsaktivitäten zusammen. Diese primitiven Abwehroperationen können derart dominant werden, dass sie im Grunde die habituellen Verhaltensmuster der Patienten charakterisieren und in ihren Kombinationen und ihrer wechselseitigen Verstärkung eine primitive, schwere Charakterpathologie konstituieren. Die Analyse insbesondere der paranoid-schizoiden und der depressiven Abwehrmechanismen muss folglich in die Analyse der defensiven Charakterstruktur einbezogen werden. Was man als »Charakterabwehr« bezeichnen könnte, tritt rasch als Übertragungswiderstand zutage. Dass die vorherrschende Konstellation weiterentwickelter Abwehroperationen im Falle von Patienten mit neurotischer Persönlichkeitsorganisation ebenfalls allgemeinen defensiven Charaktermustern dient, zeigt sich in der Behandlung erst nach und nach. Langfristig aber fällt die systematische Analyse der Abwehrmechanismen des Ichs auch hier mit einer systematischen Analyse der vorherrschenden charakterlichen Abwehrmechanismen in eins.

Diese kurze Übersicht soll insbesondere betonen, dass die Abwehranalyse sich in der Praxis auf die Analyse charakterlicher Abwehroperationen und somit auf die Analyse der pathologischen Charakterstruktur des Patienten konzentrieren wird. Damit stellt sich die Frage, wann und wie solche dominanten charakterlichen Muster untersucht werden müssen. Im Allgemeinen ist man sich heute darin einig, dass die Analyse habituellen Verhaltens, das in der Behandlungssituation Abwehrfunktionen erfüllt, indiziert ist, sobald es *affektiv dominant* wird. Bei manchen Patienten mit schwerer Charakterpathologie zeigt sich dies schon in der ersten Sitzung, so dass die Behandlung mit der Analyse der Charakterstruktur des Patienten beginnen wird. So verhält es sich tatsächlich häufig im Falle der schweren narzisstischen Charakterpathologie. Bei weniger schweren Fällen mit umgrenzter Pathologie können spezifische, mit ödipalen oder präödipalen Konflikten zusammenhängende Symptome die Übertragungssituation beherrschen, ohne sich jedoch in einer dominanten Charakterpathologie widerzuspiegeln. Doch wann immer defensive Charaktereigenschaften in der Behandlungssituation affektiv dominant werden, ist ein deutendes Vorgehen angezeigt.

Die maßgebliche Technik der Charakteranalyse wurde von Wilhelm Reich (2010 [1933]) treffend beschrieben. Aufgrund der idiosynkratischen Schwierigkeiten, die mit Reichs Persönlichkeit und seinem professionellen Verhalten zusammenhingen, ist der Begriff *Charakteranalyse* ein wenig in Misskredit geraten, und Reichs frühe Beiträge haben nicht die gebührende Anerkennung gefunden. In der modernen psychoanalytischen Technik lässt sich die Durchführung der Charakteranalyse folgendermaßen zusammenfassen:

1. Lenke die Aufmerksamkeit des Patienten auf ein spezifisches, dominantes Verhalten, das im Laufe einer oder mehrerer Sitzungen zentralen Stellenwert angenommen hat;
2. wecke das Interesse des Patienten an diesem spezifischen Verhalten und bitte ihn, zu seinen Implikationen zu assoziieren;
3. deute die unmittelbaren Übertragungsimplikationen der Aktivierung dieses spezifischen Verhaltens;
4. deute nach und nach die abgewehrte, gefürchtete und/oder ersehnte Beziehung, die unter dem Einfluss des jeweiligen aggressiven oder libidinösen Impulses steht, gegen den sich die Abwehr richtet.

Die systematische Analyse der Übertragung beinhaltet typischerweise und an vorderster Stelle die Charakteranalyse. Unter optimalen Bedingungen sollte sie die Erlebensweise des Patienten und/oder sein Verhalten außerhalb wie auch innerhalb der analytischen Situation signifikant verändern. Bei Patienten mit schwerer Charakterpathologie und Identitätsdiffusion übersetzt sich die Dominanz der primitiven, auf Spaltungsmechanismen konzentrierten primitiven Abwehroperationen in eine schwere Dissoziation zwischen idealisierten und persekutorischen Übertragungsentwicklungen; deren Analyse ist der charakterlichen Integration zuträglich und fördert die Weiterentwicklung von der Vorherrschaft paranoid-schizoider zu depressiven Übertragungen in späteren Behandlungsphasen.

Die Übertragungsfokussierte Psychotherapie (TFP), indiziert für Patienten mit Borderline-Persönlichkeitsorganisation und den entsprechenden schweren, primitiven Störungskonstellationen der Persönlichkeit, beinhaltet die Charakteranalyse im Kontext eines massiven Potenzials für das Agieren primitiver Abwehroperationen und entsprechender Objektbeziehungen sowohl in den Sitzungen als auch im äußeren Leben des Patienten. Besondere Aufmerksamkeit ist – auch bei vorübergehendem Verzicht auf technische Neutralität – dem Schutz des therapeutischen Rahmens und der Entwicklung spezifischer Techniken zu widmen, um das Agieren einzugrenzen und die technische Neutralität wiederherzustellen (Yeomans et al. 2015). In diesen Fällen setzt die Betonung der unmittelbaren äußeren Realität durch den Therapeuten als Ausgangspunkt eines deutenden Vorgehens ein Gegengewicht zu den Einschränkungen des freien Assoziierens, der Arbeit, zu der sich der Patient verpflichtet hat.

Als charakterliche Abwehroperationen können auch defensive Maßnahmen dienen, die nicht nur die Bemühungen des Ichs, den »Charakterpanzer« aufrechtzuerhalten, wiederspiegeln, sondern auch Abwehraktivitäten des Über-Ichs und das Enactment tiefer Schuldgefühle sowie die gesamte Charakterstruktur der zwanghaften, hysterischen, masochistischen und narzisstischen Pathologie.

In der Anwendung der TFP für die neurotische Persönlichkeitsorganisation beschränkt sich die Charakteranalyse u. U. auf ein einzelnes Segment des habituellen Verhaltens. Sie kann mit dem spezifischen Konfliktbereich in Verbindung gebracht werden, der den Patienten veranlasst hat, sich in Behandlung zu begeben. Hier konzentriert sich die Übertragungsanalyse auf die in der Übertragung auftauchenden Widerspiegelungen der dominanten unbewussten Konflikte, die mit der Symptomatik des Patienten zusammenhängen. Notwendig ist darüber hinaus freilich die Analyse manifester negativer Übertragungen, um eine »arbeitsfähige therapeutische Beziehung« aufrechtzuerhalten.

An dieser Stelle ist ein Hinweis auf das problematische Konzept des *therapeutischen Bündnisses* angebracht. Der Begriff bezeichnet das Bündnis zwischen dem konfliktfreien, »normalen« Ich-Anteil des Patienten mit den arbeitsrelevanten Aspekten der Interventionen des Analytikers. Dass ein solches Kooperationspotenzial bei Patienten mit gut integrierter neurotischer Persönlichkeitsorganisation existiert, steht außer Frage; es gibt ihre Fähigkeit zu erkennen, sich an der analytischen Arbeit zu beteiligen und in Situationen, in denen signifikante negative Übertragungsentwicklungen aktiviert werden, eine gewisse Objektivität zu wahren. Dieses Potenzial, das in einem tieferen Sinn die Verfügbarkeit einer sicheren positiven Übertragungsdisposition signalisiert, darf aber nicht durch verführerisches Verhalten des Therapeuten künstlich stimuliert werden; dies liefe dem Wesen analytischer Arbeit zuwider. In der supportiven Psychotherapie kann der Versuch, den Wunsch des Patienten nach Hilfe anzuregen und seine Fähigkeit, dem Therapeuten zu vertrauen, zu stärken, Teil des stützenden Repertoires sein; das Vorgehen ist aber kein Element der psychoanalytischen Technik im eigentlichen Sinn. Im Falle schwerer Persönlichkeitsstörungen kann u. U. lange Zeit kein therapeutisches Bündnis hergestellt werden; die Fähigkeit des Patienten, in der Behandlungssituation zu kooperieren, setzt die systematische Analyse und das Durcharbeiten der dominanten negativen Übertragung voraus.

6.2 Traumanalyse

Auch wenn man die Analyse der Träume heute nicht mehr als exklusive »via regia zum Unbewussten« betrachtet, liefert sie nach wie vor wichtige Informationen über unbewusste Prozesse und ist für die Deutungsarbeit von zentralem Stellenwert. In der Gegenwart erhielt die Traumanalyse zusätzliches Gewicht, als die unaufhörliche psychische Aktivität des Tagträumens, von Bion als »Reverie« bezeichnet, erneut Aufmerksamkeit fand (Civitarese 2014; Ferro 2009). Der neobionianische Ansatz setzt die freien Assoziationen im Grunde mit dem manifesten Trauminhalt gleich – d. h. er versucht, auch Äußerungen der Patienten über Aspekte ihrer Alltagsrealität zu transformieren, so als repräsentierten sie Symbole unbewusster psychischer Verarbeitung. Diese Entwicklung führte zu einer neuerlichen Betonung der Bedeutsamkeit der Traumanalyse.

Die klassische Traumanalyse beschäftigt sich mit dem manifesten Trauminhalt als Oberflächenmaterial, das in bedeutungshaltige Segmente zerteilt werden kann. Zu diesen Traumsegmenten soll der Patient assoziieren – in der Erwartung, dass die Assoziationen einen latenten Inhalt jedes einzelnen dieser manifesten Segmente zutage fördern werden. Die deutende Integration der latenten Bedeutungen, untersucht mittels der freien Assoziationen des Patienten und der entsprechenden »Reverie« des Analytikers, führt dann, so die klassische Vorstellung, zu den tieferen unbewussten Bedeutungen des Traumes.

Dieses Verständnis der Technik der Traumanalyse geht davon aus, dass der manifeste Trauminhalt das Produkt einer unbewussten »Traumarbeit« ist, einer Bearbeitung der ursprünglichen, in erster Linie wunschbestimmten Phantasie, die im Traum Ausdruck findet. Erforscht werden die unbewussten Traumgedanken als Spiegelung des primärprozesshaften Denkens, einer Logik, die keinen Widerspruch kennt, sich über Zeit- und Raumgrenzen hinwegsetzt, Ideen vorwiegend visuell darstellt und sich der Verdichtung und Verschiebung bedient, wenn die Traumgedanken durch den Traumzensor einer sekundären Bearbeitung unterzogen werden, die gewöhnlich zu einem rationaleren oder besser darstellbaren Narrativ des manifesten Traumes führt. Die Traumanalyse umfasst daher die Dekonstruktion des manifesten Inhalts unter Berücksichtigung all dieser entstellenden Bearbeitungen und des Einflusses, den vielleicht Tagesreste, durch die unbewusste infantile Wünsche stimuliert wurden, auf den Traum ausgeübt haben. Gleichzeitig bringt der Traum diese Wünsche im Kontext der dominanten Übertragungssituation zum Ausdruck. Die heutige Betonung der stilistischen und kommunikativen Aspekte des Traumnarrativs und Fairbairns (1952) Überlegung, dass Selbst- und Objektrepräsentanzen in gespaltener Form und durch multiple Charaktere des Trauminhalts auftauchen können, verleiht der Traumanalyse zusätzliche Komplexität und erhöht ihren Informationswert. Trauminhalte und weitere Besonderheiten des Traumes können auf spezifische Bedeutungen verweisen, so z. B. Angstträume, die der Unfähigkeit Ausdruck geben, bedrohliche unbewusste Triebimpulse erfolgreich zu kontrollieren, Prüfungsträume oder Träume, in denen physiologische Bedürfnisse, die in der Realität frustriert wurden, befriedigt werden usw.

Wichtig sind u. a. die Fragen, wann und wie Träume zu deuten sind, inwieweit sie immer oder nur bisweilen ein affektiv dominantes Thema behandeln, inwieweit die Traumanalyse in die Analyse der aktuell dominanten Übertragung integriert werden sollte usw. Träume, die sich chronisch wiederholen, behandeln sehr oft verschiedene Aspekte eines für den Patienten bedeutsamen Konflikts und verdienen besondere Aufmerksamkeit, weil ihre Modifizierungen im Laufe der Behandlung die Übertragungsmodifizierungen und die Bearbeitung des entsprechenden Konflikts zu erkennen geben können. Im Allgemeinen müssen Träume nicht unbedingt systematisch erforscht werden, sobald sie auftauchen; ihre Deutung ist vielmehr angezeigt, wenn sie in den Sitzungen affektiv dominant zu sein scheinen. Träume haben eine verführerische Eigenschaft, und ihr Narrativ kann Abwehrfunktionen erfüllen. Sehr wirre Träume sind dem analytischen Verständnis u. U. sogar leichter zugänglich, weil sie nur eingeschränkt sekundär bearbeitet wurden, während auffallend klare Träume mit üblichem unbewusstem Inhalt den falschen Eindruck vermitteln können, als sei Verdrängtes ins Bewusstsein gehoben worden. Zweifellos gibt es auch gute Träume, in denen ein wichtiger Konflikt auf emotional bedeutsame Weise, die das Wachleben des Träumenden tiefgreifend beeinflussen kann, bearbeitet wird.

Die Traumanalyse setzt eine ungehinderte Assoziationsfähigkeit des Patienten voraus. Ihr optimaler Kontext ist die Standardpsychoanalyse. Auch in psychoanalytischen Psychotherapien beruht die Traumanalyse auf der Fähigkeit des freien Assoziierens. In der TFP für Menschen mit schweren Persönlichkeitsstörungen werden Träume in den Frühphasen der Behandlung normalerweise in Bezug auf ihren manifesten Inhalt untersucht, dessen Bedeutungen dann mit der aktuell dominanten Übertragung in Verbindung gebracht werden. In den mittleren Phasen der TFP kann eine partielle Analyse latenter Trauminhalte versucht werden, in weiter fortgeschrittenen Phasen auch eine vollständige Traumanalyse im eigentlichen Sinn (Yeomans et al. 2015). In stützenden Psychotherapien ist die Traumanalyse gewöhnlich nicht angezeigt; hier kann aber der manifeste Trauminhalt zur Bearbeitung des aktuell untersuchten bewussten Konflikts herangezogen werden.

Nur selten ist es möglich, einen komplexen Traum in einer einzigen Sitzung vollständig zu bearbeiten und zu analysieren. Manchmal nimmt die Analyse mehrere Sitzungen in Anspruch, weil zwischendurch andere Themen affektive Dominanz erlangen. Es gibt auch Patienten, die Traumnarrative benutzen, um einer realistischen Untersuchung ihres Lebens auszuweichen. Narzisstische Patienten sind manchmal geradezu erpicht darauf, ihre eigenen Träume im Lichte ihres vermeintlichen sachkundigen Verständnisses der Bedeutung spezifischer Inhalte zu »deuten«. In seiner Gegenübertragung erlebt der Analytiker solche Selbstanalysen gewöhnlich als bloße Spekulation. Eine wichtige Einstellung, die auf die Fähigkeit des Patienten verweisen kann, an der Traumanalyse mitzuwirken, ist eine authentische Neugier auf Unbekanntes, das seine Psyche auftauchen lässt. Diese Neugier unterscheidet sich eindeutig von einer rivalisierenden, intellektualisierenden Einstellung bezüglich der Traumanalyse oder einer mit der Übertragung zusammenhängenden Entwertung von Trauminhalten.

6.3 Agieren, Enactment, Wiederholungszwang, Durcharbeiten

6.3.1 Agieren (acting out)

Im strengen Sinn bezeichnet *Agieren* die Verhaltensäußerung eines unbewussten Konflikts unter Umgehung seiner emotionalen Wahrnehmung. Die verbreitete Tendenz, die Bedeutung des Konzepts auf »anstößiges« Verhalten zu erweitern, wird seinen technischen Implikationen nicht gerecht. Diese verlangen nämlich, Verhalten in ein emotionales Gewahrsein des entsprechenden, vom Patienten abgewehrten Konflikts zu transformieren (Sandler et al. 1973).

Agieren können Patienten unmittelbar in der Sitzung, aber auch außerhalb. Manchmal tritt das Agieren in ungewöhnlicher, subtiler Form auf, z. B. als Entstellung des freien Assoziierens, so dass die Verwendung der Sprache an sich zum Agieren wird. Auf diese Weise versucht der Patient, Einfluss auf den Analytiker zu nehmen, statt über sein emotionales Erleben zu sprechen. Die Akkretion, d. h. Hyperverdichtung, von Bedeutungen in einem kurzen, zumeist beiläufigen Kommentar, der gewöhnlich die emotionalen Implikationen des Themas, das im Denken des Patienten Gestalt angenommen hat, verleugnet, ist eine solche Form des »Mini-Agierens« (»mini-acting out«). Es wird dem Analytiker womöglich nur dadurch bewusst, dass er ganz plötzlich nichts mehr versteht oder sich auf das Geschehen in der Sitzung nicht mehr konzentriert.

Bei schweren Persönlichkeitsstörungen können solche Transformationen der Sprache in Aktion, die auf die Kontrolle der therapeutischen Situation zielen und die Möglichkeit einer kognitiven Kommunikation mit dem Therapeuten untergraben sollen, zur vorherrschenden Äußerungsform der Übertragungsentwicklungen werden. Die Deutung dieser Art des Agierens fällt praktisch mit dem systematischen Durcharbeiten der Übertragungswiderstände in eins. Bei gesunderen Patienten mit neurotischer Persönlichkeitsorganisation entwickelt sich das Agieren eher nach und nach, außerhalb der Analysestunden; seine affektive Dominanz in den Sitzungen tritt zutage, wenn der Analytiker die »Übertragung als Gesamtsituation« aufmerksam untersucht (Joseph 1994 [1985]) – d. h. die Äußerung der dominanten Übertragungsdisposition in der Sitzung und zugleich auch in der äußeren Realität des Patienten. Während die Aufmerksamkeit für die Übertragung im emotionalen Erleben des Patienten insgesamt den Analytiker auf die Spur subtilerer Aspekte des Agierens bringen kann, treten hartnäckige Formen emotional besetzten Verhaltens oder akute Krisen in der Lebenssituation des Patienten in aller Regel unverkennbar als affektiv dominanter Inhalt in den Sitzungen zutage. Solchem Material kommt für die deutenden Interventionen oberste Priorität zu.

Es gibt jedoch schwere Fälle, in denen die Spaltungsoperationen dermaßen durchschlagend sind, dass subtile, aber chronische Formen des Agierens, die das Leben des Patienten langfristig gravierend beeinträchtigen, gefährlich lange unentdeckt bleiben, sofern der Therapeut diese Möglichkeit nicht besonders aufmerksam im Blick behält. Die sorgfältige Untersuchung der gesamten Lebenssituation des Patienten zu Beginn der Behandlung und die Beobachtung seines Potenzials für schweres, selbstdestruktives Agieren erfüllen daher eine wichtige präventive therapeutische Funktion (Kernberg 2016).

Langjährige Erfahrung hat uns gelehrt, dass das Agieren immer unauflöslich mit der Übertragung zusammenhängt, selbst wenn es in Verhaltensmustern Ausdruck findet, die schon vor Beginn der Therapie auftraten. Die Aufmerksamkeit des Therapeuten für diese neue und nun dominante Funktion einer »langen Geschichte« des Agierens wird zu einer unumgänglichen Aufgabe in der Behandlung schwerer Persönlichkeitsstörungen.

Die psychoanalytische Standardtechnik erfordert keine technischen Modifizierungen für den Umgang mit schwerem Agieren; sie stützt sich auf die systematische Analyse seiner unbewussten Bedeutung im Kontext der Übertragungsanalyse und der technischen Neutralität. Die Aktivierung spezifischer Gegenübertragungsreaktionen auf das Agieren – einhergehend mit dem unbewussten Versuch des Patienten, eine primitive Objektbeziehung wiederaufleben zu lassen oder eine bedrohliche primitive Objektbeziehung abzuwehren – kann wichtige Hinweise für das psychoanalytische Verständnis der Bedeutungen geben, die in diesem Agieren Ausdruck finden. Der Analytiker kann es in das deutende Durcharbeiten des Agierens, seine Transformation in emotionales Erleben in den Sitzungen, einbringen. Grundsätzlich relevant ist in diesem Zusammenhang André Greens (2000 [1993]) Ratschlag, Agieren und Somatisieren als zwei bedeutsame Kanäle der defensiven Vermeidung des emotionalen Bewusstwerdens des Konflikts in den Sitzungen systematisch zu beobachten. Er empfiehlt, konsequent auf die Transformation von Agieren und Somatisieren in emotionales Erleben hinzuarbeiten; dies bereichert die Ausdrucksmöglichkeiten der dominanten Übertragung und ermöglicht deren Erforschung und Durcharbeiten.

Im Falle der Borderline-Persönlichkeitsorganisation mit Indikation für die Übertragungsfokussierte Psychotherapie erfordert häufiges, die Behandlung oder das Wohlergehen des Patienten gefährdendes Agieren bestimmte Maßnahmen, bevor die Therapie überhaupt beginnen kann. Erstens muss eine gründliche Begutachtung der aktuellen Lebenssituation potenziell gefährliche Faktoren wie suizidales Verhalten, schwere Gewaltausübung und antisoziales Verhalten identifizieren. Sobald auf der Grundlage der Vorgeschichte des Patienten mögliche Risiken aufgedeckt wurden, findet ein Gespräch statt, in dem beide Beteiligte vereinbaren, wie diesen Verhaltensweisen und Impulsen zu begegnen sein wird, damit die Behandlung möglichst unbeeinträchtigt durchgeführt werden kann. Mündlich wird ein »Vertrag« über Grenzen und Verantwortlichkeiten im Sinne der Sicherheit ausgehandelt. Schließlich müssen die Übertragungsimplikationen der Reaktionen, die der Patient auf die Vertragsvereinbarung und die Einschränkungen gefährlichen Verhaltens zeigt, von Beginn der Therapie an gedeutet werden. Der Therapeut muss sich darauf einstellen, dem Patienten nach einer Vertragsverletzung ausdrücklich eine zweite Chance zu geben; derartige Zwischenfälle sind zu nutzen, um die Bedeutung des Verhaltens als Ausdruck eines destruktiven Selbstanteils zu deuten, der möglicherweise über den Therapeuten triumphiert und die Fortsetzung der Behandlung infrage stellt (Yeomans et al. 2015).

Schweres Agieren kann ein Grund sein, die technische Neutralität vorübergehend hintanzustellen. Wir haben jedoch die Erfahrung gemacht, dass die Kombination aus Grenzziehung und systematischer Deutung der Notwendigkeit dieser Grenzen, der Übertragungsimplikation der Tatsache, dass der Therapeut genötigt wird, seine Rolle zu suspendieren, und des Ausmaßes, in dem diese Situation tiefere Übertragungsdispositionen widerspiegelt, eine wichtige technische Modifizierung der TFP darstellt, die es uns ermöglicht hat, die Anwendung dieser psychoanalytischen Psychotherapie auf ein breites Segment der schweren Persönlichkeitsstörungen zu erweitern.

Die direkte Kontrolle schweren Agierens in der supportiven Psychotherapie erfordert den Einsatz stützender Techniken, z. B. das Angebot von Informationen, Ratschläge und äußere Unterstützung, um adaptive, schützende Verhaltensmuster zu stärken, die der gefährlichen Versuchung, dem Agieren freien Lauf zu lassen, entgegenwirken (Rockland 1989). Die Erforschung der Befriedigung, die das Agieren vermittelt, sowie des Preises, den der Patient dafür zu zahlen hat, konstituiert in Verbindung mit dem Vorschlag alternativer Möglichkeiten, ihn für den Verlust dieser Gratifikation zu entschädigen, wichtige Aspekte einer supportiven psychotherapeutischen Technik, die eine Alternative zu einem analytischen Verfahren darstellt.

6.3.2 Enactment

Das Konzept des *Enactment* ist eine relativ junge Bereicherung der psychoanalytischen Technik. Es besagt, dass die Aktivierung einer bestimmten Übertragungsdisposition des Patienten in der Sitzung und der ihr entsprechenden Gegenübertragungsdisposition des Analytikers die analytische Beziehung durch ebendiese spezifische Übertragungs-Gegenübertragungsverbindung vorübergehend verändern kann (Chused 1991). Das »emotionale Enactment« des unbewussten Konflikts in der Übertragungssituation übt einen ungemein starken Einfluss auf die Gegenübertragung aus, die oft durch die von Joseph Sandler so bezeichnete »Rollenresponsivität« des Analytikers, der auf eine bestimmte Übertragungsaktivierung u. U. besonders anspricht, verstärkt wird (Sandler et al. 1973). Relationale Analytiker berufen sich auf das Konzept als Beleg ihrer theoretischen Grundannahme, dass die Übertragung nicht lediglich die unbewussten Dispositionen des Patienten widerspiegelt, sondern partiell auch eine Reaktion auf die Gegenübertragungsdispositionen des Analytikers darstellt (Mitchell und Aron 1999).

Allgemeiner formuliert, heißt dies, dass die Gegenübertragung die Übertragung beeinflusst, so dass Übertragung und Gegenübertragung eine Interaktionsdyade bilden, die selbstredend in erster Linie von der Übertragung des Patienten geprägt ist. Sie erschließt dem Patienten jedoch eine neue Erfahrung, die nicht allein auf die deutende Haltung des Analytikers im Kontext seiner technischen Neutralität zurückzuführen ist, sondern auch darauf, dass er mit seinen Persönlichkeitsdispositionen auf die Übertragung reagiert und somit potenziell zu einer neuen therapeutischen Lebenserfahrung im Kontext der Übertragungsentwicklung beiträgt.

Die kleinianische Schule führt das Enactment auf eine aktivierte projektive Identifizierung zurück, die eine spezifische, primitive Objektbeziehung des Patienten widerspiegelt. Dabei handelt es sich um einen wichtigen, primitiven Mechanismus, der ganz spezifische, vom Patienten unbewusst intendierte Reaktionen im Analytiker auslöst (Spillius et al. 2011). Verhaltensmerkmale des Analytikers, die vom Patienten realistisch beobachtet werden, erleichtern die Fokussierung und Rationalisierung projektiver Identifizierungen. Die Intensität der entsprechenden Gegenübertragungsreaktion ermöglicht dem Analytiker, durch konkordante oder komplementäre Identifizierung in der Gegenübertragung die in der psychoanalytischen Situation aktivierte Gesamtübertragung selbst zu erleben.

Enactments unterscheiden sich insofern vom Agieren, als sie die dominante Übertragungsentwicklung sehr direkt und eindringlich zum Ausdruck bringen – im Gegensatz zu der in erster Linie defensiven Funktion des Agierens, die vor einem Bewusstwerden der Übertragung schützt. In der analytischen Situation ermöglichen und erleichtern Enactments die Übertragungsdeutung; sie stellen sozusagen einen privilegierten Aspekt der systematischen Übertragungsanalyse dar – ergänzt durch die selbstanalytische Funktion des Analytikers, der seine zu diesem Zeitpunkt aktivierte Gegenübertragungsdisposition erforscht. Betty Joseph (1994 [1992]) betonte, wie wichtig es ist, dass der Analytiker innerlich darüber nachsinnt, was der Patient mit seiner spezifischen Art des Versuchs, ihn zu beeinflussen, erreichen möchte. Enactments ermöglichen es, diese Frage gezielt zu untersuchen.

Relationale Analytiker erkennen in Enactments u. U. einen dissoziierten Selbstzustand, der durch Deutung in das vorherrschende Selbsterleben des Patienten integriert werden muss. Wie schon erwähnt, ist dieser Deutungsprozess, auf den auch der unbewusste Beitrag des Analytikers zur Übertragungs-Gegenübertragungsbeziehung Einfluss ausübt, der Entwicklung einer neuen Objektbeziehung als eines wichtigen Aspekts der psychoanalytischen Behandlung zuträglich.

6.3.3 Wiederholungszwang

Der Begriff *Wiederholungszwang* bezeichnet die unbewusste Tendenz, konflikthafte, insbesondere traumatische, schmerzvolle Erfahrungen aus der Vergangenheit unter Hintanstellung des Lustprinzips zu wiederholen, aber auch den Versuch einer generellen Befriedigung spezifischer libidinöser oder aggressiver Bedürfnisse. Der zwanghafte Charakter dieser Verhaltensweisen zeigt sich in ihrer unnachgiebigen Hartnäckigkeit, die sich der analytischen Bearbeitung widersetzt (Freud 1920). In der Vergangenheit hat man den Wiederholungszwang als einen Abwehrmechanismus nicht des Über-Ichs oder des Ichs, sondern des Es beschrieben. Im Lichte unserer heutigen psychoanalytischen Erfahrung bringen wir ihn gewöhnlich mit der signifikanten Aktivierung innerer Objektbeziehungen und dem Versuch in Verbindung, die sie begleitenden unbewusste Konflikte zu wiederholen und zu überwinden.

Im Falle gravierend traumatischer Erfahrungen kann der Wiederholungszwang ein unbewusster Versuch sein, traumatische Situationen nach und nach durchzuarbeiten; das Durcharbeiten dieser Wiederholungen in der Übertragung kann einer allmählichen Bewältigung den Weg bereiten. Sehr oft aber bringt der Wiederholungszwang andere wichtige Bedeutungen zum Ausdruck, die in der Deutungsarbeit Berücksichtigung finden müssen. Eine häufige Dynamik betrifft die unbewusste Reaktivierung der Beziehung zu einem verfolgenden Objekt aus der Vergangenheit, das auf den Therapeuten projiziert wird, und zwar in der heimlichen Hoffnung, ein böses Objekt in ein gutes zu verwandeln – trotz der eigenen hartnäckigen Versuche, die aktuelle Übertragungsbeziehung zu zerstören oder zu untergraben. Manche sadomasochistischen Übertragungen geben einen solchen Wiederholungszwang als Reaktivierung von Traumatisierungen aus der Vergangenheit oder wiederholter sadistischer Angriffe zu erkennen und bilden u. U. eine Kombination aus der Projektion des sadistischen Objekts auf den Analytiker und einer unbewussten Identifizierung mit diesem Objekt – ein Versuch, die frühere Beziehungen umzukehren und den Anderen in das Opfer zu verwandeln. Der unbewusste Neid auf den Analytiker, der sich der Kontrolle durch die inneren feindseligen Kräfte, die dem Patienten zusetzen, nicht beugen muss, kann eine wichtige, damit zusammenhängende Dynamik sein, und zwar vor allem bei Patienten mit narzisstischer Persönlichkeitsstörung.

In der psychoanalytischen Standardbehandlung handhabt der Analytiker den Wiederholungszwang, indem er das Verhalten laufend untersucht und es als pathologisches Charaktermuster erforscht, das eine innere pathologische Objektbeziehung widerspiegelt und je nach Umständen und abhängig von der aktuell aktivierten Übertragung unterschiedliche Funktionen erfüllt. Unter optimalen Bedingungen führt das Durcharbeiten zur Auflösung des Wiederholungszwangs und zur Auflösung der pathologischen charakterlichen Abwehroperationen, die als Übertragungswiderstände Ausdruck finden.

In der TFP-Behandlung schwer regredierter Patienten mit Borderline-Persönlichkeitsorganisation erweist es sich mitunter als unmöglich, den Wiederholungszwang mit Hilfe von Deutungen aufzulösen; in diesen Fällen gilt es zu prüfen, welchen sekundären Krankheitsgewinn der Wiederholungszwang den Patienten gewährt. Unter solchen Bedingungen kann es angezeigt sein, Grenzen zu setzen, um den sekundären Krankheitsgewinn einzuschränken; daran anschließend gilt es, die Übertragungsimplikationen zu analysieren, die den Analytiker bewogen haben, von seiner technischen Neutralität abzurücken.

In stützenden Psychotherapien erfordert die endlose Wiederholung pathologischer Verhaltensmuster eine Kombination aus edukativer und supportiver Anregung alternativer oder kompensierender Verhaltensweisen mit adaptiver Funktion, die den Druck, das pathologische Verhalten ein ums andere Mal zu wiederholen, lindern. Ein »Worst-case-Szenarium« begegnet bei Patienten, deren Wiederholungszwang sie zu schweren Selbstverletzungen und potenziell lebensbedrohlichem Verhalten veranlasst und mit der Phantasie einhergeht, die Angst vor Schmerzen oder vor dem Tod überwunden zu haben. In diesen Fällen ist der Suizid mitunter der ultimative Ausdruck der Omnipotenz des Patienten. Solche

Entwicklungen können auch der schwersten Form einer negativen therapeutischen Reaktion entsprechen (siehe unten).

6.3.4 Durcharbeiten

Das *Durcharbeiten* konstituiert einen unverzichtbaren therapeutischen Prozess, in dem Analytiker und Patient gemeinsam die Aktivierung und Auflösung unbewusster Konflikte bearbeiten, insbesondere die starken Übertragungswiderstände, die sich aus der Aktivierung pathologischer Charaktermuster in der Behandlungssituation herleiten. Besonders hohen Stellenwert erhält das Durcharbeiten im Kontext des Wiederholungszwangs. Unter optimalen Bedingungen betrifft es auch die allgemeine Trauerarbeit und die Bewältigung der depressiven Position, d. h. die nach und nach auftauchende Fähigkeit des Patienten, die Dominanz primitiver, auf Spaltung und projektive Identifizierung konzentrierter Abwehroperationen aufzuheben. Es gilt zudem der Entwicklung der Fähigkeit zur Selbstbeobachtung, der Entwicklung der Einsichtsfähigkeit, der Konflikttoleranz und der Bewältigung der Desillusionierung über das Selbst und Andere, der allmählichen Desensibilisierung im Zusammenhang mit potenziell traumatischen Erfahrungen und Erinnerungen und der autonomen Weiterentwicklung. Insbesondere betrifft das Durcharbeiten die Entwicklung der Fähigkeit, Einsicht zu erlangen – Einsicht im Sinne eines kognitiven und emotionalen Verständnisses des unbewussten Konflikts, der Sorge um die Auswirkungen dieses Konflikts auf das Leben des Patienten und anderer Menschen, der Toleranz von Schuldgefühlen und der Stärkung eines persönlichen Verantwortungsgefühls sowie des Wunsches, das eigene optimale Funktionieren zu verbessern. Durcharbeiten bedeutet also letztlich die allmähliche Auflösung der Übertragungsregression sowie der Bewältigung der regressiven Merkmale der Beziehung des Patienten zum eigenen Selbst und zu Anderen in der Gegenwart wie auch in der Rekonstruktion seiner Vergangenheit.

6.4 Negative therapeutische Reaktion

Als *negative therapeutische Reaktion* werden paradoxe Reaktionen von Patienten in Psychoanalyse und psychoanalytischer Psychotherapie bezeichnet, präziser: Die Patienten reagieren mit einer Verschlimmerung ihrer Symptomatik oder mit destruktiven Übertragungsregressionen, nachdem ihnen bewusst geworden ist, dass der Analytiker ihnen zu helfen vermag. Den Patienten geht es also schlechter, nachdem ihnen etwas Gutes zuteilwurde. In der Regel kommt es in der psychoanalytischen Situation zu einer von drei typischen Entwicklungen. Sie kann Ausdruck unbewusster Schuldgefühle sein, Ausdruck unbewussten Neides auf den Analytiker, oder sie kann eine unbewusste Identifizierung mit einer primitiven sadomasochistischen Beziehung repräsentieren (siehe Kapitel 9 »Die Behandlung der schweren narzisstischen Pathologie – eine Übersicht«).

Der erste Fall – die negative therapeutische Reaktion als Ausdruck unbewusster Schuldgefühle – lässt sich häufig bei Patienten mit depressiv-masochistischer Persönlichkeit beobachten, die sich wegen der Hilfe, die sie vom Analytiker erhalten, zutiefst schuldig fühlen. Solche Patienten sind unbewusst überzeugt, dass sie der Hilfe nicht wert sind oder dass einer dritten Person, die diese Hilfe mehr verdient hätte, dadurch indirekt Unrecht geschieht. Unbewusst fürchten sie, dass der Analytiker ihre Wertlosigkeit oder die Intensität ihrer nicht anerkannten Aggression nicht wirklich erkennt. Auch eine unbewusste Angst des Patienten, den Analytiker womöglich nicht länger zu brauchen, sollte es ihm besser gehen, kann im Spiel sein. Die unbewussten Schuldgefühle wegen der guten Beziehung zum Analytiker, die als verbotener ödipaler Triumph erlebt wird, konstituieren eine weitere Dynamik, die sich im Kontext dieser Entwicklung beobachten lässt.

Die zweite Möglichkeit, die negative therapeutische Reaktion infolge unbewussten Neides auf den Analytiker, ist eine typische Entwicklung in der psychoanalytischen Behandlung der narzisstischen Pathologie. Hier bringt die negative therapeutische Reaktion nicht nur das Bedürfnis zum Ausdruck, jede Abhängigkeit vom Analytiker zu verleugnen; sie ist darüber hinaus auch ein Versuch, der subjektiv erlebten Herabsetzung und Demütigung, die der Patient mit der »triumphalen« Fähigkeit des Analytikers, ihm zu helfen, verbindet, auszuweichen. In einem tiefen Sinn spricht aus der unbewussten Neidreaktion auch die unerträgliche Erfahrung, sich die Kreativität eines Analytikers eingestehen zu müssen, der dem Patienten trotz dessen Negativität und Widerständen hat helfen können. Dieser dynamische unbewusste Neid ist die bei weitem häufigste Form der negativen therapeutischen Reaktion. In ihm wiederholen sich die Schwierigkeiten narzisstischer Patienten, von Anderen zu lernen, als eine Hauptursache ihrer Unfähigkeit, in der Ausbildung und im Beruf voranzukommen.

Die dritte und verhältnismäßig seltene Form der negativen therapeutischen Reaktion tritt bei Patienten mit einer chronischen, außerordentlich sadomasochistischen Beziehung zu einem Elternobjekt sowie bei chronisch traumatisierten Patienten auf, die die Überzeugung entwickelt haben, das ein Objekt, auf das sie angewiesen sind, sein Interesse an ihnen einzig durch sadistische Angriffe oder durch Misshandlung ausdrückt. Dem Interesse des Analytikers kann der Patient nicht trauen, da es nicht auf Wut oder Ressentiments beruht. Die Überzeugung, dass nur jemand, der den Patienten hasst, wirklich an ihm interessiert sein kann, entwickelt sich zumeist Hand in Hand mit schwerer Selbstdestruktivität und einer Tendenz, den Analytiker oder Therapeuten durch chronisches, gefährliches Agieren anzugreifen. Gewöhnlich handelt es sich um Patienten, für die eine psychoanalytische Behandlung im strengen Sinn kontraindiziert ist, die aber auf die TFP ansprechen, sofern eine strikte Kontrolle und Begrenzung des selbstdestruktiven Verhaltens und ggf. auch eine aufmerksame Beobachtung ihres Lebens außerhalb der Sitzungen zu den Bedingungen zählt, unter denen die Psychotherapie durchgeführt wird. Die Notwendigkeit, klare Behandlungsparameter zu setzen und die technische Neutralität zu suspendieren, um die Fortführung der Behandlung oder das Leben des Patienten nicht zu gefährden, kann die Übertragung von Grund auf färben. Das Bedürfnis nach einem Analytiker, der das

Leben des Patienten unter seine Kontrolle stellt, wodurch dieser zugleich seine Phantasie über den Sadismus des Therapeuten bestätigt sieht, muss konsequent, ein ums andere Mal, gedeutet werden, wann immer die sich wandelnden Umstände diese Übertragung – in stets neuer Form – reaktivieren.

Die technische Handhabung der negativen therapeutischen Reaktion besteht in der Deutung der jeweils zugrunde liegenden Dynamik und in sehr schweren Fällen in Bedingungen und Kontrollmaßnahmen, die die Stabilität der Behandlung gewährleisten sollen. Die negative therapeutische Reaktion aufgrund von Schuldgefühlen ist am einfachsten zu identifizieren und analytisch zu bearbeiten. Eine negative therapeutische Reaktion, die unbewussten Neid widerspiegelt, erfordert zumeist langfristiges Durcharbeiten; in seiner Gegenübertragung muss der Analytiker negative Gegenübertragungsreaktionen tolerieren, z. B. ein Gefühl vergeltungssüchtiger Überlegenheit über den Patienten, der ihn um sein Leben und seine Tüchtigkeit beneidet.

6.5 Somatisierung

Unter die *Somatisierung* fällt ein breites Spektrum an Manifestationen körperlicher Symptome, die mit psychischen Konflikten zusammenhängen. Es ist wichtig, die organischen Manifestationen von Erkrankungen, deren Ätiologie eine psychische Komponente aufweist – die sogenannten psychosomatischen Störungen –, von den direkten körperlichen Manifestationen psychischer Konflikte zu unterscheiden, die in der psychoanalytischen Situation im Kontext der Aktivierung dieser Konflikte auftauchen. Diese körperlichen Manifestationen, die zutreffend als Somatisierung im engeren Kontext der Transformation eines psychischen Konflikts in somatischen Ausdruck bezeichnet werden können, umfassen

1. die körperlichen Manifestationen von Angst und Depression,
2. den symbolischen Ausdruck eines psychischen Konflikts in Form körperlicher Symptome – mithin das gesamte Spektrum der Konversionsreaktionen-, und
3. die generalisierte übertriebene Wachsamkeit und Furcht vor körperlicher Erkrankung im Syndrom der Hypochondrie.

Ich beschreibe die Hypochondrie als ein stabiles psychiatrisches Syndrom, das sich von gelegentlichen hypochondrischen Manifestationen, die zu eindeutigen Manifestationen der Angst gehören, unterscheidet.

Diese körperlichen Äußerungen von Angst und Depression, Konversionssymptome und hypochondrische Ängste müssen im Kontext des affektiv dominanten Materials gedeutet werden, auf das die Deutungsarbeit in den Sitzungen fokussiert, und zwar als Teil der defensiven und impulshaften Manifestationen internalisierter Objektbeziehungen, die in der Übertragung aktiviert werden. Besonders wichtig sind sie in Verbindung mit der Fokussierung auf das Agieren als Versuch, die emotionale Wahrnehmung des psychischen Konflikts in der Sitzung zu vermeiden. Körperliche Symptome als Manifestation von Angst und Depression sind als Teil der emotionalen Gesamtreaktion des Patienten sehr leicht zu identifizieren. Konversionssymptome rücken gewöhnlich mit der Aktivierung des entsprechenden Konflikts in der Übertragung in den Vordergrund und weisen natürlich komplexere Beziehungen zu dem unbewussten Konflikt auf, der zum entsprechenden Zeitpunkt dominant ist.

Eine chronische Hypochondrie ist eine relativ selten, aber extrem schwierige und prognostisch ungünstige Form der schweren Persönlichkeitsstörung, zumeist innerhalb des Spektrums der Borderline-Persönlichkeitsorganisation. Hypochondrische Symptome repräsentieren typischerweise die Projektion einer paranoiden Aggressionsabwehr auf das Körperinnere. Diese »inneren Feinde« schützen den Patienten vor imaginierten äußeren. Angst vor Erkrankung und magische Praktiken, sie zu kontrollieren, erzeugen ein instabiles Gleichgewicht. Ärzte, die den Patienten zu beruhigen versuchen, werden zu Verbündeten der inneren Feinde. Die analytische Deutung hypochondrischer Symptome transformiert die hypochondrische Pathologie gewöhnlich in extrem paranoide Übertragungen, die das Niveau einer psychotischen Regression der Übertragung erreichen können. Wenn ein deutendes Vorgehen versucht wird, muss sich der Analytiker oder Therapeut darüber im Klaren sein, inwieweit der Patient fähig ist, ein analytisches Vorgehen ohne eine psychotische Regression zu tolerieren. Häufig ist es in diesen Fällen notwendig, zu einer supportiven Psychotherapie zu wechseln.

6.6 Das psychoanalytische Feld

Das »psychoanalytische Feld« ist eine relativ junge Ergänzung des Repertoires an psychoanalytischen Behandlungskonzepten. Es geht zurück auf Willy Barangers und Madeleine Barangers Beitrag über »Bastionen«, d.h. unbewusste Konfliktbereiche, die durch eine unbewusste Kollusion des Patienten und des Analytikers von der analytischen Erforschung in den Sitzungen ausgeschlossen werden (Baranger und Baranger 1969). Dieser Beitrag verwies auf die wichtige Aufgabe, die intersubjektiven Prozesse zu erforschen, die in der Behandlungssituation parallel und abgespalten von anderen Übertragungselementen ablaufen. Geteilt wurde dieses Interesse von Winnicott (1971), der die symbolische Bedeutung des »Rahmens« der psychoanalytischen Situation hervorhob und die Stabilität des analytischen Settings mitsamt seiner symbolischen Funktion betonte, den frühesten »Raum« der intersubjektiven Beziehung zwischen Mutter und Baby zu reproduzieren. Ebendieser Funktion kommt bei schwer regredierten Patienten besonderes Gewicht zu. Ogden (1986, 1989) wiederum verallgemeinerte das Konzept des intersubjektiven Raumes, indem er ein »analytisches Drittes« konzipierte und das intersubjektive Feld beschrieb, das durch die Projektionsbeiträge des Patienten und des Analytikers konstruiert wird und insofern asymmetrisch ist, als die projektiven Identifizierungen des Patienten gegenüber denen des Analytikers bei weitem überwiegen. Ogden formulierte eine technische Handhabung dieses intersubjektiven Feldes, die sich auf die Reverie des Analytikers stützt – d.h. auf seine Phantasien über das emotionale Erleben des Feldes –, um Zugang zu dem gemeinsam konstruierten »dritten Subjekt« der Analyse zu finden. Zusätzlich erweitert wurde die Analyse des intersubjektiven Feldes in der relationalen Psychoanalyse durch die Konzentration des Analytikers auf die wichtige Rolle, die seiner Persönlichkeit und seiner Gegenübertragung auf Übertragungsentwicklungen zukommt, so dass eine Wechselseitigkeit von Übertragung und Gegenübertragung den intersubjektiven Raum dominiert, den es zu untersuchen gilt.

Neo-bionianische Analytiker wie Ferro (2009) und Civitarese (2014) haben das Konzept des psychoanalytischen Feldes und seine klinische Verwendung weiterentwickelt. Sie schreiben der intersubjektiven Hervorbringung eines in ständigem Wandel begriffenen Feldes emotionaler Erfahrungen größte Bedeutung zu. Der Analytiker hat die Aufgabe, dieses Feld zu erfassen, indem er die Entwicklungen seines »Wachträumens« aufmerksam beobachtet, in denen sich die Übertragungs-Gegenübertragungssituation widerspiegelt. Seine Reverie oder sein Wachträumen wird so zu einer wichtigen, für den Deutungsprozess richtungweisenden Informationsquelle. Wie schon erwähnt, trägt auch das entsprechende Verständnis der freien Assoziationen des Patienten als einer Form des Wachträumens, in dem sich tiefere unbewusste Gedanken spiegeln, zur Schaffung einer Atmosphäre reziprok induzierter Narrative beider Beteiligter bei, die das Potenzial für eine direkte, wechselseitige Kommunikation zu erkennen gibt. Gefördert wird dieser Prozess durch die evokativen, ungesättigten deutenden Erläuterungen des Analytikers. Man darf diesen Ansatz mit Fug und Recht als eine signifikante Abweichung von der üblichen psychoanalytischen Handhabung der Deutung und der Übertragungsanalyse bezeichnen, als Abkehr vom psychoanalytischen Mainstream, wie ich ihn nenne, einschließlich der modernen kleinianischen Analyse. Auf jeden Fall aber unterstreichen sowohl die relationale als auch die neo-bionianische Schule, wie wir gesehen haben, dass diesem analytischen Verständnis des intersubjektiven Feldes ein hoher Stellenwert zukommt.

Unbeantwortet bleibt bislang die Frage, inwieweit sich der Analytiker bezüglich des intersubjektiven Feldes, in dem seine Beziehung zum Patienten stattfindet, auf seine Reverie stützen kann oder muss. Wenn die freien Assoziationen nirgendwohin zu führen scheinen oder wenn die dominante Übertragungsbeziehung nicht klar erkennbar ist und in der Gegenübertragung des Analytikers ein Gefühl der Desorientiertheit vorherrscht, kann die Beobachtung der Reverie als eines »zerstreuten« Aspekts seiner Reaktion auf die Gesamtsituation unter bestimmten Umständen wichtige Informationen liefern. Indes kann eine übertriebene Fokussierung auf die eigene Reverie die Wahrnehmung des affektiv dominanten Materials verzerren und sowohl die Persönlichkeit des Analytikers als auch seine theoretischen Affinitäten in den Vordergrund rücken.

Die Aktivierung des intersubjektiven Feldes als einen temporären Einfluss auf die Gegenübertragung des Analytikers und als Quelle neuer Information zu betrachten kann, zusammenfassend formuliert, die Diagnose der aktuell dominanten, bearbeitungsfähigen Übertragungs-Gegenübertragungsbeziehung ergänzen. Im schlimmsten Fall kann diese Fokussierung bedeuten, dass die direkte Analyse der Übertragungsentwicklungen und der Aktivierung charakterlicher

Muster in der Übertragung, die wichtige Probleme im interpersonalen Leben des Patienten außerhalb der Sitzungen widerspiegeln, vernachlässigt wird.

In der TFP für schwere Persönlichkeitsstörungen kann eine chronische Verzerrung der therapeutischen Situation durch rigide Charaktermuster des Patienten, die der Aufnahme eines bedeutungshaltigen, aktiven interpersonalen Kontakts entgegenarbeiten, eine Atmosphäre der Unwirklichkeit und Fremdheit in der therapeutischen Beziehung entstehen lassen, die fortan die gesamte klinische Situation beherrscht. Diese Situation kann den Analytiker sehr rasch dazu verleiten, sich einer solchen gravierenden, chronischen, ich-syntonen Verzerrung der Beziehung durch den Patienten defensiv anzupassen. Die Aufmerksamkeit für das intersubjektive Feld ist hier u. U. von besonderem Belang, weil sie die in der Situation gespiegelte Objektbeziehung zu erklären vermag und auf diese Weise die analytische Erforschung dieser schweren, pervasiven charakterlichen Abwehr erleichtert. Sich gelegentlich der Frage zu besinnen, wie eine »normale« Beziehung zum Patienten in vergleichbar frühen Phasen einer psychotherapeutischen Behandlung aussähe, kann Licht auf die spezifische Art der Beziehungsverzerrung werfen, die es durch Analyse des intersubjektiven Feldes zu erforschen gilt.

6.7 Beendigung

Die technische Handhabung der Beendigung psychoanalytischer Psychotherapien hängt mit zwei entscheidenden Aspekten zusammen, nämlich erstens mit den Beendigungskriterien einschließlich der Auflösung der Pathologie, die den Patienten ursprünglich zur Behandlung veranlasst hat, der Normalisierung seines Gesamtfunktionierens in allen wichtigen Lebensbereichen und der Aufnahme einer autonomen Weiterentwicklung. Die Literatur belegt ein ums andere Mal, dass ein solches Idealziel in vielen Fällen nicht erreicht wird. Inwieweit es gelingt, signifikante Verbesserungen der Struktur und des Funktionierens der Persönlichkeit zu erzielen, ist unterschiedlich (Firestein 1974).

Der zweite relevante Aspekt ist der Beendigungsprozess an sich. Er weist Besonderheiten auf, die evaluiert und deutend bearbeitet werden müssen. Die Beendigung aktiviert Trauerprozesse, konflikthafte Aspekte, die mit der Trauer zusammenhängen und sich aus der allgemeinen Dynamik der Weiterentwicklung von paranoid-schizoiden Abwehroperationen zu depressiven Mechanismen und zur Toleranz und Weiterentwicklung der depressiven Abwehr und damit einhergehender Sublimierungsfunktionen herleiten. Melanie Klein (2000 [1950]) hat maßgebliche technische Kriterien formuliert, indem sie darlegte, dass es, wenn im analytischen Prozess nach einer Terminvereinbarung für die Beendigung paranoide und depressive Abwehrmechanismen in Kombination und abwechselnd auftauchen, wichtig ist, zuerst die paranoiden Mechanismen gründlich zu analysieren und erst später die entsprechenden oder mit ihnen einhergehenden depressiven. Eine vorzeitige Fokussierung auf depressive Mechanismen kann paranoide, in der Übertragung reaktivierte Mechanismen in den Hintergrund drängen, während das vollständige Durcharbeiten paranoider Mechanismen und damit verbundener unbewusster Konflikte ein ungehindertes Auftauchen der für die depressive Position charakteristischen Prozesse ermöglicht.

Im Idealfall sollte sich die Fähigkeit des Patienten, analytisch zu arbeiten, nach Beendigung der Analyse in einer selbstanalytischen Funktion zu erkennen geben. Die allgemeinen Kriterien – Symptombesserung, charakterliche Veränderung, zufriedenstellendes Liebes- und Sexualleben, Berufs- und soziales Leben sowie Kreativität – sollten in ganz konkreten Aspekten des persönlichen Funktionierens Ausdruck finden: In einer Toleranz der normalen Trauerprozesse, der aggressiven und sexuellen Impulse sowie der Abhängigkeitsbedürfnisse und der Angst; diesbezügliche Konflikte sollten Hand in Hand gehen mit realistischer Selbstbehauptung, mit einer Dominanz der Sublimierungsmechanismen, mit affektiver Reifung und natürlich mit befriedigenden, intensiven Objektbeziehungen.

Der technische Umgang mit Trauerprozessen setzt allererst ihre Diagnose voraus. Eine psychotische Intoleranz der Trauer – mit dem Verlust der Realitätsprüfung und auftauchender psychotischer Symptomatik – repräsentiert das pathologische Extrem eines Spektrums der Trauerreaktion, an dessen prognostisch ungünstigstem, aber nicht-psychotischem Pol die narzisstische Unfähigkeit zu trauern steht. Sie spiegelt sich in der dem Selbstschutz dienenden Entwertung von Objektbeziehungen wider, die aufgegeben werden müssen – die analytische Beziehung inbegriffen. Wir beobachten sie an narzisstischen Patienten, die berichten, keinerlei affektive Reaktion auf die Beendigung der Behandlung zu verspüren. Patienten mit Borderline-Pathologie (aber ohne narzisstische Pathologie) und unbewältigten Trauerprozessen entwickeln typischerweise vorwiegend paranoide Reaktionen mit schwerer Trennungsangst, in der die unbewusste Trennungserfahrung und die Erfahrung, den Analytiker zu verlieren, via Projektion als Angriff Ausdruck finden. Diese Patienten entwickeln paranoide Ängste vor der Einstellung des Analytikers ihnen gegenüber.

Bei einer gesunderen neurotischen Persönlichkeitsorganisation kann Trauer über die Beendigung in exzessiver Form auftreten, so dass die Patienten sich an ein idealisiertes, dringend benötigtes Objekt klammern. Das Gefühl, es zu verlieren, geht mit Gefühlen der eigenen Wertlosigkeit einher. Wenn der Patient eine normalere Trauerfähigkeit erwirbt, taucht angesichts der bevorstehenden Trennung u. U. ein realistischeres, trauriges Erinnern an all die positiven Behandlungserfahrungen auf. Dieses Material muss durchgearbeitet werden. Trauerreaktionen am Ende der Analyse wurden bereits präventiv im Zusammenhang mit der Trennungsreaktion des Patienten an Wochenenden, in Ferien oder krankheitsbedingten Pausen analysiert. Seine affektive Reaktion auf Trennungen, z. B. Depression, Angst oder Wut, muss während der Behandlung in Bezug auf die in ihr aktivierten spezifischen Objektbeziehungen untersucht werden. Die Fähigkeit, normale Ambivalenz in intimen Beziehungen, auch in der Beziehung zum Analytiker, zu ertragen, ist ein guter Indikator der Fähigkeit, die depressiven Mechanismen der Trauerreaktion durchzuarbeiten. Auch die entsprechenden Gegenübertragungsreaktionen des Analytikers geben zu erkennen, inwieweit depressive an die Stelle paranoid-schizoider Mechanismen getreten sind.

Bei umsichtiger Festlegung eines Beendigungstermins lassen sich die Reaktionen des Patienten beobachten und die Trauerprozesse analytisch durcharbeiten. Dies ist einem fragwürdigen »Ausschleichen« der Behandlung oder einer steten Reduzierung der Sitzungen vorzuziehen. Der Trauerprozess wird mit dem Abschluss der Behandlung nicht enden. Vielmehr müssen sich die Patienten darauf einstellen, dass sie unter optimalen Umständen einen 6–12 Monate währenden Prozess benötigen, um die Trauer über die erfolgreiche Beendigung einer Analyse zu verarbeiten.

Pathologische Trauerprozesse treten häufig in der psychoanalytischen Psychotherapie auf, und zwar infolge des Schweregrades der Reaktionen auf traumatische Verluste und Trennungen und einer ausgeprägten Unfähigkeit, ambivalente Gefühle gegenüber intensiv gehassten Elternobjekten, die recht häufig, auch objektiv betrachtet, erhebliche sadistische Eigenschaften aufwiesen, zu tolerieren. Narzisstische Wut oder paranoide Reaktionen zeigen sich intensiver und häufiger als bei Patienten mit neurotischer Persönlichkeitsorganisation und sind praktisch von Anfang an Teil der gewöhnlichen Behandlungssituation. Paradoxerweise bringt das Durcharbeiten der mit der Beendigung zusammenhängenden Trauerreaktion bei schwerkranken stationären Patienten oft weniger Probleme mit sich. In der Vergangenheit nahm man an, dass es sehr kranken Patienten schwerer als gesünderen fällt, die Behandlung zu beenden, doch aus den soeben erwähnten Gründen – der wichtigen Erforschung von Trennungsreaktionen während der Therapie und der Behandlung der narzisstischen Pathologie – haben wir festgestellt, dass dies nicht der Fall ist. Wenn schwerkranke Patienten in der klinischen Praxis von Therapeuten in psychoanalytischer Psychotherapie behandelt werden, die sie als Teil ihrer Ausbildungserfahrung sehen und zur Weiterbehandlung an andere Therapeuten überweisen, wird die Analyse der Trauerreaktionen als Element dieser Übergangsphasen ungleich wichtiger. Die häufige Vernachlässigung solcher Reaktionen ist ein Hauptgrund, der diese Patienten veranlasst, die Behandlung abzubrechen.

Interessanterweise können zeitlich begrenzte psychoanalytische Kurzzeitpsychotherapien die spezifische Analyse der Trauerreaktionen auf die Beendigung als Teil des Gesamtvorgehens in einer solchen Kurzzeittherapie ermöglichen. Es gibt klinische Belege für die Effektivität eines solchen Verfahrens, das eine wichtige Anwendung des heutigen Wissens über die technische Handhabung von Trauerprozessen bei der Beendigung von Kurzzeitbehandlungen darstellt.

6.8 Schluss

Für die Durchführung psychoanalytisch fundierter Psychotherapien steht ein breites Spektrum an psychoanalytischen Techniken zur Verfügung. Es gibt eine klare Differenzierung der im Fall der psychoanalytischen Psychotherapie notwendigen Modifizierung einiger dieser technischen Instrumente; erforderlich ist die konzeptuelle Integration des technischen Vorgehens in psychoanalytischen wie auch supportiven Psychotherapien, die auf psychoanalytischen Grundsätzen beruhen. Die Grundkomponenten der psychoanalytischen Technik – Deutung, Übertragungsanalyse, technische Neutralität und Nutzung der Gegenübertragung – spielen in sämtlichen psychoanalytischen Behandlungsmodalitäten eine wichtige Rolle, verlangen aber ein geschärftes Bewusstsein für die benötigten Modifizierungen, insbesondere was die Tiefe der Deutung, den Grad an technischer Neutralität und die Einschränkungen der Übertragungsanalyse anlangt. Die potenziell widersprüchlichen Auswirkungen psychoanalytischer und supportiver Techniken sind ein weiterer wichtiger Aspekt dieser Anwendungen der psychoanalytischen Technik auf ein breites Spektrum psychoanalytischer Psychotherapien. Eine auf psychoanalytischen Prinzipien beruhende supportive Psychotherapie kann effektiver sein als eine auf einer Ad-hoc-Basis erfolgende, chaotische Kombination von Techniken, die mit den Gegenübertragungsentwicklungen und mit den schwierigen, aber unverzichtbaren Maßnahmen zum Schutz des therapeutischen Rahmens eher überfordert ist.

Zu hoffen ist, dass eine klare, umfassende Definition der Instrumente, die die Standardpsychoanalyse und die in psychoanalytischen Psychotherapien eingesetzten Modifizierungen charakterisieren, einen wesentlichen Beitrag zur empirischen Evaluierung der Effizienz des gesamten Feldes psychoanalytisch fundierter Behandlungen sowie der Möglichkeit ihrer praktischen Anwendung auf ein breites Spektrum an Psychopathologien leisten wird. Dieses Kapitel ist ein vorläufiger, bescheidener Versuch in Richtung dieser Ziele.

Literatur

Akhtar, S. (2009). Comprehensive Dictionary of Psychoanalysis. London (Karnac).

Auchincloss, E. L., und E. Samberg (2012). Psychoanalytic Terms and Concepts. New Haven, CT (Yale Univ. Press).

Baranger, W., und M. Baranger (1969). Problemas del Campo Psicoanalitico. Buenos Aires (Kargieman).

Busch, F. (1996). The ego and its significance in analytic interventions. J Am Psychoanal Assoc 44(4): 1073–1099. PMID: 8987011.

Chused, J. F. (1991). The evocative power of enactments. J Am Psychoanal Assoc 39(3): 615–639. PMID: 1719055.

Civitarese, G. (2014). The Necessary Dream. London (Karnac).

De Mijolla (2002). Dictionnaire International de la Psychanalyse. Paris (Camnn-Lévy).

Etchegoyen, R. H. (1986). Los Fundamentos de la Técnica Psicoanalítica. Buenos Aires (Amorrortu).

Fairbairn, W. R. D. (1952). Psychoanalytic Studies of the Personality. London (Routledge).

Ferro, A. (2009). Transformations in dreaming and characters in the psychoanalytic field. J Am Psychoanal Assoc 90(2): 209–230. PMID: 19382957.

Firestein, S. K. (1974). Termination of psychoanalysis of adults: a review of the literature. J Am Psychoanal Assoc 22(4): 873–894. PMID: 4421280.

Freud, S. (1920). Jenseits des Lustprinzips. G. W. 13, S. 1–69.

Green, A. (2000 [1993]). Geheime Verrücktheit. Grenzfälle der psychoanalytischen Praxis. Übers. von E. Wolff. Gießen (Psychosozial-Verlag).

Hinshelwood, R. D. (2004 [1991]). Wörterbuch der kleinianischen Psychoanalyse. Übers. von E. Vorspohl. Stuttgart (Klett-Cotta).

Joseph, B. (1992). Psychic change: some perspectives. Int J Psychoanal 73(29: 237–243. PMID: 1512113.

Joseph, B. (1994 [1985]). Übertragung – die Gesamtsituation. In: dies., Psychisches Gleichgewicht und psychische Veränderung. Übers. von E. Vorspohl. Stuttgart (Klett-Cotta), S. 231–248.

Kernberg, O. F. (1993). Convergences and divergences in contemporary psychoanalytic technique. Int J Psychoanal 74(4): 659–673. PMID: 8407123.

Kernberg, O. F. (2004). Contemporary Controversies in Psychoanalytic Theory, Techniques, and Their Applications. New Haven, CT (Yale Univ. Press).

Kernberg, O. F. (2016). New developments in transference focused psychotherapy. Int J Psychoanal 97(2): 395–407. PMID: 27112823.

Klein, M. (2000 [1950)]. Zu den Kriterien für die Beendigung einer Psychoanalyse. Übers. von E. Vorspohl. In: dies., Ges. Schriften. Bd. III. Hg. von R. Cycon. Stuttgart-Bad Cannstatt (frommann-holzboog), S. 71–79.

Laplanche, J. und J.-B. Pontalis (1973 [1967]). Das Vokabular der Psychoanalyse. Übers. von E. Moersch. Frankfurt am Main (Suhrkamp).

Mertens, W. (Hg.) (2014). Handbuch psychoanalytischer Grundbegriffe. Stuttgart (Kohlhammer).

Mitchell, S., und L. Aron (1986). Relational Psychoanalysis: The Emergence of a Tradition. Hillsdale, NJ (Analytic Press).

Ogden, T. (1986). The Matrix of the Mind. Northvale, NJ (Jason Aronson).

Ogden, T. (2006 [1989]). Frühe Formen des Erlebens. Übers. von H. Friessner und E.-M. Wolfram. Gießen (Psychosozial-Verlag).

Reich, W. (2010 [1933]). Charakteranalyse. Köln (Anaconda).

Rockland, L. H. (1989). Supportive Therapy for Borderline Patients: A Psychodynamic Approach. New York (Guilford).

Sandler, J., C. Dare und A. Holder (1973). The Patient and the Analyst. New York (Intern. Univ. Press).

Skelton, R. M., B. Burgoyne, J. Grotstein et al. (2006). The Edinburgh International Encyclopedia of Psychoanalysis. Edinburgh (Edinburgh Univ. Press).

Spillius, E. Bott, J. Milton, P. Garvey et al. (2011). The New Dictionary of Kleinian Thought. New York (Routledge).

Winnicott (1971). Playing and Reality. New York (Basic Books).

Yeomans, F. E., J. F. Clarkin und O. F. Kernberg (2017 [2015]). Übertragungsfokussierte Psychotherapie für Borderline-Patienten. Übers. von E. Vorspohl. Stuttgart (Schattauer).

7 Neue Entwicklungen in der Übertragungsfokussierten Psychotherapie

Dieses Kapitel enthält eine kurze, präzise Beschreibung der Grundelemente der Übertragungsfokussierten Psychotherapie (TFP) und unserer Weiterentwicklungen dieses Therapieverfahrens, die sich sowohl aus unseren Forschungsergebnissen als auch aus der klinischen Erfahrung herleiten, die wir in den verschiedenen Zentren, in denen die TFP erforscht wurde, sammeln konnten. Bedenken Sie bitte, dass diese Behandlung für Patienten indiziert ist, bei denen der Schweregrad der Erkrankung, die aktuellen Lebensumstände sowie die mangelnde Fähigkeit, therapeutische Arbeit im Rahmen einer Standardpsychoanalyse zu leisten, die meisten erfahrenen Kliniker veranlassen würden, eine supportive Behandlung durchzuführen. Die auf der psychoanalytischen Theorie und Technik beruhende TFP erweitert den Anwendungsbereich psychoanalytischer Therapieverfahren auf die Gruppe schwergestörter Patienten.

Mittlerweile sind die in der TFP erzielten, grundlegenden positiven Persönlichkeitsveränderungen klinisch überaus zufriedenstellend belegt, so dass konzentrierte empirische Langzeitstudien über diese Auswirkungen gerechtfertigt sind. In diesem Kapitel möchte ich Aspekte der TFP-Grundtechniken, die wir in der 3. Auflage unseres Manuals beschrieben haben (Yeomans et al. 2017 [2015]), aktualisieren. Bei diesen neueren Entwicklungen handelt es sich im Wesentlichen um eine Erweiterung der Untersuchung der Übertragung, und zwar durch Fokussierung auf strikt dissoziierte Manifestationen gravierend selbstdestruktiver Tendenzen im äußeren Leben der Patienten. Dieser Fokus kommt in bestimmten technischen Vorgehensweisen, die im Folgenden beschrieben werden, zum Tragen. Grundlage der neuen Entwicklungen sind unsere klinischen Beobachtungen an Patienten in verschiedenen Forschungsprojekten sowie eine laufende Untersuchung der schwierigsten Fälle in wöchentlichen Gruppensitzungen mit unseren Kolleginnen und Kollegen am New Yorker Personality Disorders Institute.

Die TFP ist eine manualisierte, empirisch validierte psychoanalytische Psychotherapie, hervorgegangen aus einer Synthese der modernen Objektbeziehungstheorie und Modifizierungen der psychoanalytischen Technik zur Behandlung von Patienten, deren schwere Pathologie eine Standardpsychoanalyse ausschließt (Clarkin et al. 2007: Doering et al. 2010; Kernberg et al. 2008; Yeomans et al. 2017 [2015]). Das spezifische Ziel des Verfahrens ist die Modifizierung der Persönlichkeitsstruktur von Patienten mit schwerer Persönlichkeitsstörung, insbesondere mit BPS, aber auch mit narzisstischer, paranoider, schizoider und schizotyper Persönlichkeitsstörung. Darüber hinaus haben wir persönlichkeitsgestörte Patienten mit signifikanten antisozialen Eigenschaften und Verhaltensweisen erfolgreich behandelt, nicht jedoch solche mit einer antisozialen Persönlichkeitsstörung im eigentlichen Sinn; Patienten mit milderen Borderline-Zügen (infantile oder histrionische Persönlichkeiten) sowie Patienten mit einem spezifischen hypochondrischen Syndrom konnten ebenfalls erfolgreich behandelt werden.

Die TFP zielt auf die Reduzierung der Symptome, die gewöhnlich mit schweren Persönlichkeitsstörungen einhergehen, z. B. chronisches suizidales Verhalten, antisoziales Verhalten, Substanzmissbrauch und Essstörungen (Zanarini et al. 2010a, 2010b). Ein weiteres, ehrgeiziges Ziel der TFP besteht darin, die Persönlichkeitsstruktur so weitgehend zu verändern, dass die Patienten ihr Funktionieren in den Bereichen Beruf, Arbeit und Ausbildung sowie in ihren engen persönlichen Beziehungen verbessern und eine stabilere Fähigkeit erwerben können, emotionale Verbindlichkeit, sexuelle Freiheit und Zärtlichkeit miteinander zu vereinbaren. Diese Integration verbessert zugleich auch die Fähigkeit, genuine Freundschaften aufrechtzuerhalten und kreative und kulturelle Interessen zu pflegen (Yeomans et al. 2017 [2015]).

Die Behandlung ist als Anwendung basaler Strategien, Taktiken und Techniken konzeptualisiert (Kernberg et al. 2008), die ich im Folgenden beschreibe.

7.1 Strategien

Ursprünglich gingen wir davon aus, dass bei Patienten mit schwerer Persönlichkeitsstörung oder Borderline-Persönlichkeitsorganisation eine chronische, fixierte innere Spaltung vorliege, die die fehlende Integration des Selbstkonzepts und des Konzepts wichtiger Anderer zu erkennen gibt *(Identitätsdiffusion)*, und dass die eigentliche Ursache dieses Syndroms die gescheiterte psychische Integration sei, die aus der Dominanz *aggressiver* internalisierter Objektbeziehungen gegenüber *idealisierten* resultiere. In dem Versuch, das idealisierte Erfahrungssegment zu schützen, wird das Ich auf einer Ebene primitiver Dissoziations- und Spaltungsmechanismen fixiert, die durch mannigfaltige weitere primitive Abwehroperationen (die der Vorherrschaft der Verdrängung zeitlich vorausgehen) verstärkt werden. Dabei handelt es sich neben der projektiven Identifizierung um Omnipotenz und omnipotente Kontrolle, Entwertung, Verleugnung und primitive Idealisierung.

Die entscheidende Strategie in der Behandlung von Patienten mit Borderline-Persönlichkeitsorganisation besteht darin, die (Re-)Aktivierung abgespaltener internalisierter Objektbeziehungen persekutorischen und idealisierten Charakters zu ermöglichen, um diese dann in der Übertragung beobachten und deuten zu können. Die TFP wird im Sitzen durchgeführt, und zwar mit mindestens zwei und gewöhnlich nicht mehr als drei Terminen pro Woche. Der Patient ist angehalten, frei zu assoziieren, während sich die Aufgabe des Therapeuten darauf beschränkt, aufmerksam zuzuhören und die Aktivierung regressiver, abgespaltener Beziehungen in der Übertragung zu beobachten, ihre Identifizierung zu erleichtern und ihre Abspaltung im Lichte der enormen Schwierigkeit dieser Patienten, über ihr eigenes Verhalten und ihre häufig maladaptiven, chaotischen interpersonalen Interaktionen nachzudenken, zu deuten. Der Deutung dieser abgespaltenen Objektbeziehungen liegt die Annahme zugrunde, dass jede von ihnen eine dyadische Einheit widerspiegelt, die aus einer Selbstrepräsentanz, einer Objektrepräsentanz und einem dominanten, beide miteinander verbindenden Affekt besteht und dass die Aktivierung dieser dyadischen Beziehungen vorgibt, wie der Patient den Therapeuten wahrnimmt. Nicht selten kommt es zu einer raschen Umkehr der Rollen bzw. der idealisierten und der verfolgenden Aspekte, so dass der Kliniker wie durch ein Fenster in die innere Objektbeziehungswelt des Patienten hineinsehen kann. Dieser identifiziert sich möglicherweise mit einer primitiven Selbstrepräsentanz und projiziert eine entsprechende Objektrepräsentanz auf den Therapeuten, um sich dann zehn Minuten später mit der Objektrepräsentanz zu identifizieren und ihren Gegenpart, die Selbstrepräsentanz, auf den Therapeuten zu projizieren.

Dieses Oszillieren der dyadischen Rollen darf nicht verwechselt werden mit der Spaltung zwischen gegensätzlichen Dyaden, die affektiv konträr (idealisierend bzw. verfolgend) besetzt sind; so kann beispielsweise eine oberflächennahe Dyade zur Abwehr einer tieferen, strikter dissoziierten Struktur dienen. Der letzte Schritt der Deutung besteht darin, die dissoziierten positiven und negativen Übertragungen miteinander zu verbinden; dies führt zur Integration der voneinander abgespaltenen idealisierten und verfolgenden Erfahrungssegmente und infolgedessen zur Auflösung der Identitätsdiffusion. Die Gesamtstrategie wird dadurch erleichtert, dass unbewusste Konflikte in der Übertragung vorwiegend durch das Verhalten des Patienten und nicht mit dem Auftauchen vorbewusster, die unbewusste Phantasie widerspiegelnder subjektiver Erfahrungen aktiviert werden. Die Unfähigkeit, überwältigende emotionale Erfahrungen auszuhalten, äußert sich in der Tendenz, diese zu vermeiden, und zwar hauptsächlich durch Agieren im Falle der Mehrzahl der Borderline-Patienten und durch Somatisieren bei einigen Patienten mit anderen Persönlichkeitsstörungen (Green 1993).

7.2 Taktiken

Die Taktiken sind behandlungstechnische Regeln, die die Anwendung einer modifizierten, dem Charakter der Übertragungsentwicklungen entsprechenden psychoanalytischen Technik ermöglichen. Die wichtigsten sind

1. die Vereinbarung eines Behandlungsvertrags mit dem Patienten,
2. die Auswahl des Themas, das im Material des Patienten in der jeweiligen Sitzung Priorität hat,
3. die in Vorbereitung der Deutung zu beachtende Aufrechterhaltung einer angemessenen Balance zwischen der Erforschung inkompatibler Realitätsauffassungen des Patienten und des Therapeuten einerseits und der Identifizierung gemeinsamer Elemente der gemeinsam geteilten Realität andererseits und schließlich
4. die Regulierung der Affektintensität.

Bei der Vereinbarung eines ersten Behandlungsvertrages, der die zu Beginn einer psychoanalytischen Behandlung üblichen Vereinbarungen ergänzt, werden sämtliche ernstzunehmende Schwierigkeiten, die die körperliche Unversehrtheit oder das Überleben des Patienten selbst sowie anderer Menschen und/oder die Fortsetzung der Behandlung gefährden könnten, mit dem Patienten eingehend besprochen, damit die Therapie größtmögliche Aussicht auf Erfolg hat. Die Kombination aus Grenzziehung und Deutung der entsprechenden Übertragungsentwicklungen ist eine maßgebliche, hocheffektive und mitunter lebensrettende Taktik der Behandlung. Yeomans et al. (1992) haben die Techniken und Schicksale der Vertragsvereinbarung detailliert beschrieben. Das Manual der technischen Aspekte der TFP (Yeomans et al. 2017 [2015]) beschreibt im Detail die Prioritäten, die bei Durchführung der Therapie zu beachten sind.

Was die Auswahl des jeweils zu bearbeitenden Themas betrifft, so deckt sich die wichtigste Taktik mit der allgemeinen analytischen Regel, dass die Deutung da, wo der Affekt am intensivsten ist, anzusetzen hat: die affektive Dominanz bestimmt den Fokus der Deutung. Der intensivste Affekt kann im subjektiven Erleben des Patienten Ausdruck finden, in seinem nonverbalen Verhalten und bisweilen auch in der Gegenübertragung. Die Gegenübertragungsreaktion auf eine scheinbar vollständig erstarrte oder affektlose Situation kann für das Verständnis dessen, was vor sich geht, besonders wichtig sein. Die gleichzeitige aufmerksame Beobachtung der verbalen Kommunikation des Patienten, seines nonverbalen Verhaltens und der Gegenübertragung ermöglicht es, den im Moment dominanten Affekt zu identifizieren – und damit auch die in der Behandlungssituation aktivierte entsprechende Objektbeziehung. Jeder Affekt wird als Manifestation einer zugrundeliegenden Objektbeziehung betrachtet.

Eine weitere Taktik hängt mit bestimmten grundsätzlichen Prioritäten zusammen, die es unverzüglich zu bearbeiten gilt, ganz gleich, ob sie affektiv dominant sind oder nicht (gewöhnlich sind sie es). Zu diesen Prioritäten zählen in der Reihenfolge ihrer Wichtigkeit:

1. suizidales oder homizidales Verhalten,
2. Gefährdungen der Fortsetzung der Therapie,
3. schweres Agieren, das das Leben des Patienten in Gefahr bringt,
4. Unehrlichkeit,
5. Trivialisierung des Inhalts der Sitzung und
6. pervasive narzisstische Widerstände, die durch konsequente Analyse der Übertragungsimplikationen des pathologischen grandiosen Selbst aufgelöst werden müssen (Kernberg 1988 [1984]; Levy et al. 2006).

Wenn keine dieser Prioritäten im Vordergrund zu stehen scheint, konzentriert sich die Arbeit gemäß der grundsätzlichen Taktik auf die affektive Dominanz und die Übertragungsanalyse.

7.3 Techniken

Während es sich bei den *Strategien* um allgemeine, langfristige Ziele und ihre Implementierung in die Übertragungsanalyse handelt und bei *Taktiken* um spezifische Interventionen in der Sitzung, bezeichnet der Begriff *Techniken* die allgemeine, konsequente Anwendung der von den psychoanalytischen Grundsätzen hergeleiteten technischen Instrumente. Die wichtigsten technischen Instrumente der TFP sind diejenigen, die Gill (1954) als die maßgeblichen Techniken der Psychoanalyse bezeichnet hat, nämlich *Deutung, Übertragungsanalyse, technische Neutralität* und *Gegenübertragungsanalyse*. Wir haben gewisse Modifizierungen an ihnen vorgenommen, im Übrigen aber definieren sie unsere Behandlung (siehe auch Kapitel 6, »Das Spektrum psychoanalytischer Behandlungstechniken«).

Deutungen werden systematisch angeboten, aber mit starker Betonung auf den einleitenden Phasen der Klärung und Konfrontation sowie der Deutung des »Gegenwartsunbewussten« (Sandler und Sandler 1987). Erst in den späteren Phasen der TFP erhält das »Vergangenheitsunbewusste« Priorität und wird gedeutet, wobei der Therapeut auf die Art und Weise, wie es mit dem Gegenwartsunbewussten zusammenhängt, abgestimmt bleibt.

Die *Übertragungsanalyse* verläuft in der TFP insofern anders als in der Standardpsychoanalyse, als sie stets eng mit der Analyse der Probleme zusammenhängt, die dem Patienten in der äußeren Realität zu schaffen machen. Auf diese Weise soll eine Dissoziation der Psychotherapiestunden vom äußeren Leben vermieden werden. Zur Übertragungsanalyse zählt auch die Berücksichtigung der langfristigen Behandlungsziele, die typischerweise nicht im Fokus einer Standardpsychoanalyse stehen, solange sie nicht in der Übertragung auftauchen. In der TFP spiegelt sich die laufende Berücksichtigung der Probleme, die das Leben des Patienten beherrschen, in der gelegentlichen Bezugnahme auf größere Konflikte wider, die ihn in die Behandlung geführt haben oder die während der Therapie aufgedeckt wurden. Solche Konflikte werden in die Behandlungssituation eingebracht, auch wenn sie die Übertragung zum betreffenden Zeitpunkt nicht dominieren.

Die *technische Neutralität* ist die optimale Position, um zu intervenieren, muss jedoch manchmal hintangestellt werden, wenn das Setzen von Grenzen oberste Priorität beansprucht. Dies ist z. B. der Fall, wenn sich eine Gefährdung des Patienten selbst oder der Fortsetzung der Therapie abzeichnet. Solche Abweichungen von der technischen Neutralität können zum Schutz der Behandlungssituation und zum Schutz des Patienten vor gefährlichem suizidalem oder anderem selbstdestruktivem Verhalten unverzichtbar sein; um die technische Neutralität anschließend wiederherzustellen, sind spezifische Maßnahmen erforderlich. Sobald sich die Behandlungssituation stabilisiert hat, ist es unbedingt erforderlich, zusammen mit dem Patienten zu erörtern, welche Übertragungsimplikationen die vorübergehende Suspendierung der Neutralität des Analytikers mit sich brachte. Diese Implikationen sowie die Bedeutung der Krise und ihrer Folgen gilt es zu analysieren. Kurzum, die technische Neutralität unterliegt Schwankungen, doch ihre ständige Bearbeitung und Wiederherstellung ist eines der zentralen Ziele des Prozesses.

Die *Nutzung der Gegenübertragung* als wichtiges therapeutisches Instrument und als Quelle bedeutsamer Informationen über affektiv dominante Themen der Sitzung wurde bereits erwähnt. Die innere Toleranz der Gegenübertragung ermöglicht es, sie mit Blick auf die Selbst- oder die Objektrepräsentation zu analysieren, die in der betreffenden Situation auf den Therapeuten projiziert wird. Dies ist einer umfassenden Deutung der dyadischen Beziehung in der Übertragung zuträglich. Der Therapeut rekurriert also auf seine Gegenübertragung, um die Übertragung zu klären.

Wie Green (1993, 2012) erläuterte, kann das Vermeiden traumatogener Assoziationen Borderline-Patienten veranlassen, von einem Thema zum nächsten zu springen – ein Ausdruck ihrer »zentralen phobischen Position«, der für den Analytiker durchaus verwirrend sein kann, erwartet dieser doch für gewöhnlich, dass sich ein Thema im Zuge des freien Assoziierens entwickelt und so zur Klärung des zu erforschenden Materials führt. Im Falle von Borderline-Patienten ist es daher wegen ihrer defensiven Instrumentalisierung des freien Assoziierens – die auch mit den Spaltungsoperationen, die die Sprache des Patienten beeinflussen, zusammenhängt –, nutzlos, auf eine Vertiefung des Assoziationsprozesses zu warten.

Das entsprechende technische Vorgehen in der TFP besteht in dem Versuch, die Implikationen eines jeden dieser Fragmente, sobald es in der Therapiesitzung auftaucht, zu deuten, um durch kontinuierliche deutende Interventionen deren innere Kontinuität aufzuzeigen. Vergleichbar ist dieses Vorgehen mit der Traumdeutung; hier führt die Analyse scheinbar isolierter Fragmente des manifesten Trauminhalts nach und nach zum latenten Inhalt, der die Kontinuität zwischen jenen nur vermeintlich disparaten manifesten Elementen zu erkennen gibt.

7.4 Beziehung der TFP zu anderen psychoanalytischen Behandlungsmethoden

Die Übertragungsfokussierte Psychotherapie ist ein auf der modernen psychoanalytischen Objektbeziehungstheorie beruhendes Verfahren, unterscheidet sich aber in ihrer Anwendung einer deutenden Technik von entsprechenden anderen Methoden. Die grundlegende TFP-Theorie der Pathologie leitet sich aus den kleinianischen, die paranoid-schizoide und die depressive Position betreffenden Entwicklungskonzepten her. Der Begriff *Borderline-Persönlichkeitsorganisation* bezeichnet die Fixierung an eine primitive intrapsychische Struktur, der die Dominanz von Abwehroperationen, die sich vorrangig auf Spaltungsmechanismen stützen, zugrunde liegt. Idealisierte und persekutorische internalisierte Dyaden aus Selbst- und Objektrepräsentanzen konstituieren die Bausteine der späteren dreiteiligen, auf der Dominanz der depressiven Position aufbauenden Struktur. Die TFP konzeptualisiert die Aktivierung dyadischer Beziehungen in der Übertragung in einem erweiterten Sinn, d. h. nicht lediglich als Projektion einer Selbst- oder Objektrepräsentanz (Repräsentanz eines wichtigen Anderen) auf den Therapeuten; vielmehr setzt der Patient gleichzeitig auch die reziproke Objekt- oder Selbstrepräsentanz in Szene. Zu betonen ist, dass der Patient affektiv besetzte Repräsentationen projiziert und agiert und dass in der Reziprozität der im Jetzt inszenierten Objektbeziehung die ganze Intensität der dissoziierten oder abgespaltenen konflikthaften Beziehung zum Tragen kommt.

Die *Gegenübertragung* ist eine Quelle wichtiger Informationen, die das Verständnis der inneren Objektbeziehungswelt des Patienten erleichtert und mit deren Hilfe die Gesamtsituation der Übertragung gedeutet werden kann. Diese Reaktionen teilen wir dem Patienten nicht mit. Die Fähigkeit des Therapeuten, die unerträglichen, abgespaltenen Aspekte auf eine Weise zu containen, zu verstoffwechseln und zu deuten, die es dem Patienten selbst ermöglicht, sie zu tolerieren und in weniger toxischer Form zu reintegrieren, beruht in hohem Maße auf seiner Subjektivität, setzt aber zudem eine kontinuierliche, gewissenhafte Prüfung voraus, um zu klären, was zum Patienten, was zum Therapeuten und/oder was zur gemeinsamen Interaktion gehört. Da weder Patienten noch Therapeuten von inneren Beziehungen zu unbewussten wichtigen Anderen frei sind, kommen parallel zu der von kleinianischen Autoren beschriebenen Triangulierung unbewusste triadische Situationen ins Bild (Britton 2004). Und da die Aktivierung dieser dyadischen und triadischen Beziehungen von anderen Erfahrungen, die der Patient in seiner äußeren Welt macht, abgespalten ist, widmet die TFP gleichzeitig auch dem, was in dieser äußeren Realität geschieht, Aufmerksamkeit, vor allem natürlich der abgespaltenen Äußerung destruktiver und selbstdestruktiver Strebungen, die bei schweren Persönlichkeitsstörungen besonderes Gewicht haben.

Wir sind überzeugt, dass in der Behandlung nicht lediglich ein »fremder« Selbstanteil aktiviert und projiziert wird, sondern eine »Beziehung«. Diese Sichtweise unterscheidet die TFP von einem wesentlichen Aspekt der von Bateman und Fonagy (2004) konzipierten Mentalisierungsbasierten Therapie (MBT). In der Übertragungsfokussierten Psychotherapie werden bewusste und vorbewusste, defensiv abgespaltene Erfahrungen des Patienten gedeutet, während MBT-Therapeuten auf Verdrängung und Als-ob-Modus abheben und die Subjektivität des Patienten außeracht lassen. Wir widmen den Konflikten, die der Patient in der äußeren Welt hat, nicht deshalb besondere Aufmerksamkeit, weil unser vorrangiges Ziel darin bestünde, ihn zum Mentalisieren dieser äußeren Umstände anzuregen, sondern weil wir erforschen wollen, welche Implikationen es für die Übertragung hat, wenn potenziell gefährliche Entwicklungen im äußeren Leben von der Behandlungssituation dissoziiert werden. Dabei geht es uns nicht darum, das Verhalten des Patienten direkt zu beeinflussen, indem wir seine Motivation und die Beweggründe anderer Menschen in solchen äußeren Situationen besser verstehen. Vielmehr soll er ein Bewusstsein für die Übertragungssignifikanz der Abspaltung potenziell selbstdestruktiver Entwicklungen vom therapeutischen Verstehen und von therapeutischer Hilfe erlangen.

Die TFP entspricht einem ich-psychologischen Vorgehen, indem sie die in der Übertragung aktivierte Objektbeziehung und die entsprechenden Abwehroperationen untersucht und dabei von der Oberfläche ausgeht, um in die Tiefe des subjektiven Erlebens vorzudringen. Die systematische dyadische und triadische Fokussierung auf primitive Objektbeziehungen und Abwehroperationen unterscheidet die TFP jedoch von ich-psychologischen psychoanalytischen Psychotherapien, die in der Regel deutende und supportive Techniken kombinieren. Gleiches gilt in Bezug auf die in Deutschland praktizierte tiefenpsychologisch fundierte psychoanalytische Psychotherapie, die große Ähnlichkeit mit der in den 1960er und 1970er Jahren in den USA entwickelten expressiv-supportiven Psychotherapie aufweist (Rudolf 2002), und in Bezug auf eine relativ junge Kurzzeitbehandlung, nämlich die »dynamic interpersonal therapy« (DIT; Lemma et al. 2011). Letztere will – insbesondere bei affektiven Störungen – die Symptomatik modifizieren, indem sie die dominanten fehlangepassten Selbst-Objekt-Affekt-Einheiten identifiziert und bearbeitet, die den Symptomen wie auch der Persönlichkeitspathologie zugrunde liegen und sie aufrechterhalten. DIT arbeitet mit verschiedenen TFP-Taktiken und -Techniken, so z. B. in den frühen Phasen mit der Identifizierung und konsequenten Überprüfung einer dominanten Objektbeziehungsdyade (in der DIT-Terminologie als *interpersonaler affektiver Fokus* bezeichnet), die aus einer Selbst- und einer Objektrepräsentanz sowie einem verbindenden Affekt besteht. In den mittleren Behandlungsphasen konzentriert sich die Aufmerksamkeit in der DIT auf die Rollenumkehrungen, d. h. auf die alternierenden Identifizierungen der Patienten mit dem Selbst- bzw. Objektpol der Dyade, und auf die Abwehrfunktionen dieser Dyade. In allen Behandlungsphasen steht der interpersonale affektive Fokus im Zentrum, d. h. die Arbeit gilt den unzähligen Varianten, in denen sich eine dominante Objektbeziehungsdyade in Beziehungen außerhalb der Übertragung wie auch in der Übertragungsbeziehung an sich manifestieren kann (letzteres ein Aspekt, der vor allem bei Patienten mit komorbider Persönlichkeitsstörung von besonderer Bedeutung ist). Die Kürze der DIT (16 Wochen) und die konsequente Fokussierung auf eine einzige dominante Objektbeziehungsdyade setzen der Untersuchung und Deutung der breiten Palette regressiver und einander häufig zuwiderlaufender abgespaltener Objektbeziehungen, die in der Übertragung auftauchen, allerdings Grenzen. Frühere Studien haben bestätigt, dass diese konsequente Fokussierung auf die Übertragung in der TFP zur Integration polarisierter Affektzustände und gespaltener, widersprüchlicher Selbst- und Objektrepräsentanzen zu einer kohärenteren, stabileren Identität führt, was sich in signifikanten Symptombesserungen und einer verbesserten Reflexionsfähigkeit widerspiegelt (Fonagy et al. 1998). Zudem konnten Verbesserungen der narrativen Kohärenz und des psychosozialen Funktionierens im Beruf und in intimen Beziehungen nachgewiesen werden (Clarkin et al. 2007; Levy et al. 2006).

Das behandlungstechnische Vorgehen in der TFP steht der Konzentration der Londoner Kleinianer auf primitive Abwehroperationen und Objektbeziehungen näher. Abgesehen von dem systematischen dyadischen Übertragungsverständnis unterscheidet die durchgehende Fokussierung auf dominante Probleme in der äußeren Realität des Patienten – jenseits der Deutung der »Gesamtsituation der Übertragung« – die TFP am deutlichsten von dem Londoner Ansatz.

7.5 Neue Entwicklungen

7.5.1 Allgemeine Theorie und Technik

Um das therapeutische Potenzial der TFP zu testen, haben wir die Auswahl der Patienten auf sehr schwer gestörte Personen mit extrem beeinträchtigter Funktionsfähigkeit in der Umwelt erweitert. Wir haben außerdem festgestellt, dass Personen, die auf den ersten Blick zunächst recht stabil zu funktionieren schienen, in Wirklichkeit eine zunehmend bedrohlichere Verschlechterung ihrer psychosozialen Anpassung maskierten. Auffällig war insbesondere, wie oft es den Patienten gelang, den Schweregrad ihrer Störung und des Verfalls ihrer sozialen Anpassung von dem Material, das in der Therapiesituation zutage trat, zu dissoziieren. In den meisten Fällen schien es sich um ein unbewusstes Manöver zu handeln, einen dissoziierten oder abgespaltenen Aspekt ihres destruktiven und selbstdestruktiven Potenzials, der häufig als Ausdruck eines unbewussten Identifizierung mit einer internalisierten sadistischen/masochistischen Objektbeziehung zu verstehen war. Weil dies mitunter allzu spät entdeckt wurde, kam es zu verheerenden Konsequenzen für den Patienten und die Behandlung. Wir haben der Versuchung widerstanden, den analytischen Behandlungsansatz zugunsten eines stützenden hintanzustellen (viele dieser Patienten hatten bereits reichlich Erfahrung mit gescheiterten stützenden Therapien gesammelt), und die Übertragungsimplikationen dieser Entwicklungen untersucht.

Indem wir mit Betty Josephs kleinianischem Konzept der Übertragung als Gesamtsituation arbeiteten und demgemäß den unbewussten Versuchen des Patienten, den Analytiker in der Übertragungs-Gegenübertragungsbeziehung zu beeinflussen, besondere Aufmerksamkeit widmeten (Joseph 1994 [1985], 1989) und darüber hinaus die gleichschwebende Aufmerksamkeit des Analytikers um Bions Konzept, die Sitzung »ohne Erinnerung und Wunsch« zu beginnen (Bion 2002 [1967], 2013), ergänzten, erweiterten wir unser technisches Vorgehen. Wir gelangten zu dem Schluss, dass die Fokussierung auf die Gesamtsituation der Übertragung u. U. dissoziierte Aspekte der Interaktion des Patienten mit seiner Umwelt außeracht lässt, weil das unbewusste Agieren extrem destruktiver und selbstdestruktiver Tendenzen vom bewussten Gewahrsein des Patienten und seiner Fähigkeit zur Besorgnis abgetrennt bleibt. Wir beobachteten eine erfolgreiche primitive Verleugnung jeder Sorge des Patienten, die drastisch zutage trat, sobald dieses dissoziierte Material entdeckt und bearbeitet wurde. Doch wie lässt sich diese Untersuchung integrieren, ohne das erforderliche Auftauchen unbewusster Elemente der Übertragungs-Gegenübertragungsbeziehung in den Sitzungen zu behindern? Wir beantworteten diese Frage, indem wir sehr solide, detaillierte Informationen über jeden Aspekt der augenblicklichen Lebenssituation zum Zeitpunkt der diagnostischen Begutachtung einholten und die Lebenssituation fortan laufend überprüften. Dies diente unserem Nachdenken über den Patienten als Hintergrund und bedeutete, dass wir gelegentlich nachhakten, wenn uns etwas sonderbar erschien oder wir den Eindruck hatten, dass die Patienten uns nur lückenhaft über ihre äußere Situation informierten. Zu unserer Anteilnahme an ihrem Leben gehört auch, dass wir darüber phantasieren, was die Patienten tun könnten, um ihr Los zu verbessern, statt wie gelähmt in ihrem Leiden zu verharren.

Der Therapeut muss versuchen, sich dem, was in der Sitzung auftaucht, vollständig zu öffnen und sein Wissen um äußere Faktoren lediglich dann zu nutzen, wenn es in seiner Gegenübertragung durch die Übertragungsentwicklungen in der Sitzung mit Macht aktiviert wird. Mit anderen Worten: Es wird Teil der zu untersuchenden Erfahrung, die der Therapeut aufgrund der verbalen Kommunikation des Patienten, dessen nonverbaler Kommunikation und seiner eigenen Gegenübertragung für affektiv dominant erachtet. Somit erfolgt eine Amplifizierung oder Erweiterung der Wahrnehmung der Übertragung als Gesamtsituation. André Greens sachliche Beschreibung gescheiterter analytischer Behandlungen (Green 2010) entsprach unserer eigenen Erfahrung, dass in solchen Fällen typischerweise ein signifikanter Bereich selbstdestruktiven Agierens nicht erkannt oder auch in jahrelanger analytischer Behandlung nicht thematisiert wurde.

Zu fragen wäre hier, ob es überhaupt möglich ist, dass »Erinnerung und Wunsch« des Therapeuten von seinem Wissen um eine äußere Lebenssituation oder Krise unbeeinflusst bleiben. Natürlich gibt es Situationen, in denen dies aufgrund der Schwere der Erkrankung dieser Patienten ausgeschlossen ist. Zuverlässige Kenntnisse über die Lebenssituation bei Aufnahme der Behandlung, die Vereinbarung individualisierter Behandlungsbedingungen und die kompromisslose Verpflichtung des Patienten, diese Bedingungen zu erfüllen, damit die Therapie überhaupt beginnen kann, sollten dem Therapeuten als hinreichend tragfähiger Rahmen dienen, der den Patienten und die Behandlung schützt und es ihm selbst ermöglicht, seine Position der technischen Neutralität zu bewahren und sich den mentalen Raum freizuhalten, in dem er den Druck, den er in seiner Gegenübertragung spürt, durcharbeiten und die Sitzungen jeweils »ohne Erinnerung und Wunsch« beginnen kann. Wir sind überzeugt, dass diese Paradoxie toleriert und fortlaufend bearbeitet werden muss. Zu bedenken ist, dass wir es hier mit einer Patientenpopulation mit schweren Persönlichkeitsstörungen zu tun haben, die im Sozial- und Arbeitsleben und in intimen Beziehungen chronisch scheitern, gefährliche Zusammenbrüche erleiden und zu potenziell verheerendem selbstdestruktivem Verhalten neigen. Eine Behandlung mit zwei Sitzungen pro Woche, die sich uns ansonsten als ein grundsätzlich zufriedenstellendes Arrangement erwiesen hat, kann die Sorge um das soziale und körperliche Überleben dieser Patienten gelegentlich verstärken.

Nach unserer Erfahrung wird die Einstellung, jede Sitzung »ohne Erinnerung und Wunsch« zu beginnen – d. h., sich für die neuen, unvermuteten Elemente, die auftauchen könnten, wirklich offen zu halten –, erleichtert, wenn der Therapeut seine Gegenübertragung auf das Leben, das der Patient außerhalb der Behandlungsstunden führt, laufend monitoriert und durcharbeitet. Dies kommt sowohl der Wahrung oder Wiederherstellung einer Position der technischen Neutralität zugute als auch der Offenheit für die Kommunikationen des Patienten. Eine solche Haltung bedeutet eine Einschränkung der idealen »Verblindung« für alles, was nicht in der Sitzung zutage tritt, schützt den Therapeuten aber davor, in seiner Gegenübertragung unter allzu großen Druck zu geraten, weil es ihm die Möglichkeit lässt, zwischen den Sitzungen die Implikationen des gefährlichen, selbstdestruktiven Agierens der Patienten zu bearbeiten. Die von Bion (2013) als ideal beschriebene Position wird damit nicht erreicht, der technischen Neutralität – im Sinne des Intervenierens außerhalb der Übertragungs-Gegenübertragungsbeziehung von der Position des »ausgeschlossenen Dritten« aus – ist dies jedoch zuträglich.

In diesem Zusammenhang muss auch betont werden, dass technische Neutralität nicht nur in Bezug auf das auszuwählende Material zu wahren ist. Auch die objektive Untersuchung, die der Analytiker durchführt, d. h. sein Bemühen, Themen frei von Zustimmung oder Missbilligung zu klären, soll in einer Haltung der technischen Neutralität erfolgen. Dies setzt die Freiheit voraus, Gegenübertragungsreaktionen innerlich wahrnehmen und bearbeiten zu können und sie für deutende Interventionen zu nutzen, wenn ein solcher Punkt der technischen Neutralität erreicht oder wiederhergestellt wurde.

Diese Paradoxie wird in Standardpsychoanalysen weit weniger intensiv aktiviert, denn aufgrund der Kombination von höherer Sitzungsfrequenz und weniger schwerer chronischer Regression sowie geringerer Gefahr für das soziale und körperliche Überleben des Patienten wird das zu bearbeitende Material ungleich weniger durch Agieren als vielmehr durch die Kommunikation des subjektiven Erlebens vorgegeben.

Im Folgenden beschreibe ich einige praktische technische Neuerungen, die die Erweiterung unseres theoretischen Rahmens widerspiegeln.

7.6 Praktische technische Innovationen

7.6.1 Anfängliche und fortgesetzte Evaluierung der Konflikte des Patienten unter dem Aspekt des aktuellen Funktionierens im sozialen und privaten Leben außerhalb der Sitzungen

Nach unserer Erfahrung ist es von entscheidender Bedeutung, in der Eingangsdiagnostik vier wichtige Bereiche des aktuellen Funktionierens des Patienten zu evaluieren:

a) Ausbildung und Beruf,
b) Liebe und Sexualität,
c) Familien- und soziales Leben sowie
d) persönliche Kreativität.

Die Evaluierung dieser Bereiche im Rahmen der diagnostischen Erstinterviews kann nicht nur die diagnostische Präzision der Persönlichkeitsbegutachtung signifikant verbessern, sondern zeigt auch auf, wie das augenblickliche Gesamtfunktionieren des Patienten einzuschätzen ist; sie wirft Licht auf die Diskrepanz zwischen dem Status quo und dem Stand, den der Patient idealerweise erreichen könnte, wenn er nicht unter der Persönlichkeitsstörung litte.

Diese prometheische Haltung gegenüber dem Patienten dient als bedeutsamer Ausgleich zu bestimmten Gegenübertragungsreaktionen auf die Schwere der Dysfunktionalität, z. B. Verzweiflungs- oder Mitleidsgefühle, die den Therapeuten hoffnungslos stimmen können. Es ist bisweilen schwierig, den eigenen Mitleidsgefühlen angesichts schwerstgestörter Patienten nicht nachzugeben, zumal viele von ihnen praktisch sämtliche Chancen, die sie im Leben hatten, verspielt zu haben scheinen und in Anbetracht der furchtbaren Lebenssituation, in der sie sich nun befinden, zu resignieren drohen. Doch eine solche Reaktion erschwert dem Therapeuten die gründliche Evaluierung der grundsätzlichen Probleme des Patienten: Wie ist das Behandlungsziel mit Blick auf die Lösung dieser Probleme zu formulieren, und wo könnte der Patient ohne seine Pathologie im Idealfall stehen? Ich spreche hier nicht von einem »Furor sanandi«, einem unrealistischen Streben nach Perfektion, das dem Patienten als abstraktes, allgemeines Therapieziel ausgegeben wird. Vielmehr geht es darum, realistisch einzuschätzen, was ein individueller Patient ohne die Bürde seiner Krankheit hätte erreichen können und was er womöglich noch erreichen kann. Diese Beurteilung trägt zur Präzisierung der Diagnose, der Formulierung der Therapieziele und der prognostischen Einschätzung bei. Ich müsste diesen Punkt nicht betonen, wenn viele schwerkranke Patienten nicht ein so hohes Maß an Pessimismus und Resignation verbreiteten, dass es die in die therapeutischen Interventionen investierten Bemühungen u. U. bremst.

Dieselbe Beurteilung aber wird bei diesen Patienten zu einem wichtigen Aspekt der therapeutischen Technik, weil der Therapeut im Grunde zu Beginn der meisten Sitzungen blitzschnell einschätzen muss, wo der Patient in wichtigen Bereichen seines Lebens außerhalb der Behandlung – Liebe, Arbeit, Sozialleben und Kreativität – gerade steht. Er muss auf akute Probleme, die der Patient ignoriert oder vernachlässigt, oder auf selbstdestruktive Kräfte, die seine Möglichkeiten untergraben oder zunichte machen, hingewiesen werden. In der intensiven psychotherapeutischen Arbeit mit Patienten, die unter schweren Persönlichkeitsstörungen und pervasiven selbstdestruktiven Tendenzen leiden, stellt man regelmäßig fest, dass die Verlockung zu selbstdestruktivem Verhalten in diesen vier Bereichen eine fast unvermeidliche Komplikation der Behandlung darstellt. Es wird zu einem zentralen Bereich des Übertragungsagierens. Die Aufmerksamkeit des Therapeuten für selbstdestruktive Verlockungen oder entsprechendes Agieren ermöglicht es ihm, den Fokus der Sitzung auf dieses Material und insbesondere auf seine Übertragungsimplikationen zu richten. Dies kann den entscheidenden Unterschied ausmachen in Situationen, in denen ein solches Agieren zu einer wahren Tragödie verpasster Gelegenheiten oder zerstörter Chancen führt und das Erreichen von Lebenszielen vereitelt, bevor die Selbstdestruktivität im Inhalt der Therapiesitzungen aufgedeckt wird.

Wir haben die Erfahrung gemacht, dass diese Aufmerksamkeit für das äußere Leben die Bestimmung der »ausgewählten Tatsache« in der Sitzung (Bion 1990 [1962]) – also die Identifizierung des dringenden oder bedrohlichen Themas, das der Patient verschweigt, maskiert oder ignoriert, insbesondere die Übertragung – um einen entscheidenden Aspekt ergänzt. Deshalb muss die auf der Basis der verbalen Kommunikation, der nonverbalen Kommunikation und der Gegenübertragung erfolgende Auswahl dessen, was affektiv dominant ist, in jeder Sitzung und in jedem Abschnitt der Sitzung durch die Überlegung ergänzt werden, welche Schwierigkeiten mit Macht in den Vordergrund drängen und das Leben des Patienten oder die Behandlung gefährden. Eine Implikation dieser laufenden diagnostischen Einschätzung ist die Frage, wie mit einer solchen besonders akuten, bedrohlichen Schwierigkeit umzugehen ist. Welche Maßnahmen könnte der Therapeut unter ebenjenen Umständen, die der Patient zum betreffenden Zeitpunkt zu ignorieren, zu unterdrücken, zu maskieren oder zu verleugnen scheint, in Erwägung ziehen? Das Problem ist komplex, weil die Maßnahmen, die der Patient ergreifen muss, um eine akute Gefahr für sein Leben außerhalb der Behandlung zu vermeiden, den Therapeuten zu einem Gegenübertragungsagieren verleiten können. Das heißt, er versucht womöglich, dem Patienten bestimmte Verhaltensweisen nahezulegen und ihn zum Vermeiden anderer zu bewegen, und nimmt eine »stützende« Haltung ein, die wiederum einem Übertragungs-Gegenübertragungsagieren entsprechen kann: Der Therapeut übernimmt die Verantwortung, die der Patient erfolgreich auf ihn projiziert hat.

Unserer Erfahrung nach wird das Umschwenken des Therapeuten auf einen supportiven, reedukativen Modus von Patienten bisweilen eilfertig in ihre selbstdestruktive und bisweilen ausgeprägt masochistische Übertragung inkorporiert, weil es ihre Abhängigkeitsbedürfnisse befriedigt. Eine authentische Sorge um sich selbst wird dadurch jedoch ebenso verhindert wie die Übernahme persönlicher Verantwortung. Unter solchen Umständen ist es wichtig, zuallererst die akute Schwierigkeit, die der Patient in seinem Leben hat und aus dem manifesten Inhalt der Sitzungen heraushält, in den Fokus zu rücken. Wir müssen analysieren, aus welchen Gründen er eine Schwierigkeit oder ein Problem, das von höchster Dringlichkeit und Wichtigkeit ist, nicht zur Kenntnis nimmt, sich keine Gedanken darüber macht, es ignoriert oder »versteckt«. Es ist wichtig, ihm dabei zu helfen, sich seiner Kollusion mit dem unbewussten Bedürfnis, Chancen zu zerstören, bewusst zu machen und zu untersuchen, inwieweit ein solches Bewusstsein ein echtes, besorgtes Interesse an dem, was in ihm vorgeht, zu wecken vermag. Das Fehlen dieses Interesses wäre das erste Thema, das es zu erforschen gilt, denn erst nachdem der Patient authentische Sorge um sich selbst entwickelt hat, wird es möglich zu erforschen, welche Gedanken und Gefühle er bezüglich der Notwendigkeit hegt, Gefahren zu meiden, selbstdestruktives Verhalten zu korrigieren oder eine potenzielle Katastrophe abzuwenden.

Ein typisches Beispiel war einer unserer Patienten mit signifikant narzisstischen Persönlichkeitseigenschaften, der sich gegenüber seinen Arbeitskollegen ausgesprochen herablassend verhielt. Er war Neuling auf einem Arbeitsgebiet, auf dem starke Konkurrenz herrschte, und überzeugt davon, dank seiner Intelligenz blitzschnell befördert zu werden. Seine herablassende Art und die Tatsache, dass er die schon früh geäußerte Kritik an seiner Leistung nicht ernst nahm, hatten zur Folge, dass man ihn aus seiner sehr begehrten und umkämpften Position entfernte, noch bevor er auch nur ahnte, dass er auf der betrieblichen Abschussliste stand.

Eine Patientin mit Borderline-Persönlichkeitsstörung und ausgeprägten histrionischen Zügen litt unter intensiver chronischer Angst, die es ihr unmöglich machte, Partys zu besuchen und am gesellschaftlichen Leben teilzunehmen. Sie konnte sich nicht einmal zu einem Date verabreden. Sie arbeitete aber erfolgreich in einem Büro, wo ihr die Chefin, eine sehr mütterliche Frau, half, sich beruflich weiter zu qualifizieren. Diese Patientin brach bei der Arbeit aus nicht klar ersichtlichen Anlässen in Tränen aus und ließ sich einzig durch direkte Intervention ihrer Chefin beruhigen. Ihre Arbeitskolleginnen, die begriffen hatten, dass nur die Chefin sie trösten konnte, gingen im Laufe der Zeit dazu über, diese direkt zu alarmieren, wenn die Patientin einen ihrer unerklärlichen Weinkrämpfe bekam. Die Chefin marschierte dann durch das Großraumbüro, in dem etliche Leute arbeiteten und alles beobachteten, um die Patientin an ihrem Schreibtisch zu trösten. Für die Vorgesetzte war die Situation durchaus unangenehm, denn eine realistische Arbeitsbeziehung war unter diesen Umständen kaum möglich. Die Patientin hingegen schien das Arrangement befriedigend zu finden und ignorierte vollständig, dass die Situation, objektiv gesehen, langfristig unhaltbar und ihre Anstellung gefährdet war. Auch der Therapeut sah zunächst darüber hinweg, dass diese »kleinen Szenen« während der Arbeitszeit der beruflichen Zukunft der Patientin – und dem einzigen Lebensbereich, in dem sie bislang einigermaßen gut funktionierte – alles andere als zuträglich waren. Erst im allerletzten Moment war er in der Lage, zu intervenieren und der Patientin klarzumachen, dass sie mit ihrem instabilen Verhalten ihre Arbeitsstelle aufs Spiel setzte.

Eine andere Patientin gefährdete ihren Job, weil sie sich zu sämtlichen Terminen verspätete. Sie war auf die Arbeit angewiesen, um ihre Behandlung finanzieren zu können. Ein weiterer Patient, der eine tiefe Ambivalenz gegenüber seiner Freundin hegte, verhielt sich im Umgang mit ihr kindisch und aufmerksamkeitsheischend. Er ignorierte die Entwicklungen, die anzeigten, dass sie seiner überdrüssig zu werden drohte und ihn wahrscheinlich verlassen würde, und wiederholte auf diese Weise die traumatischen Erfahrungen, die er in der Vergangenheit mit mehreren anderen Frauen gemacht hatte.

In jedem dieser Fälle war das am stärksten beeindruckende und die Sitzungen charakterisierende Element die Tendenz der Patientinnen und Patienten, ihr selbstdestruktives Verhalten nicht zu thematisieren, sondern es komplett zu ignorieren und auf diese Weise zu verhindern, dass ihre Therapeuten die drohende massive Krise rechtzeitig erkannten.

Hier kann sich folgendes Prinzip als sehr hilfreich erweisen: Der Therapeut muss in jeder einzelnen Sitzung ein hohes Maß an Wachsamkeit und »Ungeduld« gegenüber den von Patienten selbst herbeigeführten Risiken für ihr Wohlergehen aufrechterhalten, gleichzeitig aber langfristig Geduld walten lassen, damit die Selbstdestruktivität und andere gravierende charakterliche Probleme des Patienten im Laufe der Zeit analysiert werden können. Geduld auf Dauer und »Ungeduld« in jeder einzelnen Sitzung sind komplementäre behandlungstechnische Taktiken.

7.6.2 Lebensziele und Behandlungsziele

Vor vielen Jahren erläuterte Ernst Ticho (1972), dass es wichtig sei, zwischen realistischen Behandlungszielen und den Lebenszielen der Patienten zu unterscheiden. Ein typisches Beispiel für ein Lebensziel böte die Frau, die sich in Behandlung begibt, weil sie gern heiraten möchte, aber keinen Partner findet. Die gründliche Untersuchung ihrer Persönlichkeitsorganisation verweist auf eine hochgradig masochistische oder narzisstische Persönlichkeitspathologie, die ihre Fähigkeit, befriedigende Beziehungen einzugehen, oder ihre Bereitschaft, eine stabile Paarbeziehung zu führen und eine Familie zu gründen, beeinträchtigt hat. Nun tickt ihre biologische Uhr. Sie wünscht sich ein Kind bzw. eine Heirat mit dem Ziel, ein Kind zu bekommen. Natürlich begeben sich auch Männer mit ähnlicher Pathologie und Kinderwunsch in Behandlung, vor allem Männer mit narzisstischer Persönlichkeit und schwerem, chronischem Scheitern in früheren Ehen oder Beziehungen. Wie Ticho erläutert, ist es wichtig zu klären, dass die Behandlung den Patienten zwar helfen kann, ihre Konflikte im Zusammenhang mit der Herstellung und Aufrechterhaltung stabiler, zufriedenstellender Liebesbeziehungen zu lösen; die Therapie kann aber nicht dafür garantieren, dass sie einen entsprechenden Menschen in der äußeren Realität tatsächlich finden werden. Dies mag trivial klingen, doch viele Patientinnen und Patienten zeigen manifeste Äußerungen einer negativen Übertragung oder sind über ihre Therapeuten enttäuscht, weil diese ihnen keine passenden Partner präsentieren.

In diesem Zusammenhang hat es sich als sehr hilfreich erwiesen, gleich zu Beginn der Behandlung zu klären, was der Patient sich von der Therapie verspricht und welche Ziele der Therapeut für realistisch hält. Gemeinsame Ziele und Erwartungen sowie eine klare Beschreibung der jeweiligen Verantwortlichkeiten müssen Teil des Behandlungsvertrags sein. Für den Therapeuten ergibt sich hier ein günstiger Moment, um vernünftige Lebensziele zu erwägen, die der Patient, aus welchen Gründen auch immer, noch nicht in Betracht gezogen hat – eine erste Gelegenheit, ihm dabei zu helfen, sich eine bessere, im Rahmen seiner realistischen Möglichkeiten liegende Lebenssituation vorzustellen. Eine solche Diskussion kann hilfreich sein, wenn der Patient unter dem Eindruck sehr negativer Übertragungsentwicklungen die Behandlung abzubrechen droht oder völlig aus dem Blick verliert, weshalb er sie ursprünglich aufgenommen hat. Realistische, gemeinsam vereinbarte Behandlungsziele werden, um es auf den Punkt zu bringen, zu einer wichtigen Komponente des Behandlungsrahmens und können sich bei schweren Regressionen in der Übertragung als hilfreich erweisen.

7.6.3 Potenzial des Patienten versus reale Lebenssituation

Wir haben bei Patienten mit Borderline-Persönlichkeitsorganisation häufig eine bemerkenswerte Diskrepanz zwischen ihrer Vergangenheit – ihrer Herkunft, Ausbildung, familiären Unterstützung sowie dem sozialen und kulturellen Milieu, in dem sie ihre Kindheit und Adoleszenz verbracht haben – und ihrem Erwachsenenleben beobachtet, in dem sie ein farbloses, unauffälliges, inhaltsleeres Dasein bar jeder sinnhaltigen emotionalen Investition in Freundschaft, Liebesbeziehungen oder Arbeit führen. Sie zeigen bemerkenswert wenig Ehrgeiz und kaum Besorgnis angesichts dieser Diskrepanz zwischen Vergangenheit und Gegenwart, sind sich dessen aber nicht einmal bewusst, sondern bringen zum Ausdruck, dass sie jeden Versuch des Therapeuten, ihren augenblicklichen Stand im Leben zu hinterfragen, als ein unerwünschtes Eindringen in ihren Raum und ihre derzeitige Realität empfinden. Manchmal begegnet uns das Gegenteil – eine überehrgeizige Phantasie, die mit dem Alltag oder dem Arbeitsleben und dem Verhalten der Patienten gar nichts zu tun hat, aber für das steht, was aufgrund ihres Potenzials und ihrer Chancen vielleicht hätte sein können.

Zu Beginn der Behandlung ist es wichtig, dass der Therapeut die Frage klärt, ob der Patient tatsächlich auf dem Weg ist, Erfolg und Befriedigung im Rahmen des Möglichen und in Anbetracht seines Hintergrundes, seiner Persönlichkeit und seines Potenzials zu erlangen. Manchmal ist es für den Therapeuten, wenn er über die scheinbar aussichtslosen Lebensumstände des Patienten informiert ist, hilfreich zu überlegen, wie er selbst, ohne durch die Pathologie des Patienten beeinträchtigt zu sein, einer solchen Herausforderung begegnen würde. Damit der Therapeut dem Patienten aber nicht seine eigenen sozialen Vorurteile und Lebensziele aufnötigt und die therapeutische Beziehung dadurch verzerrt, muss er seine durchgehende Selbstreflexion kultivieren und aufmerksam beobachten. Im Laufe der Zeit neigen Patienten dazu, »Gehirnwäschen« an ihren Therapeuten vorzunehmen, damit diese sich mit deren Lebensweise abfinden, zumal chronische selbstrestriktive Verhaltensweisen, die die eigenen Chancen sabotieren, gewöhnlich nicht auf aktive, konflikthafte Weise im Übertragungskontext zutage treten.

7.6.4 Abwehrmechanismen gegen das Gefühl persönlicher Verantwortlichkeit

Wie schon erwähnt, kann die Verleugnung der eigenen Verantwortung für die Herstellung und Aufrechterhaltung hochgradig selbstdestruktiver Situationen in wichtigen Lebensbereichen des Patienten zu einem Hauptfokus der Sitzungen werden, sobald entsprechende akute Schwierigkeiten aufgedeckt und in die Übertragungsanalyse eingebracht wurden. Der Patient wird es womöglich als moralistischen Angriff empfinden, auf sein unverantwortliches Verhalten angesprochen zu werden, selbst wenn der Therapeut – der sich moralisch und nicht moralistisch verhalten muss (Ticho 1972) – das Problem unter dem realistischen Aspekt des Überlebens thematisiert und nicht unter einer moralistischen Über-Ich-Perspektive. Dies kann sich vor allem bei Patienten mit ausgeprägten antisozialen Eigenschaften als schwierig erweisen, die ihre eigenen unerträglichen Über-Ich-Funktionen projizieren. In einer solchen Situation gilt es, die paranoide Übertragungsreaktion des Patienten durchzuarbeiten; erst danach wird er die eigene Verantwortung für sein selbstschädigendes Verhalten anerkennen können. Bei Patienten mit ständig wechselndem, passivem, parasitärem Lebensstil oder bei solchen, deren Erwerbstätigkeit ihrer Herkunft, Ausbildung und Intelligenz nicht entspricht oder die sich auf staatliche Unterstützung verlassen, sollte der Therapeut auf ein chronisches Agieren der Selbstdestruktivität achten und dieses Thema in die Übertragungsanalyse einbringen (Kernberg 2007).

Man könnte meinen Hinweis auf die »moralische und nicht moralistische« Haltung des Therapeuten dahingehend verstehen, als ginge es darum, »schlechtes Verhalten« der Patienten zu korrigieren. Solche Interventionen wären eine klare Verletzung der technischen Neutralität. Wenn der Therapeut den Eindruck hat, dass seine ethischen Überzeugungen durch das Verhalten des Patienten untergraben werden, sollte er dies als ein ernstzunehmendes Alarmsignal in der Gegenübertragung begreifen: Signalisiert das Verhalten einen Akt nicht anerkannter, potenziell gefährlicher Aggression gegen Andere oder das Selbst? Oder fühlt sich der Therapeut versucht, dem Patienten sein eigenes Wertesystem aufzunötigen? Bergen die auf den ersten Blick unethisch wirkenden Handlungen oder Absichten des Patienten objektive Gefahren für ihn selbst oder für Andere? Diese Fragen müssen geklärt werden. Die moralische Einstellung des Therapeuten impliziert eine Diagnosefunktion, aber keinen Handlungsimperativ. »Unmoralisches« Verhalten seitens der Patienten kann praktische Konsequenzen nach sich ziehen, die von ihnen verleugnet werden; es ist eine defensive Realitätsverleugnung. Ein wichtiger erster Schritt, um die unbewusste Funktion dieses Verhaltens zu untersuchen, besteht darin, die Patienten mit ihrer Verleugnung der Realität und mit den Konsequenzen dieses Verhaltens für sich und Andere zu konfrontieren, ohne jedoch zu versuchen, auf Änderungen zu drängen. Falls es sich um einen Zusammenprall kultureller Unterschiede zwischen Patient und Therapeut handelt, besteht die Aufgabe des Therapeuten natürlich darin, seine Gegenübertragung zu erforschen. Wenn Patienten sich aber ganz konkret gefährlich verhalten – wie einer unserer HIV-positiven Patienten, der ungeschützten Sex mit Partnern hatte, die er nicht über seinen HIV-Status informierte –, dann muss der Therapeut Grenzen setzen und die Fortführung der TFP von deren Einhaltung abhängig machen. Dieser Schritt geht mit der unverzüglichen Deutung der Übertragungsimplikationen dieses radikalen Verstoßes gegen die technische Neutralität einher. Dies ist der erste Schritt zur späteren Erforschung der unbewussten Bedeutungen dieses Verhaltens und zur deutenden Wiederherstellung der technischen Neutralität. Kurzum, das Setzen von Grenzen ist kein Selbstzweck, sondern unter extremen Bedingungen die notwendige Vorbereitung, um die Bedeutung dieses Verhaltens untersuchen zu können, und kann die Angst des Therapeuten vor gefährlichem Agieren beträchtlich lindern.

In Langzeitbehandlungen muss sich der Therapeut des Risikos bewusst bleiben, dazu verleitet zu werden, eine stabile, aber außerordentlich unbefriedigende Lebenssituation stillschweigend zu billigen, so als sei diese völlig normal. Es ist hilfreich, sich immer wieder zu überlegen, was ein »normaler« Mensch in der Lebenssituation des Patienten täte, um seinen Erfahrungsschatz zu erweitern, seine Leistungsfähigkeit zu verbessern und zu größerer Zufriedenheit im Leben zu finden. Diese Frage stellt sich etwa bei Patienten mit chronisch parasitärem oder extrem restriktivem Lebensstil, durch den sie sich defensiv-narzisstisch von ihrer psychosozialen Realität absondern. Gleiches gilt für einige hochgradig masochistische Patienten sowie für Patienten mit dem unbewussten Bedürfnis, die Erfolge derer, die ihnen zu helfen versuche, zunichte zu machen.

Eine Patientin mit Borderline-Funktionsniveau und ausgeprägten masochistischen Persönlichkeitseigenschaften arbeitete als erfolgreiche Anwältin in einer angesehenen Kanzlei. Nachdem ihre Affäre mit einem der Kanzleiinhaber gescheitert war, fühlte sie sich von der Teilnahme an wichtigen strategischen Entscheidungen ausgeschlossen und begann, mit ihrem ehemaligen Liebhaber zu streiten. Die Diskussionen eskalierten bis zu einem Punkt, an dem ihre Zukunft in der Kanzlei auf dem Spiel stand. In einer Therapiesitzung erwähnte sie beiläufig, dass sie ihrem Ex in einer dieser Auseinandersetzungen triumphierend mitgeteilt habe, der Chef einer großen, konkurrierenden Kanzlei habe ihr einen attraktiven Job angeboten: Andere Menschen, so habe sie ihrem Ex, der nun zu einem potenziell gefährlichen Feind geworden war, erklärt, wüssten ihre Fähigkeiten zu schätzen. Als sie wortreich fortfuhr, über ihre schlechte Behandlung in der Kanzlei zu klagen, fragte ich sie, ob sie in Erwägung ziehe, das Angebot der Konkurrenz anzunehmen. Sie verneinte mit der Begründung, sie habe gar nicht weiter darüber nachgedacht und es lediglich als Argument benutzt. Ich konfrontierte sie mit der Kombination ihrer sich verschlechternden Situation in der alten Kanzlei, ihrer Angst, rausgeworfen zu werden, und ihrer auffälligen Gleichgültigkeit angesichts einer anscheinend bedeutenden Chance. Dass die Patientin mich unbewusst dazu »verleiten« wollte, sie zu »zwingen«, ihr selbstschädigendes Verhalten zu überwinden, besaß natürlich Übertragungsimplikationen, doch ich hielt es für wichtig, bei der Identifizierung ihres masochistischen Agierens die äußere Realität im Blick zu behalten.

Diese Kontingenz wirft Licht auf die Beziehung zwischen technischer Neutralität, gesundem Menschenverstand und der Fähigkeit des Therapeuten, sich vorzustellen, dass die Patientin auf einem höheren Niveau zu funktionieren vermag, als es für sie selbst denkbar ist. All dies zu berücksichtigen hilft dabei, den Folgen einer gnadenlosen, chronischen Pathologie entgegenzuwirken, und bietet einen gewissen Schutz vor der Versuchung, einen Patienten aufzugeben. Es hilft überdies beiden Beteiligten, Lebenszielen zu entsagen, die der Patient, realistisch betrachtet, nicht erreichen kann. Der Grundsatz, dass »Psychotherapie beginnt, wo der gesunde Menschenverstand an seine Grenzen stößt«, sollte es erleichtern, zumindest von Zeit zu Zeit zu evaluieren, wo der Patient in seiner grundsätzlichen Beziehung zur Realität gerade steht. Ihn mit seiner sträflichen Vernachlässigung realer Lebensaufgaben zu konfrontieren, darf nicht verwechselt werden mit traditionellen »supportiven« Interventionen zu seinen Gunsten. Diese Konfrontationen bieten vielmehr Gelegenheit, die Bedeutung einer solchen Nachlässigkeit zu ergründen und zu verstehen.

7.6.5 Vertragsbrüche und »zweite Chancen«

Im Folgenden beschreibe ich unsere technische Handhabung der Vertragsvereinbarung, die von Yeomans gründlich erforscht wurde (Yeomans et al. 1992). Wir stellen häufig fest, dass es für Therapeuten, die einem vertragsbrüchigen Patienten eine zweite Chance geben, schwierig ist, die Gefahr eines zweiten Vertragsbruchs und das damit zusammenhängende Risiko, dass der Patient die Behandlung sabotieren und somit beenden wird, systematisch als Teil der Übertragungsdeutungen zu analysieren. Ein typisches Beispiel ist der Fall einer Patientin, die sehr wohl wusste, dass sie, sollte sie starke suizidale Strebungen entwickeln, diese entweder in der nächsten Sitzung zur Sprache bringen oder, falls sie den Drang als unwiderstehlich empfand, einen psychiatrischen oder Krankenhausnotdienst aufsuchen musste. Trotz dieser vertraglichen Vereinbarung unternahm sie einen ernsten Suizidversuch. Protokollgemäß bot der Therapeut ihr an, die Behandlung fortzuführen. Zugleich aber stellte er unmissverständlich klar, dass ein zweiter Verstoß gegen den Vertrag das Ende der Therapie bedeuten würde. Beiden Beteiligten war bewusst, dass die Patientin dadurch ein omnipotentes Kontrollmittel an die Hand bekam, nämlich die Möglichkeit, die Behandlung dramatisch zu beenden. Die Versuchung, genau dies zu tun, kann als Aspekt einer dominanten negativen Übertragung, einer negativen therapeutischen Reaktion, des impulsiven, auf den Therapeuten verschobenen aggressiven Agierens gegen Dritte usw. eine ausschlaggebende Rolle spielen.

Unter Umständen ist es für den Therapeuten schwierig, sich die Dringlichkeit dieser Problematik jederzeit vor Augen zu führen, obwohl sie sämtliche übrigen Aspekte der Behandlungsentwicklungen färbt und tatsächlich ein chronisches – und akutes – Risiko des Behandlungsabbruchs darstellt, das »höchste Priorität« besitzt und die »ausgewählte Tatsache« in jeder Sitzung mitbestimmt. Gut möglich, dass der Patient auf den Vertragsbruch nicht wieder zu sprechen kommt, andere Themen als affektiv dominant ausgibt und die Aufmerksamkeit des Therapeuten dadurch von einer potenziellen Vertragsverletzung und dem Risiko des Behandlungsabbruchs ablenkt. Für den Patienten selbst aber kann es außerordentlich hilfreich sein, wenn der Therapeut diese Gefahr im Blick behält. Konkret bedeutet dies, die drohende Gefährdung der Therapie mit den ihr entsprechenden Übertragungsentwicklungen in Verbindung zu bringen und das – in Form eines neuerlichen Vertragsbruchs drohende – implizite Agieren destruktiver Übertragungsimpulse zu deuten. Vor allem bei Patienten mit chronischen suizidalen Strebungen ist dies in jeder Sitzung solange kontinuierlich zu berücksichtigen, bis der Suizid im Material des Patienten vollständig irrelevant geworden ist und im Kontext seines gegenwärtigen Funktionierens keine Bedeutung mehr besitzt. Kurzum, der Therapeut muss die sich wandelnden Übertragungsimplikationen der Gefahr eines zweiten Vertragsbruchs, wann immer es ihm angemessen erscheint, in seinen deutenden Interventionen mitberücksichtigen. Wenn der Patient seinem Therapeuten überzeugend erklärt, dass er seit Monaten keine Suizidgedanken mehr habe, sich auch gar nicht mehr vorstellen könne, von ihnen beherrscht zu werden, und der Therapeut deshalb aufhören sollte, Suiziddrohungen und -gedanken zu thematisieren, wird dieser möglicherweise darauf verzichten, das Thema ein ums andere Mal in unterschiedlichen Übertragungskontexten zur Sprache zu bringen! Zur Sicherheit aber muss er das ständige Risiko, dass der Patient sich erneut verleitet fühlt, die Behandlung abzubrechen, bei einer »zweiten Chance« im Kopf behalten.

Gleiches gilt, wenn es sich aufgrund neuer Entwicklungen als notwendig erweist, neue Grenzen zu setzen oder den ursprünglich geschlossenen Vertrag abzuändern – z. B. wenn bei Patientinnen mit schwerer Anorexie Gewichtslimits vereinbart wurden oder bei Patienten mit Substanzmissbrauch oder -abhängigkeit Auflagen bezüglich des Konsums.

Die vielleicht schwierigste und zugleich recht häufige Situation ist die des Patienten, der bei ständig drohendem suizidalem Verhalten die Behandlungskonditionen akzeptiert und sich bereit erklärt, in den Sitzungen über Suizidalität zu sprechen bzw. den Notdienst aufzusuchen, aber gleichwohl Freunde und Verwandte in Angst und Schrecken versetzt, indem er verbal oder durch sein Verhalten zu verstehen gibt, dass er zum Suizid entschlossen ist. Dies kann zur Folge haben, dass Außenstehende den Therapeuten unter Druck setzen oder er selbst in Erwägung zieht, Grenzen bezüglich solcher bedrohlichen Aussagen zu setzen und ihre Einhaltung zur Bedingung der weiteren Therapie zu machen.

Im Falle chronischer Suizidalität oder chronischer Selbstverletzungen der Patienten hat es sich uns als überaus hilfreich erwiesen, eine Sitzung gemeinsam mit dem Patienten und betroffenen Familienmitgliedern (oder Freunden) durchzuführen. Aufgrund einer chronischen Selbstdestruktivität kann es notwendig sein, mit Verwandten offen über dieses hohe, aber unvermeidliche Risiko zu sprechen, das eben kein Ausdruck einer depressiven Erkrankung ist, sondern vielmehr tief in Persönlichkeitseigenschaften und charakterlichen Dispositionen wurzelt und weder verhindert werden kann noch vorhersehbar ist. Es stellt also ein ständiges Risiko dar, das als eine der Behandlungsbedingungen akzeptiert werden muss. Andernfalls muss die Familie angesichts des chronischen, unberechenbaren Suizidrisikos eine langwierige Hospitalisierung oder stationäre Langzeitbehandlung in Erwägung ziehen, die aber auch nur eine Illusion von Sicherheit vermitteln.

Die Nachteile, die ein solcher Bruch mit sich bringt, indem er den Patienten daran hindert, alltäglichen Pflichten nachzugehen und mit Hilfe des Therapeuten an einer Normalisierung des Funktionierens in sämtlichen Bereichen zu arbeiten, ist eine entscheidende Komplikation einer langwierigen Hospitalisierung. Trotz des chronischen Risikos suizidalen Verhaltens ist daher die TFP (mit zwei Wochenstunden) einem längeren Klinikaufenthalt vorzuziehen. Diese Art der psychotherapeutischen Behandlung ist nur machbar, wenn Patienten und Angehörige das Risiko, dass der Patient sich trotz aller Bemühungen das Leben nehmen oder sich durch selbstdestruktives Verhalten zu Schaden bringen wird, akzeptieren.

Wenn eine schwere Letalität zum Gegenstand von Vertragsvereinbarungen wird, der Patient die Voraussetzungen der Therapie anerkennt und alle Beteiligten sich über die unvermeidlichen Risiken im Klaren sind, kann sich der Therapeut auf einen gewissen Grad an Sicherheit und einen angemessenen Behandlungsrahmen stützen. Dies ermöglicht es, die Behandlung selbst dann durchzuführen, wenn der Patient auf Verhaltensweisen, die Außenstehende verärgern oder ängstigen, nicht verzichtet. Aufgrund der Prozessfreudigkeit der amerikanischen Kultur ist es in den USA absolut unerlässlich, die umfassende

Aufklärung über diese Risiken sowie ihre Anerkennung durch die Familienangehörigen schriftlich festzuhalten. Mitunter kann sogar ein Vorvertrag mit der Familie und dem Patienten unverzichtbar sein. Diese Vereinbarungen ergeben sich aus der Notwendigkeit, die Sicherheit des Therapeuten bei der Durchführung der Therapie zu gewährleisten. Seine körperliche, emotionale, soziale und juristische Sicherheit und der Schutz seines Eigentums und Lebens sind wesentliche Voraussetzungen für die Behandlung von Patienten mit schweren Persönlichkeitsstörungen. Der Therapeut kann seiner Aufgabe nur nachgehen und die Behandlung nur durchführen, wenn er sich abgesichert fühlt und die omnipotente Kontrolle durch die destruktiven Impulse des Patienten ihn nicht unter Druck setzt. Ist dies nicht der Fall, muss er die Behandlung beenden und den Patienten an andere Ansprechpartner überweisen. Ein weiterer wichtiger Vorteil einer ausführlichen Risikobesprechung und entsprechender vertraglicher Vereinbarungen besteht darin, dass dieses Vorgehen auch den sekundären Krankheitsgewinn reduziert und auf diese Weise verhindert, dass die Symptome zu durchschlagenden Mechanismen der omnipotenten Kontrolle und des Übertragungsagierens werden.

7.6.6 Technische Neutralität und antisoziales Verhalten

Wir sehen unsere Erfahrung, dass der Schweregrad des sekundären Krankheitsgewinns und des antisozialen Verhaltens die vorrangigen Indikatoren einer negativen Prognose sind, ein ums andere Mal bestätigt. Ergänzend hinzuzufügen wäre die schlechte Prognose in Fällen überwältigender chronischer Wünsche zu sterben, die mit chronischem schwerem, selbstverletzendem, suizidalem oder parasuizidalem Verhalten einhergehen.

Bei Patienten mit antisozialen Tendenzen zeigen sich psychopathische Übertragungen in Form chronischer Täuschungen und Betrügereien (Kernberg 2007). Unter optimalen Umständen transformiert die systematische Analyse der Unaufrichtigkeit in der therapeutischen Beziehung diese psychopathische in paranoide Übertragungen, so dass die paranoiden Beweggründe, die der Unehrlichkeit zugrunde liegen, offen untersucht werden können. In manchen Fällen kommt es jedoch zu einer radikalen Spaltung zwischen antisozialem Verhalten – das umfänglich anerkannt wird und weiterhin ich-synton bleibt – und einem anderen Segment im psychischen Erleben, in dem der Patient Schuldgefühle und Angst entwickelt. So empfand ein Patient, der an seinem Arbeitsplatz Gerätschaften und Material stahl, in anderen Situationen Schuld- und Schamgefühle wegen dieses Verhaltens. Auch das Alternieren zwischen ich-syntonem, lustvollem sadistischem Missbrauch eines Sexualpartners und entsprechenden Schuld- und Schamgefühlen ist nicht selten.

Wenn sich im Zuge der Erforschung der Übertragungsimplikationen dieser Spaltung eine authentische, intensive Besorgnis entwickelt, kann die Fähigkeit, Über-Ich-Funktionen zu tolerieren und die Besetzung der therapeutischen Beziehung zumindest aufrechtzuerhalten, eine deutende Bearbeitung ermöglichen. Andere Patienten hingegen beziehen einen für sie unverzichtbaren sekundären

Gewinn aus der Spaltung und verhalten sich, als sei es nicht länger nötig, Schuldgefühle wegen ihres antisozialen Verhaltens zu empfinden oder dieses zu erforschen oder gar zu ändern, nachdem sie sich einmal bedauernd oder besorgt darüber geäußert haben. Dies ist eine Manifestation des Syndroms der Perversität: Liebe wird hier in den Dienst der Aggression gestellt (siehe Kapitel 13).

Ein Patient konfrontierte seine Freundin wiederholt mit Fragen bezüglich ihres Verhaltens und wollte zudem immer wieder von ihr wissen, wie sie das Verhalten ihrer Angehörigen und Freunde verstehe. Sein vermeintlich freundliches Interesse erwies sich jedoch regelmäßig als sadistischer Angriff und gnadenlose Entwertung und brachte die Freundin zum Weinen. In den Sitzungen räumte der Patient ein, dass ihm seine aggressiven Provokationen Genuss bereiteten. Er dachte auch über die Möglichkeit nach, dass sie mit dem intensiven Hass, den er in der Vergangenheit auf seine Mutter empfunden hatte, zusammenhängen könnten. Indes übte dieses Verständnis keinerlei Einfluss auf sein Verhalten in der Gegenwart aus. Vielmehr war er, wie sich zeigte, überzeugt, dass die Versagungen, die ihm seine Mutter einst zugemutet hatte, das Verhalten gegenüber seiner Freundin rechtfertigten. Obwohl er behauptete, Schuldgefühle zu empfinden, erwartete er, dass sein Therapeut ihn von der Notwendigkeit, über sein künftiges Verhalten nachzudenken, freisprechen würde, wenn er sich hin und wieder zu Schuldgefühlen bekannte. Auf den Therapeuten und seine Position der technischen Neutralität übt das Perversitätssyndrom Druck aus: Wird er eine moralische Haltung bewahren können, ohne moralistisch zu werden? In manchen Fällen ist es möglich, Grenzen zu setzen und die Notwendigkeit, die technische Neutralität partiell aufzuheben, anschließend zu analysieren. Andere Behandlungen müssen beendet werden, weil sich die Grenzen, die der Therapeut im Interesse der therapeutischen Beziehung für notwendig erachtet, nicht aufrechterhalten lassen. Letztlich lautet die Frage, ob der Patient in seinem Wunsch, den Therapeuten nicht zu verlieren, auch seine Verzweiflung angesichts der Aussicht, sich durch die eigene Aggression völlige Einsamkeit und Verlassenheit einzuhandeln, anzuerkennen vermag.

7.7 Sex und Geld: zwei Tabuthemen

Zwei Probleme, denen wir in der Weiterbildung auch erfahrener Therapeuten häufig begegnen, betreffen

a) das Widerstreben, die sexuellen Erfahrungen, Phantasien und Aktivitäten ihrer Patienten eingehend zu erforschen, und
b) das Widerstreben, detailliert über das Finanzgebaren der Patienten zu sprechen.

Die unangebrachte Vermeidung dieser wichtigen Lebensbereiche kann sich zu einem Übertragungs-Gegenübertragungsenactment entwickeln, das den Fortschritt der Behandlung oder sogar ihre Weiterführung zu gefährden droht. Es ist außerordentlich wichtig, sich im Rahmen der Eingangsdiagnostik ein umfassendes Bild vom Sexual- und Liebesleben der Patienten zu machen. Deren Fähigkeit oder Unfähigkeit, sich zu verlieben und befriedigende Liebesbeziehungen aufrechtzuerhalten, sexuelle Intimität genießen zu können und Zärtlichkeit und Emotionalität in sexuelle Befriedigung zu integrieren, sind – was die psychische Organisation der Patienten angeht – ebenso wichtige Informationsquellen wie ihre Masturbationsphantasien sowie die Beziehung zwischen Masturbationsphantasien, sexuellen Aktivitäten und typischen sexuellen Träumen. Über sexuelle Verhaltensweisen und Äußerungen sexueller Phantasien in der Übertragung nachzudenken fällt Therapeuten im Allgemeinen leichter, doch auch wenn sie sich einfacher konzeptualisieren lassen, ist ihre gründliche Untersuchung mitunter schwierig. Dies gilt vor allem für stark sexualisiertes, verführerisches Verhalten der Patientinnen und Patienten. Insbesondere bei extrem narzisstischen Patienten, denen die sexuelle Verführung als Tarnung dient, um sich ihrer Überlegenheit oder Kontrolle über den Therapeuten zu vergewissern, kann dies eine gründliche Erforschung der sexuellen Konflikte der Patienten blockieren.

Wir haben überdies ein starkes Widerstreben seitens der Therapeuten beobachtet, sich detailliert nach den finanziellen Verhältnissen ihrer Patienten zu erkundigen. Besonders auffällig war dies im Falle von Patienten, die aufgrund ausgeprägter Verantwortungslosigkeit, sekundären Krankheitsgewinns oder sogar antisozialen Verhaltens im Umgang mit Finanzen große Schwierigkeiten hatten, ihren finanziellen Verpflichtungen nachzukommen. Wenn finanzielle Probleme die Behandlung unmittelbar beeinträchtigen – Patienten z. B. den Wunsch, abzubrechen, mit finanziellen Schwierigkeiten rationalisieren –, können Gegenübertragungsreaktionen des Therapeuten, die sich aus seinen eigenen finanziellen Ängsten herleiten, die gründliche Erforschung der Übertragungssituation sowie die Klärung der objektiven Realität und ihrer möglichen Verzerrung durch die Übertragungsentwicklungen erschweren (Berger und Newman 2012). Es ist unerlässlich, von Anfang an realistische Bedingungen zu gewährleisten, damit die Behandlung überhaupt durchgeführt werden kann, und darauf zu achten, ob masochistisches Verhalten durch unrealistische Verpflichtungen des Patienten agiert wird und sich in ausbeuterischen Tendenzen narzisstische und antisoziale Eigenschaften zeigen.

7.8 Schluss

Die primäre neue behandlungstechnische Entwicklung in der Übertragungsfokussierten Psychotherapie besteht in einer Erweiterung des Konzepts der *Gesamtsituation der Übertragung* auf die Erforschung dissoziierter und vermeintlich »unbewusster«, in der Übertragung Ausdruck findender extrem selbstdestruktiver Tendenzen im *äußeren Leben* des Patienten. Die Subtilität und langsam steigende Gefährlichkeit dieses Agierens können durch die laufende, gründliche Erforschung des Funktionierens außerhalb der Behandlungssituation identifiziert werden. Die Aufmerksamkeit des Therapeuten, seine Besorgnis und der gesunde

Menschenverstand, den er bei der Analyse augenscheinlich verwirrter oder verwirrender »harmloser« oder »trivialer« Episoden oder Entwicklungen walten lässt, können wertvolle Hinweise geben, die Licht auf eine gefährliche Realität werfen. Die Klarheit und Stabilität des Behandlungsrahmens erleichtern es dem Therapeuten, sich technisch neutral zu verhalten, sich des Patienten anzunehmen und jede Sitzung »ohne Erinnerung und Wunsch« zu beginnen, um die Übertragung systematisch zu analysieren, statt der Gegenübertragungsversuchung nachzugeben, der Analyse problematischen, gefährlichen Agierens durch supportive Maßnahmen auszuweichen.

Die Entwicklung einer neuen Handhabung schwer regressiver narzisstischer Übertragungen konstituiert einen weiteren, wichtigen Bereich neuer behandlungstechnischer Entwicklungen in der TFP. Ihnen ist Teil III dieses Buches gewidmet.

Literatur

Bateman, A., und P. Fonagy (2008 [2004}). Psychotherapie der Borderline-Persönlichkeitsstörung. Ein mentalisierungsgestütztes Behandlungskonzept. Übers. von E. Vorspohl. Gießen (Psychosozial-Verlag).

Berger, B., und S. Newman (Hg.) (2012). Money Talks: In Therapy, Society, and Life. London (Routledge).

Bion, W. R. (1990 [1962]). Lernen durch Erfahrung. Übers. von E. Krejci. Frankfurt am Main (Suhrkamp).

Bion, W. R. (2013). Los Angeles Seminars and Supervision. Hg. von J. Aguayo und B. Malin. London (Karnac).

Bion, W. R. (2002 [1967]). Anmerkungen zu Erinnerungen und Wunsch. In: E. Bott Spillius (Hg.). Melanie Klein Heute. Bd. 2. Übers. von E. Vorspohl. Stuttgart (Klett-Cotta), S. 22–28.

Britton, R. (2004). Subjectivity, objectivity, and triangular space. Psychoanal Q 73(1): 47–61. PMID: 14750465.

Clarkin, J. F., K. N. Levy, M. F. Lenzenweger et al. (2007). Evaluating three treatments for borderline personality disorder: a multiwave study. Am J Psychiatry 164(6): 922–928. PMID: 17541052.

Doering, S., S. Hörz, M. Rentrop et al. (2010). Transference-focused psychotherapy v treatment by community psychotherapists for borderline personality disorder: randomised controlled trial. Br J Psychiatry 196(5): 389–395. PMID: 20435966.

Fonagy, P., M. Steele, H. Steele et al. (1998). Reflective-function manual: version 5.0 for application to the adult attachment interview. Juli. http://www.mentalizacion.com.ar/images/notas/Reflective%20Functioning%20Manual.pdf.

Gill, M. M. (1954). Psychoanalysis and exploratory psychotherapy. J Am Psychoanal Ass 2(4): 772–797. PMID: 13211443.

Green, A. (1993). Le Travail du Négatif. Paris (Les Éditions de Minuit).

Green, A. (2010). Illusions et Désillusions du Travail Psychanalytique. Paris (Odile Jacob).

Green, A. (2012). La Clinique Psychanalytique Contemporaine. Paris (Les Éditions de Minuit).

Joseph, B. (1994 [1985]). Übertragung – die Gesamtsituation. In: dies., Psychisches Gleichgewicht und psychische Veränderung. Übers. von E. Vorspohl. Stuttgart (Klett-Cotta), S. 231–248.

Kernberg, O. F. (1988 [1984]). Schwere Persönlichkeitsstörungen. Theorie, Diagnose, Behandlungsstrategien. Übers. von H. Steinmetz-Schünemann. Stuttgart (Klett-Cotta).

Kernberg, O. F. (2012 [2007]). Der nahezu unbehandelbare narzisstische Patient. In: ders., Liebe und Aggression. Eine unzerstrennliche Beziehung. Übers. von P. Holler. Stuttgart (Schattauer), S. 65–96.

Kernberg, O. F., F. E. Yeomans, J. F. Clarkin et al. (1982). Transference focused psychotherapy: overview and update. Int J Psychoanal 89(3): 601–620. PMID. 18558958.

Lemma, A., M. Target und P. Fonagy (2011). Brief Dynamic Interpersonal Therapy: A Clinician's Guide. New York (Oxford Univ. Press).

Levy, K. N., K. B. Meehan, K. M. Kelly et al. (2006). Change in attachment patterns and reflective function in a randomized control trial of transference-focused psychotherapy for borderline personality disorder. J Consult Clin Psychol 74(6): 1027–1040. PMID: 17154733.

Rudolf, G. (2002). Konfliktaufdeckende und strukturfördernde Zielsetzungen in der tiefenpsychologisch fundierten Psychotherapie. Psychosom Med Psychother 48(2): 163–173. PMID: 11992326.

Sandler, J., und A. M. Sandler (1987). The past unconscious, the present unconscious and the vicissitudes of guilt. Int J Psychoanal 68(3): 331–341. PMID: 3667083.

Ticho, E. A. (1972). Termination of psychoanalysis: treatment goals, life goals. Psychoanal Q 41(3): 315–333. PMID: 5047036.

Yeomans, F. E., M. A. Selzer und J. F. Clarkin (1992). Treating the Borderline Patient: A Contract-Based Approach. New York (Basic Books).

Yeomans, F. E., J. F. Clarkin und O. F. Kernberg (2017 [2015]). Übertragungsfokussierte Psychotherapie für Borderline-Patienten. Übers. von E. Vorspohl. Stuttgart (Schattauer).

Zanarini, M. C., F. R. Frankenburg, D. B. Reich et al. (2010a). The 10-year course of psychosocial functioning among patients with borderline personality disorder and Axis II comparison subjects. Acta Psychiatr Scand 122(2): 103–109. PMID: 20199493.

Zanarini, M. C., F. R. Frankenburg, D. B. Reich et al. (2010b). Time to attainment of recovery from borderline personality and stability of recovery: a 10-year prospective follow-up study. Am J Psychiatry 167(6): 663–667. PMID: 20199493.

8 Eine Neuformulierung der Supportiven Psychodynamischen Psychotherapie

Im Folgenden erläutern wir die neuen Erkenntnisse und Erfahrungen, die wir am Personality Disorders Institute of Weill Cornell Medical College bezüglich der Anwendung unserer Übertragungsfokussierten Psychotherapie (TFP) in der Behandlung schwerer Persönlichkeitsstörungen erworben haben. Vor allem zwei Beweggründe haben uns veranlasst, das Konzept und die Techniken der auf psychodynamischen Prinzipien beruhenden supportiven Psychotherapie neuerlich zu überprüfen.

Wir haben uns erstens gefragt, ob es möglich ist, eine aktualisierte Methode der supportiven psychodynamischen Therapie für solche Fälle zu entwickeln, die traditionell mit stützenden Verfahren behandelt wurden. Dazu zählen Fälle mit so geringem Schweregrad, dass sie in psychodynamischen Kurzzeitpsychotherapien erfolgreich behandelbar sind. Das andere Ende des Spektrums besetzen schwere Fälle, die auf eine Übertragungsfokussierte Psychotherapie oder andere intensive psychodynamische Psychotherapien nicht angesprochen haben oder bei denen diese Verfahren kontraindiziert bzw. die entsprechenden Voraussetzungen nicht gegeben sind. Dies gilt für eine signifikante Anzahl schwerer Persönlichkeitsstörungen, die auf ein breites Spektrum psychodynamischer und kognitiv-verhaltenstherapeutischer Behandlungen, die mit angemessener Expertise über eine hinreichend lange Zeit durchgeführt wurden, nicht mit Besserungen reagierten (Rockland 1989).

Unser zweites Anliegen ist ausgesprochen praktischer Art: Es betrifft die gesellschaftlichen und finanziellen Zwänge, die Behandlungsfrequenz auf eine einzige Wochenstunde zu reduzieren. Die Durchführung der TFP, die ein Minimum von zwei Einzelsitzungen pro Woche voraussetzt, wird durch diese Entwicklung erschwert. Therapeuten, die gelernt haben, Patienten mit schweren Persönlichkeitsstörungen in Übertragungsfokussierter Psychotherapie zu behandeln, haben unter dem Druck der gesellschaftlichen Zwänge versucht, diese Behandlung auf einstündiger Basis (»TFP light«) durchzuführen. Manche Patienten scheinen auf die einstündige TFP anzusprechen, doch viele andere endeten in Langzeitbehandlungen, ohne eine entsprechende therapeutische Reaktion zu zeigen – ein deutlicher Hinweis darauf, dass weitere empirische Studien notwendig sind, um Patient-Therapeut-Eigenschaften identifizieren zu können, die eine erfolgreiche TFP mit einer einzigen Wochenstunde voraussagen. In der Praxis wurde unter den geschilderten Umständen der Einsatz supportiver psychotherapeutischer Techniken notwendig, um Übertragungsentwicklungen zu handhaben, die bei technischer Neutralität nicht erforscht werden konnten. Angesichts der Dringlichkeit vielfältiger Probleme, die das unzulängliche soziale Funktionieren dieser Patienten widerspiegeln und bei einstündiger Behandlung prompte Interventionen erfordern, ließen sich hinderliche Übertragungswiderstände durch Deutungen nicht bezwingen.

Unsere Erfahrungen mit diesen Erschwernissen gaben uns Anlass, die Möglichkeit zu untersuchen, ein supportives psychotherapeutisches Verfahren auf einstündiger Basis zu entwickeln. Wir nutzten unsere Erfahrungen mit der TFP-Behandlung schwerer Persönlichkeitsstörungen und hielten dabei an einer inneren Behandlungskohärenz fest, die den Interventionen des Therapeuten als adäquater Rahmen innerhalb einer klaren Theorie der Technik dient.

8.1 Psychodynamisch fundierte Supportive Psychotherapie – traditionelle Definition und Veränderungen des Verfahrens

Das Modell der traditionellen, auf der psychoanalytischen Theorie und auf psychodynamischen Techniken beruhenden supportiven Psychotherapie konzentriert sich auf den Versuch, Patienten zu helfen, ein besseres Gleichgewicht zwischen Abwehrmechanismen und Triebstrebungen herzustellen, die Ich-Funktionen durch die Stärkung adaptiv hilfreicher Abwehroperationen zu verbessern und positive Übertragungsentwicklungen zu nutzen, um die Identifizierung der Patienten mit den gesunderen Ich-Funktionen des Therapeuten zu fördern (Gill 1954). Diese Konzeptualisierung, entwickelt in den USA während der 1950er und 1960er Jahre, wurde in den vergangenen Jahrzehnten unter dem Einfluss der Erkenntnisse, die im Menninger Foundations's Psychotherapy Research Project gewonnen werden konnten, erweitert (Kernberg et al. 1972). Unter der Leitung von Lawrence Rockland und Ann Applebaum konnte schließlich an unserem Personality Disorders Institute eine manualisierte supportive Psychotherapie für Borderline-Störungen entwickelt und in einer randomisierten, kontrollierten Behandlung, die sowohl positive Wirkungen erzielte als auch Grenzen aufzeigte, erforscht werden (Kernberg et al. 2008; Rockland 1989).

Die folgenden Erkenntnisse aus unserer laufenden Weiterentwicklung der TFP schienen für eine aktuelle Überprüfung der supportiven Psychotherapie von Belang zu sein. Wir beobachteten zum einen den Einfluss seitens der modernen psychoanalytischen Objektbeziehungstheorie. Hier zeigte sich, dass primitive Abwehroperationen, die auf Spaltungsmechanismen einschließlich projektiver Identifizierung, Verleugnung, omnipotenter Kontrolle, Entwertung, primitiver Idealisierungen und schwerer Spaltungen der Selbst- und Objektrepräsentationen beruhen, die Funktionsfähigkeit des Ichs signifikant schwächen. Das Konzept der »Stärkung adaptiver Abwehrmechanismen« verlor gegenüber der Notwendigkeit, die Dominanz dieser primitiven Abwehroperationen zu reduzieren, an Dringlichkeit. Die Einsicht in diese primitiven Abwehrformen ersetzte das ältere Konzept der vermeintlichen »Ich-Schwäche«. Das offenkundig brüchige Selbsterleben und Selbstkonzept der Patienten erwiesen sich ebenso wie ihre verzerrten Erfahrungen in den Beziehungen zu wichtigen Anderen als ein Ergebnis dieser primitiven Abwehroperationen. Ein supportives psychotherapeutisches

Verfahren musste, so die Erkenntnis, auf diese negativen Auswirkungen der habituellen Abwehroperationen fokussieren.

Zweitens eröffnete die Anwendung modifizierter psychoanalytischer Techniken in der TFP die Möglichkeit, Aspekte dieser technischen Modifizierungen in Kombination mit anderen, supportiven Techniken als Teil eines im Wesentlichen stützenden Verfahrens zu benutzen, in dem unsere Erfahrung mit den gravierenden Lebensproblemen und -krisen bei schweren Persönlichkeitsstörungen zum Tragen kommt.

Drittens erkannten wir, dass die konsequente Beachtung des Funktionierens in den wichtigen Bereichen des Alltagslebens – Arbeit und Beruf, Liebes- und Sexualleben, soziales Leben und Kreativität – tatsächlich von maßgeblicher Bedeutung ist. Dies macht es erforderlich, zu jedem Zeitpunkt die Dringlichkeit der Lebensprobleme der Patienten zu beurteilen und die Priorität der therapeutischen Interventionen entsprechend abzuändern.

Die Erfahrung, die wir mit der durchgehenden Beobachtung der Übertragungsentwicklungen gesammelt haben, ermöglichte es uns, die Aktivierung manifester (von latenten zu unterscheidender) negativer Übertragungen besser zu diagnostizieren. Diese müssen in einer supportiven Behandlung bearbeitet werden, damit ein minimales therapeutisches Bündnis aufrechterhalten bleibt und die vereinbarten Aufgaben in der Patient-Therapeut-Beziehung durchgeführt werden können.

8.2 Eine neudefinierte Behandlungsstrategie

Die von uns entwickelte Strategie der supportiven Psychotherapie hat zum Ziel, das Gesamtfunktionieren der Patienten zu verbessern, versucht aber nicht, die Identitätsdiffusion zu bearbeiten (Kernberg 1999). Vorrangig ging es uns darum, Patienten zu helfen, sich ihrer dysfunktionalen Reaktionen auf emotionale Spannungen und Trigger sowie der Art und Weise, wie diese zum Fortbestehen ihrer Schwierigkeiten beitragen, bewusst zu werden und die Erfahrung zu machen, dass ein alternativer Umgang mit diesen Spannungen das Funktionieren und Wohlbefinden insgesamt verbessern kann. Die wesentlichen Ziele dieser stützenden Behandlung betreffen ein besseres Funktionieren in den zentralen Bereichen Arbeit und Beruf, Liebe und Sexualität, soziales Leben und Kreativität, wobei wir keinen Zweifel daran lassen, dass insbesondere den Verbesserungen im Liebes- und Sexualleben ohne eine eher traditionelle psychoanalytische Behandlung deutliche Grenzen gesetzt sind. Eine supportive Psychotherapie kann die stark eingeschränkte Liebesfähigkeit dieser Patienten und die fehlende Integration von Zärtlichkeit und sexuellen Strebungen schwerlich verbessern. Ungeachtet dessen erzielten die Verhaltensmodifizierungen in den Bereichen Arbeit, Beruf, soziales Leben und Kreativität Verbesserungen in einem breiten Spektrum des Gesamtfunktionierens.

In der Praxis stützt sich die Behandlungsstrategie demnach auf hochindividualisierte Ziele, die sich aus einer umfassenden Begutachtung der augenblicklichen Schwierigkeiten des Patienten und der Evaluierung seines Potenzials, sie mehr oder weniger weitgehend zu lösen, ergeben. Dies hängt mit einem unmittelbaren taktischen Aspekt der Behandlung zusammen, nämlich mit dem Potenzial, das der Therapeut dem Patienten in seiner Vorstellung gleich zu Beginn der Behandlung zuschreibt. Anders ausgedrückt: Welche Möglichkeiten, seine Grenzen und Einschränkungen zu überwinden, räumt der Therapeut dem Patienten in seiner Phantasie ein? Wozu wäre der Patient ohne seine charakterlichen und symptomatischen Einschränkungen imstande? Damit hängt auch ein Gegenübertragungsaspekt zusammen, nämlich die Frage, was der Therapeut täte, wenn er sich im Körper des Patienten und in dessen Lage befände, aber weiterhin über die Fähigkeit verfügte, die Situation einzuschätzen und zu verbessern. Diese Fragen illustrieren, wie wichtig die anfängliche Gegenübertragungsreaktion ist – Sympathie und Antipathie, Hoffnung und Skepsis, Interesse, Mitleid und Verzweiflung –, die der Patient im Therapeuten wachrufen kann, bevor subtilere Aspekte der Übertragungsentwicklungen in den Vordergrund treten und der Therapeut realistische Behandlungsziele formuliert, die er danach mit dem Patienten bespricht und verhandelt. Diese vereinbarten Prioritäten stellen eine Modifizierung der TFP dar: Die Behandlungsziele sind von Beginn an bescheidener als das Ziel, die Identitätsdiffusion zu bearbeiten und strukturelle Veränderung herbeizuführen.

8.3 Wichtige Behandlungstechniken bei der Anwendung der Supportiven Psychodynamischen Psychotherapie

8.3.1 Ein modifizierter Deutungsansatz

Einleitende Deutungstechniken – Klärung und Konfrontation – werden uneingeschränkt eingesetzt, um dem Patienten zu helfen, sich der Bedeutung seiner Kommunikationen und Interaktionen in den Sitzungen vollauf bewusst zu werden. Diese Interventionen benennen sowohl angemessene als auch unangemessene und klare bzw. problematische oder verwirrte Aspekte seines Narrativs, um sowohl die unmittelbare Realität der therapeutischen Interaktion als auch die Realität der Interaktionen abzuklären, die der Patient in seiner Umwelt unterhält. Für den Therapeuten ist es wichtig, sich daran zu erinnern, dass er jedes Mal, wenn er etwas nicht versteht, nachfragen muss, bis ihm die Sache klar ist. An diesem Punkt weicht die Supportive Psychodynamische Psychotherapie (SPP) insofern von der TFP ab, als der Therapeut darauf verzichtet, die unbewussten Bedeutungen der Interaktionen und ihre Beziehung zur unbewussten Vergangenheit zu deuten. Die Deutungsarbeit bleibt also auf dieser Ebene auf einen einzigen Aspekt der Übertragung beschränkt.

8.3.2 Übertragungsanalyse

Im Gegensatz zur Standard-TFP wird in der SPP *keine* systematische Übertragungsanalyse durchgeführt. Zudem nutzt der Therapeut die positive Übertragung, um die Fähigkeit der Patienten, positiv auf die vorwiegend stützenden Techniken zu reagieren, anzuregen und zu stärken. Einer umfassenden Klärung und Konfrontation, die ausschließlich im Fall einer manifesten negativen Übertragung erfolgt, schließt sich der Versuch an, diese Übertragung auf ihren Ursprung zurückzuführen – soweit der Patient auf einer vorbewussten Ebene dazu in der Lage ist –, um sie zu reduzieren. Der Therapeut klärt auch die Realität der Behandlungssituation, korrigiert irrige Vorstellungen, die der Patient bezüglich der therapeutischen Beziehung hegt, und erkennt dabei den Beitrag an, den er selbst zu solchen falschen Wahrnehmungen geleistet hat. Er hat zudem die Aufgabe, sorgfältig zu beobachten, inwieweit die negative Entwicklung in der Übertragung womöglich parallelen negativen Interaktionen in der äußeren Umwelt des Patienten entspricht. Diese gilt es in den Blick zu nehmen, um sie parallel zur Reduzierung der manifesten negativen Übertragung in der Behandlungssituation ebenfalls zu reduzieren.

Ein Patient beispielsweise, der beim Geschlechtsverkehr mit seiner Freundin erhebliche Erektionsschwierigkeiten hatte, vermutete, dass ich mich ironisch verhielte, mich ihm überlegen fühlte und mich innerlich über seine sexuellen Schwierigkeiten lustig machte, als ich mich detailliert nach den Umständen zu erkundigen versuchte, unter denen er seine Erektion verlor. Er sah seine Männlichkeit durch mich infrage gestellt. Sobald ich dies begriffen hatte, konfrontierte ich ihn mit der Tatsache, dass es sich um eine Phantasie seinerseits handelte und dass ich – soweit mir bewusst – keinerlei Zweifel an seiner Männlichkeit hegte, sondern lediglich herausfinden wollte, was ihn hemmte. Dies bewog ihn zu berichten, dass seine Eltern ihn wegen seines Masturbationsverhalten extrem kritisiert hatten. Ich verzichtete darauf, die offenkundige Übertragungsimplikation seiner Angst vor meiner Kritik eingehender zu erforschen, und untersuchte stattdessen, ob die Angst womöglich etwas mit dem zu tun hatte, was in seiner Beziehung zu seiner Freundin mit ihm passierte. Daraufhin berichtete der Patient, dass sie jedes Mal, wenn er seine Erektion verlor, lächele und er dann das Gefühl bekomme, dass sie auf ihn herabblicke und ihn nicht als vollwertigen Mann betrachte. Er sah in ihr die gleiche Haltung, die er auch mir zuschrieb, und fühlte sich wegen seiner sexuellen Schwierigkeit entwertet. An diesem Punkt sagte ich, mir erschiene es am vernünftigsten anzunehmen, dass die Freundin ihrerseits verunsichert sei und womöglich das Gefühl habe, dass er impotent wäre, weil sie für ihn nicht attraktiv genug sei. Sie interpretiere womöglich seine Schwierigkeit als Spiegel ihrer Unzulänglichkeit als Frau. Der Patient bestätigte dies und sagte, dass ihr Lächeln in diesen Situationen, in denen er Erektionsschwierigkeiten habe, tatsächlich mitunter Hilflosigkeit ausdrücke. Auf diese Weise vervollständigte die Kombination von Erforschung, »Reduktion« und »Export« der manifesten negativen Übertragung die Benutzung einer vorwiegend positiven Übertragung bei der Durchführung dieser supportiven Technik.

8.3.3 Suspendierung der technischen Neutralität

Insoweit Therapeuten mit kognitiver Information und affektiver Unterstützung arbeiten, geben sie ihre Position der technischen Neutralität preis. Bisweilen werden sie den Patienten unmissverständlich darauf hinweisen, welches Verhalten in einer bestimmten Situation angemessener gewesen wäre oder was – nach Meinung des Therapeuten – tatsächlich ein unangemessenes Verhalten der Umwelt war, auf das der Patient schockiert reagierte. Dieses Vorgehen birgt allerdings das Risiko in sich, den Patienten durch ein Übermaß an Ratschlägen oder Anleitung zu infantilisieren und seine Eigenverantwortung für sein Verhalten aus dem Blick zu verlieren. Darüber hinaus besteht das Risiko, dass die Suspendierung der technischen Neutralität ein Gegenübertragungsagieren fördern kann.

8.3.4 Arbeit mit der Gegenübertragung

Die laufende introspektive Untersuchung der Gegenübertragungsreaktionen des Therapeuten auf den Patienten und die spezifischen, in der Behandlungssituation in Szene gesetzten Übertragungen sind entscheidende Elemente der Therapie, an denen wir unsere Reaktion auf die positiven und negativen Übertragungsentwicklungen orientieren und aus denen wir laufende Informationen über die affektive Dominanz in der Sitzung beziehen. Dies ist ein wichtiger Aspekt der Priorisierung unserer Interventionen. Die Erforschung der Gegenübertragung in der SPP unterscheidet sich letztlich nicht von der Arbeit mit der Gegenübertragung in der TFP (Yeomans et al. 2017 [2015]).

8.3.5 Konfrontation primitiver Abwehroperationen

Die Entwicklungen der Therapie von Patienten mit Borderline-Persönlichkeitsorganisation demonstrieren die Dominanz der auf Spaltung beruhenden Abwehroperationen bei schweren Persönlichkeitsstörungen. Durchgängiges schweres Agieren, dissoziierte Affektstürme, hochparanoide Übertragungsentwicklungen sowie Somatisierung – allesamt Phänomene, die mit primitiven Abwehroperationen zusammenhängen –, bedrohen auch das soziale Überleben dieser Patienten und nicht selten die Kontinuität der Behandlung an sich.

Hier kann der Therapeut in einem realitätsorientierten, vorausschauenden Gespräch mit dem Patienten über das Risiko, das seine gegenwärtigen Reaktionen oder geplanten Aktionen in sich bergen, direkt die möglichen Konsequenzen eines Verhaltens thematisieren, das auf einer massiv verzerrten Beurteilung der inneren und äußeren Realität beruht. So lässt sich das provokante Verhalten, das Patienten bisweilen unter dem Einfluss projektiver Identifizierungen zeigen, reduzieren, indem man auf die sich selbst realisierenden Risiken des Verhaltens hinweist sowie auf die Notwendigkeit, die Motivationen anderer Menschen zu berücksichtigen, die womöglich gar nichts mit dem Patienten selbst zu tun haben. Auch die nachweisbare Tendenz, die Reaktionen Anderer auf negative Absichten zurückzuführen, muss zur Sprache kommen.

Eine Patientin erwähnte, dass sie häufig Weinkrämpfe bekomme, wenn ihre Supervisorin im Büro sich ihr gegenüber kritisch äußere. Ich machte mir Sorgen wegen der möglichen Auswirkungen dieses Verhaltens auf die Beurteilung ihrer Arbeitsleistung. Indem ich sie darauf hinwies, dass sie die potenziellen negativen Konsequenzen ihrer Gefühlsausbrüche (nämlich die Gefahr, wegen dieses regressiven Verhaltens über kurz oder lang gefeuert zu werden) verleugnete, half ich ihr, die Weinkrämpfe unter Kontrolle zu bringen. Dabei verzichtete ich auf den Versuch, die tieferen, unbewussten Wünsche der Patientin zu erforschen, ihre Supervisorin zu provozieren und deren Misstrauen zu wecken. Ein anderer narzisstischer Patient, der immer wieder Frauen idealisierte, die ihn nach wenigen Wochen »enttäuschten«, konnte »gebremst« werden, indem wir untersuchten, welchen Preis er für seine verzweifelte Suche nach der »perfekten« Frau zahlte.

Ein supportives psychotherapeutisches Verfahren kann die Liebesfähigkeit eines Patienten nicht grundlegend verändern. Es kann aber die zerstörerischen Auswirkungen der Verleugnung dieser emotionalen Einschränkung reduzieren. Der allgemeine technische Aspekt, primitive Abwehroperationen konfrontativ zu bearbeiten, kann als »vernünftige« Herangehensweise an die charakterbedingten Verhaltensmuster des Patienten definiert werden – bei gleichzeitiger Anerkennung der unbewussten Wurzeln dieser Abwehroperationen sowie ihrer chronischen und repetitiven Merkmale. Eine solche Konfrontation ist ein Versuch, das adaptive Verhaltenspotenzial des Patienten dadurch zu stärken, dass er lernt, die destruktiven Folgen seines repetitiven Problemverhaltens bewusster wahrzunehmen.

Bislang haben wir die Anwendung der Abkömmlinge psychoanalytischer Grundtechniken in einer supportiven psychotherapeutischen Behandlung erläutert. Im Folgenden beschreiben wir die spezifischen supportiven Techniken, die diese Behandlung vervollständigen.

8.3.6 Supportive Techniken

Zu den supportiven Techniken zählen kognitive Information und Unterstützung, affektive Unterstützung, die Erleichterung emotionaler Abreaktion sowie direkte oder indirekte Interventionen in der sozialen Realität der Patienten mittels Orientierungshilfe und Beratung, die den Patienten selbst oder ihren Betreuungspersonen angeboten werden. Falls angezeigt, können Dritte, die an der Unterstützung der Patienten außerhalb der Behandlung beteiligt sind, aktiviert und in ihrer Arbeit bestärkt werden. Der Therapeut sollte sich frei fühlen, auch mit anderen Menschen, die eine Rolle im Leben des Patienten spielen, direkt zu interagieren, wenn dies im Rahmen der Gesamtstrategie der Behandlung geraten scheint. Grundsätzlich setzt dies voraus, dass der Patient sich an den Kontakten des Therapeuten mit Dritten entweder beteiligt oder lückenlos darüber informiert wird.

Supportive Techniken umfassen die laufende, detaillierte Beobachtung der Lebensaufgaben des Patienten, des Abarbeitens seiner in der Behandlungssituation vereinbarten Aufgaben und seiner kooperativen Beteiligung an den Bemühungen des Therapeuten. All diese supportiven Techniken hängen direkt mit der ursprünglichen Vertragsvereinbarung zusammen, mit den Bedingungen für das Setzen von Grenzen und mit der Benennung spezifischer Aufgaben, die der Patient als Teil der Behandlungsvereinbarungen erfüllen soll.

8.4 Behandlungstaktiken

8.4.1 Diagnostische Begutachtung

Ein wesentlicher Aspekt unseres supportiven psychotherapeutischen Verfahrens ist die sorgfältige, detaillierte Evaluierung der gegenwärtigen Persönlichkeit des Patienten sowie seiner Symptome, Schwierigkeiten und Probleme in den verschiedenen Lebensbereichen. Wir versuchen darüber hinaus, Informationen über seine körperliche Verfassung, seine medizinische Krankengeschichte und seine körperlichen Beschwerden einzuholen, und verschaffen uns ein Bild davon, wie verantwortungsbewusst er mit seiner körperlichen Gesundheit umgeht. Die Methode des strukturellen Interviews, die wir als Bestandteil der TFP entwickelt haben, eignet sich hervorragend zur Erstbegutachtung von Patienten, die sich in eine supportive Psychotherapie begeben.

8.4.2 Klärung der Prioritäten der allgemeinen Interventionen, der Prognose und der Grenzen der Behandlung

Es ist unerlässlich, die Möglichkeiten und Grenzen der Patienten realistisch zu beurteilen und eingehend mit ihnen zu besprechen, was sie sich nach Ansicht des Therapeuten von der Behandlung erhoffen können. Unsere Patienten müssen sich verpflichten, sich kooperativ an der therapeutischen Arbeit zu beteiligen, und die Bedingungen akzeptieren, unter denen die Behandlung die erwünschten Veränderungen herbeiführen kann. Sollte es zu einem späteren Zeitpunkt zu schwerem Agieren kommen – vor allem im Zusammenhang mit der Fortführung der Behandlung und mit Abbruchrisiken –, können diese anfänglichen Diskussionen und Klärungen helfen, die Patienten bei Bedarf immer wieder daran zu erinnern, aus welchen Gründen sie in Behandlung sind und unter welchen Bedingungen die Therapie erfolgreich durchgeführt werden kann.

Auf der Grundlage all der anfangs gesammelten Informationen kann der Therapeut allgemeine Prioritäten für seine Interventionen festlegen. Diese allgemeinen Behandlungsaufgaben determinieren sodann wichtige Interventionskriterien, die in jeder Sitzung mit den aus den augenblicklich affektiv dominanten Themen hergeleiteten Prioritäten kombiniert werden. Anders als in der TFP besitzt in der SPP nicht länger allein die affektive Dominanz oberste Priorität, sondern eine Kombination aus affektiver Dominanz und allgemeinen Behandlungsprioritäten.

8.4.3 Vertragsvereinbarung und Sitzungsfrequenz

Die allgemeinen Behandlungsbedingungen, die Sitzungsfrequenz und der Umgang mit versäumten Sitzungen sind gleich zu Beginn zu klären. Eine supportive Psychotherapie kann mit einer einzigen Wochensitzung, aber auch mit höherer oder niedrigerer Frequenz durchgeführt werden. Das konsequente Festhalten an einer vorab festgelegten Mindestfrequenz ist in der SPP noch wichtiger als in der höherfrequenten TFP.

8.4.4 Freies Assoziieren

Patienten benötigen eine Anleitung, um – auf modifizierte Weise – frei assoziieren zu können. In der Praxis erklären wir, dass sie in jeder Sitzung über alles, was sie aktuell besonders bedrückt, und über ihre grundsätzlichen Schwierigkeiten sprechen können. Falls keine wichtigen Themen anliegen, haben sie die Freiheit, alles zur Sprache zu bringen, was ihnen in der Sitzung in den Sinn kommt. Mit anderen Worten: Unsere Patienten sollen nicht mit einer vorgefassten Agenda in die Sitzung kommen, sich aber frei fühlen, über alles, was ihnen Sorgen bereitet, zu sprechen. Auf diese Weise versuchen wir, es ihnen zu erleichtern, einem freien Assoziieren möglichst nahe zu kommen, auch wenn wir wissen, dass der Druck, den die unmittelbare Realität auf sie ausübt, und die selektiven Interventionen des Therapeuten, der sich an seinen eigenen Kriterien orientiert, das freie Assoziieren einschränken.

8.4.5 Ausgewählte Tatsache

Wie schon erwähnt, umfassen die Interventionskriterien des Therapeuten eine Kombination aus den zu Beginn festgelegten Behandlungsprioritäten und der augenblicklichen affektiven Dominanz, die sich aus der verbalen und nonverbalen Kommunikation des Patienten sowie aus der in der Sitzung auftauchenden Gegenübertragung ergibt. Unter einem praktischen Blickwinkel betrachtet, rivalisieren in der supportiven Psychotherapie häufig folgende Interventionsprioritäten miteinander: a) Akute berufliche Schwierigkeiten des Patienten, von deren Lösung sein »soziales Überleben« abhängt; b) Probleme, die das körperliche Wohlergehen betreffen, z. B. ein unangemessener Umgang mit Erkrankungen oder Schwierigkeiten, medizinische Komplikationen zu verhindern – Stichwort »körperliches Überleben«; c) Probleme in intimen und Liebesbeziehungen oder »Beziehungsüberleben«. Dies ist ein besonders schwieriger Bereich, weil die Möglichkeiten der supportiven Psychotherapie, die subjektiven, emotionalen Reaktionen der Patienten auf Partner und ganz allgemein auf Sexualobjekte zu beeinflussen, begrenzt sind.[2] d) Kontrolle der gegen das Selbst und gegen Andere

---

2 Die Grenzen der supportiven Psychotherapie zeigen sich besonders deutlich im Falle von Patienten und Patientinnen mit narzisstischer Persönlichkeit, die in ihrer Liebesfähigkeit und ihrer Fähigkeit, stabile intime Beziehungen aufrechtzuerhalten und Sexualität und Zärtlichkeit zu inte-

gerichteten Aggression oder »Kontrolle der Selbstdestruktivität«, ein Aspekt, dem bei Patienten mit schweren, chronischen Selbstverletzungen besondere Relevanz zukommt.[3] e) Kontrolle des antisozialen Verhaltens oder »juristisches Überleben« (ein Aspekt, der sich als dringend zu erledigende Aufgabe der Behandlung erweisen kann).[4]

8.4.6 Beobachtung und Handhabung der Übertragung

Wie oben erwähnt, ist es wichtig, eine manifeste negative Übertragung zu erkennen und zu bearbeiten, um eine tragfähige positive Übertragungsbeziehung wiederherstellen oder aufrechterhalten zu können. Dies kann bei Patienten mit schweren Persönlichkeitsstörungen, die auf vorangegangene psychodynamische und kognitiv-verhaltenstherapeutische Therapien nicht angesprochen haben, beträchtliche Zeit in Anspruch nehmen. Manchmal beherrscht unverhohlenes Trotz- und Provokationsverhalten die Sitzungen, und der Patient konfrontiert den Therapeuten triumphierend mit seiner vermeintlichen Unfähigkeit, ihm zu helfen. Um die manifeste negative Übertragung realitätsorientiert zu reduzieren, kann der Therapeut auf repetitive Verhaltensaspekte aufmerksam machen, die das bewusste Verhalten wiederholen, das der Patient in der Vergangenheit anderen Personen gegenüber gezeigt hat. Eine solche Klärung und Ablenkung der Übertragung ist mit einem supportiven Ansatz sehr gut vereinbar. Unter diesen Umständen besteht die Hauptaufgabe darin, die Situation realistisch, eingehend und geduldig zu besprechen. Es ist wichtig, dass der Therapeut offen, direkt, taktvoll und aufrichtig ist und nicht etwa versucht, auf künstliche Weise ein »therapeutisches Bündnis« zu forcieren.

Manchmal besteht die Aufgabe darin, systematisch, geduldig und respektvoll all die Gründe zu erforschen, die Patienten zu ihrer Überzeugung veranlassen, dass ihnen nicht zu helfen sei, und sie bewegen, aktiv sämtliche Interventionen des Therapeuten abzulehnen. Es kann hilfreich sein, unmissverständlich klar zu stellen, dass die Behandlung tatsächlich nicht helfen wird, wenn der Patient, aus welchen Gründen auch immer, weiterhin jeden Beitrag des Therapeuten zurückweist. Ohne negative Gegenübertragungsreaktionen oder ein Gefühl des Scheiterns zu akzeptieren, dass der Patient von der Behandlung womöglich nicht profitieren wird, kann aus der Sackgasse herausführen. Wenn der Therapeut innerlich

grieren, eingeschränkt sind. Aufgrund dieses praktischen Problems kann es erforderlich sein, dass der Therapeut sich klar dazu äußert, was von der Behandlung realistischerweise erwartet werden kann und was nicht. Unter Umständen bedeutet dies, dass beide Beteiligte ernsthaft und ausdauernd an der Klärung existenzieller Entscheidungen arbeiten, die der Patient auf eigene Verantwortung zu treffen hat.

3 Dies betrifft häufig bestimmte narzisstische Persönlichkeiten mit negativer Prognose, deren Selbstverletzungen die Schwere ihrer Erkrankung widerspiegeln.

4 Bisweilen wirft dieser Punkt Probleme für den Therapeuten auf, der in jedem einzelnen Fall seine eigenen Risiken und Verantwortlichkeiten klären muss und u. U. auf eine juristische Beratung über die Grenzen der therapeutischen Situation angewiesen ist.

anzuerkennen vermag, dass die Behandlung nicht erfolgreich verläuft, und dennoch weiterhin herauszufinden versucht, ob es trotz allem eine Möglichkeit gibt, das Ruder herumzureißen, ist dies ein angemessener Umgang mit der Zurückweisung und den Angriffen des Patienten.

Unter Umständen ist es erforderlich, dass der Therapeut seine Zweifel bezüglich des Behandlungserfolgs gegenüber der überweisenden Einrichtung, der Familie des Patienten und/oder einer dritten Partei ausspricht, die von ihm erwartet, dass er dem Patienten hilft, auch wenn dieser jedes Hilfsangebot strikt ablehnt.

Mit anderen Worten: Der Therapeut muss die emotionale Kontrolle über die Situation behalten, statt sich durch die Erwartungen der sozialen Umwelt an die Therapie und durch den aktiven Widerstand des Patienten, der die Phantasie hat, den Therapeuten zu besiegen, indem er sich gegen die Behandlung sträubt, unter Druck gesetzt zu fühlen. Der Therapeut kann einzelne Aspekte seiner Gegenübertragungsreaktion in die therapeutische Intervention einfließen lassen, wenn sich die emotionalen Verzerrungen der Interaktion durch den Patienten auf diese Weise reduzieren lassen. Dies kann die Intensität der negativen Übertragung verringern und die unmittelbare therapeutische Interaktion verbessern.

Man könnte ein solches Vorgehen als vollkommen angemessene Möglichkeit betrachten, die eigene Gegenübertragung unter extrem negativen Bedingungen in einer Erstbegutachtung zu nutzen. Allerdings bringt es die Gefahr mit sich, dass der Patient diese Art, Informationen über den Therapeuten zu sammeln, ausnutzt, indem er seine eigenen negativen Reaktionen weiter verstärkt und dem Therapeuten beispielsweise Feindseligkeit, Gleichgültigkeit, Hartherzigkeit usw. vorwirft. Der Therapeut muss solche Mitteilungen über seine Gegenübertragung folglich sorgfältig abwägen und sparsam verwenden, wenn der Patient sie offenkundig missbraucht, um omnipotente Kontrolle auszuüben. Im Allgemeinen sind Mitteilungen über die Gegenübertragung in der supportiven Psychotherapie nicht angezeigt; ausgewählte Informationen mit dem Ziel, eine schwere, manifeste negative Übertragung zu handhaben oder einen fokussierten reedukativen Ansatz zu praktizieren, können indiziert sein, solange dem Therapeuten das Risiko bewusst bleibt, dass der Patient sie in der Übertragung womöglich ausnutzen wird.

Wenn unter normalen Umständen zumindest auf den ersten Blick kein dringendes Problem anliegt, das eine sofortige Intervention bezüglich eines Aspekts der äußeren Realität des Patienten erfordert, und positive Übertragungsmanifestationen in der Sitzung affektiv dominant zu sein scheinen, kann die Bearbeitung der bewussten Übertragungsaspekte angezeigt sein. Das bedeutet auch, dass der Therapeut die guten Gefühle, die der Patient ihm gegenüber hegt, anerkennt und zugleich übertriebene Idealisierungen, die dessen Unterlegenheits- und Inkompetenzgefühl verstärken könnten, realistisch zurechtstutzt. Dies trägt auch zur Abschwächung der massiven Spaltungsprozesse bei, die für Patienten mit schwerer Persönlichkeitsstörung typisch sind. Zu anderen Zeiten können akute Konflikte in der äußeren Realität den Therapeuten trotz erkennbarer Übertragungsmanifestationen veranlassen, die Übertragung zunächst zu vernachlässigen, sofern sie nicht auf einer bewussten Ebene mit dem in der Außenwelt in Szene gesetzten Konflikt in Verbindung gebracht werden kann.

8.4.7 Die Beziehung des Therapeuten zur äußeren Umwelt

In welchem Umfang der SPP-Therapeut in der äußeren Umwelt Informationen über den Patienten einholt, ist von Fall zu Fall unterschiedlich. Bei Patienten, die keine antisozialen Eigenschaften aufweisen und offen und klar berichten, was in ihrer Umwelt geschieht, haben Therapeuten oft und zu Recht das sichere Gefühl, über die Entwicklungen außerhalb der Behandlung auf dem Laufenden zu sein. In anderen Fällen aber, zumal bei unehrlichen Patienten mit schweren antisozialen Eigenschaften, die Informationen zurückhalten oder rundheraus lügen, kann ein kontinuierlicher Kontakt zu Familienangehörigen oder anderen wichtigen Menschen im Leben der Patienten unverzichtbar sein. Dem Therapeuten obliegt die Entscheidung, inwieweit er regelmäßige Kontakte mit Dritten unterhält, um sich über das Leben des Patienten außerhalb der Sitzungen zu informieren. In der Behandlung bestimmter Patienten ist dies ein entscheidender Aspekt, der zur Bedingung der Durchführung der Therapie gemacht werden muss. Die Behandlung steht oder fällt mit der Bevollmächtigung des Therapeuten durch den Patienten, solche Kontakte zu unterhalten. Falls Informationsquellen dieser Art verfügbar sind, ist es, wie schon erwähnt, wichtig, den Patienten umfassend in Kenntnis zu setzen und nichts zu unternehmen, womit er sich nicht restlos einverstanden erklärt hat.

Dieser Punkt ist vor allem bei Jugendlichen mit Persönlichkeitsstörung relevant. Sie müssen über die offene Kommunikation mit Eltern, Schule und anderen Autoritäten informiert werden. Wenn eine ambulante Behandlung angemessen erscheint, muss der Therapeut berücksichtigen, dass die gegen Andere und gegen das Selbst gerichtete Aggression in der Theorie unter die Kontrolle des Patienten gebracht werden muss, seine subjektiven Liebes- und Hassgefühle aber nicht auf der Verhaltensebene manipuliert werden können. Der Patient muss sich frei fühlen, zu fühlen, was immer er fühlt, doch er ist auch verantwortlich für sein Verhalten. Dies gilt für die gesamte Dauer der Behandlung.

Ein Problem, das in der SPP eine große Rolle spielt, ist der sekundäre Krankheitsgewinn, ein prognostisch negativer Faktor, der nicht immer, aber häufig mit gravierend antisozialem Verhalten einhergeht – einem weiteren vorrangigen Problem im Kontext schwerer Persönlichkeitsstörungen. Beide Eigenschaften lassen, was den Behandlungserfolg betrifft, nichts Gutes hoffen, zumal sie häufig gemeinsam auftreten. Es ist wichtig, dass der Therapeut den sekundären Krankheitsgewinn nach Möglichkeit unter Kontrolle zu bringen und auszuschalten versucht. Er wird am häufigsten durch Ausbeutung von Familienangehörigen und/oder staatlichen und sozialen Hilfseinrichtungen realisiert. Der Therapeut kann der Familie dabei helfen, der Ausnutzung Grenzen zu setzen, indem er seine Ansichten und Empfehlungen den Angehörigen gegenüber sehr direkt äußert und selbstverständlich auch hier gewährleistet, dass der Patient darüber umfassend informiert ist. Wenn Patienten vom Staat oder anderen sozialen Einrichtungen laufende Unterstützung erhalten, kann es für den Therapeuten schwieriger sein, zu intervenieren, denn die Patienten nutzen solche Systeme u. U. erfolgreich aus, weil sie irrtümlich glauben, dass schwere Persönlichkeitsstörungen die Möglichkeit einer Erwerbstätigkeit oder Ausbildung einschränken oder ausschließen.

Der Therapeut muss stets bedenken, dass es keinen Grund gibt, Patienten aufgrund einer Persönlichkeitsstörung für arbeits- oder ausbildungsunfähig zu erklären. Dieses generelle Prinzip mag dem herkömmlichen Verständnis in bestimmten Subkulturen widersprechen. Es gibt Fälle, in denen Patienten durch ihre Passivität – zusätzlich gefördert durch jahrelange äußere Bestätigung der Arbeitsunfähigkeit – in einem inaktiven Zustand festgehalten werden, der jede allgemeine Verbesserung behindert. An einem bestimmten Punkt setzt diese gesellschaftliche oder familiäre Untergrabung des individuellen Potenzials dem, was von einer Behandlung zu erwarten ist, Grenzen. Schlimmstenfalls kann sie zur Beendigung der Therapie führen.

Eine Alternative zum Behandlungsabbruch besteht unter derart ungünstigen Bedingungen darin, die Patienten als »Lebenslängliche« zu betrachten. Wird die Therapie fortgesetzt, müssen die Erwartungen drastisch heruntergeschraubt werden. Fortan muss sich die Behandlung auf die Einschränkungen und Grenzen der Patienten konzentrieren; der Therapeut ergänzt die soziale Unterstützung, indem er den Patienten mit seinem Rat beisteht, ggf. Medikamente verordnet und ihre Fähigkeit, aus ihrer Lebenssituation und Persönlichkeit das Beste zu machen, unterstützt. Diese Behandlung kann mit reduzierter Frequenz durchgeführt werden – zum Beispiel mit einer oder zwei Sitzungen im Monat –, um die unmittelbar anliegenden Lebensprobleme zu bearbeiten, bei denen die Patienten Hilfe benötigen und von Unterstützung profitieren können. Es wird aber kein Versuch mehr unternommen, das Gleichgewicht zwischen dem Agieren unbewusster Konflikte und den vorherrschenden Abwehroperationen, die den Status quo aufrechterhalten, zu beeinflussen. Bei diesem Stand der Dinge darf der Therapeut keinen Zweifel daran lassen, dass der Patient auf Dauer Unterstützung und Beratung erhält, dies aber nicht mit der sehr aktiven Behandlung in einer Supportiven Psychodynamischen Psychotherapie zu verwechseln ist.

8.4.8 Die Pflichten des Patienten

Ein zentraler Aspekt der SPP ist die Vereinbarung spezifischer Ziele, die sich auf das Funktionieren in den wichtigen Lebensbereichen Arbeit und Beruf, Liebe und Sexualität, soziales Leben und Kreativität konzentrieren. Realistische Ziele orientieren sich am Potenzial des Patienten, an seiner äußeren Realität und vor allem an dem, was er nach Einschätzung des Therapeuten ohne seine charakterliche Erkrankung erreichen könnte. Diese allgemeinen Ziele können zu komplexen Aufgaben ausdifferenziert werden, die zu erledigen der Patient sich verpflichtet, indem er z. B. seine Erwerbstätigkeit wiederaufnimmt, eine Weiterbildung macht, ein Studium oder eine Ausbildung fortsetzt oder die Schule abschließt. Ein Behandlungsziel im interpersonalen Bereich kann darin bestehen, dass der Patient eigenständig zu funktionieren lernt und Möglichkeiten erwirbt, um ernsthafte Konflikte in der Beziehung zu einem Partner zu bewältigen und Krisen zu vermeiden. Die Lebenserfahrung des Therapeuten, seine technische Expertise sowie die detaillierte diagnostische Begutachtung der Persönlichkeit des Patienten tragen maßgeblich zur Formulierung konkreter Behandlungsziele und Aufgaben bei, für die der Patient Verantwortung zu übernehmen hat. Daher ist supportive Psychotherapie immer ein gemeinsames Projekt, eine gemeinsame Aufgabe, und nichts, was der Therapeut tut und der Patient passiv entgegennimmt.

Eine adoleszente Patientin mit einer infantilen Persönlichkeitsstörung, unterdurchschnittlicher Intelligenz, chronischem Schulversagen, sexueller Promiskuität und Drogenmissbrauch hielt es für ausgemacht, dass sie mit ihren eingeschränkten geistigen Fähigkeiten niemals einen College-Abschluss würde erwerben können. Sie wäre eigentlich gern Krankenschwester geworden, war aber überzeugt, die Ausbildung nicht zu schaffen. Nachdem ich die Art ihrer intellektuellen Schwierigkeiten eingehend mit ihr besprochen und keinen Zweifel daran gelassen hatte, dass sie sich wesentlich mehr anstrengen müsse als andere Menschen, denen das Lernen leichter falle, betonte ich, dass sie bei harter Arbeit durchaus in der Lage sei, eine College-Ausbildung abzuschließen. Ihre Eltern unterstützten sie finanziell, und so besuchte sie schließlich ein College und gab sich während der gesamten Behandlung große Mühe, so dass sie die Ausbildung tatsächlich erfolgreich absolvierte. Die realistische Zuversicht des Therapeuten, dass sie mit der richtigen Motivation in der Lage wäre, hart genug zu arbeiten, um trotz ihrer intellektuellen Einschränkungen durchs College zu kommen, war in diesem Fall ein entscheidender Faktor.

Gleichzeitig wurde klar, dass die sexuelle Promiskuität dieser Patientin mit einem infantilen Wunsch nach einem festen Freund zusammenhing. Sie wünschte sich eine Beziehung, um nicht einsam sein zu müssen. Ohne ihre starken masochistischen Persönlichkeitseigenschaften zu untersuchen, überlegten wir, was sie tun müsse, um einen Freund zu finden, dessen Interesse über gelegentlichen Sex hinausging. Dies wurde möglich, indem ich sie »zwang«, intensiv zu lernen, und sie gleichzeitig anregte, sich im Umgang mit Männern offen und unbefangen zu verhalten. Dies half ihr, Kriterien zu entwickeln, um die Männer, die sie kennenlernte, besser beurteilen zu können. Somit wurden Verbesserungen in diesen beiden wichtigen Bereichen erzielt. Im Zuge der Arbeit verpflichtete sie sich zudem, auf sämtliche Drogen zu verzichten (»Sie werden das College nicht schaffen, wenn Sie high sind!«). Eine subtile, aber unverkennbare erotische Übertragung blieb unerforscht; sie wurde lediglich indirekt thematisiert, als wir an der Reduzierung der mit ihrem Sexualleben zusammenhängenden Schuldgefühle arbeiteten. Diese Patientin gewöhnte sich daran, dass ich mich mindestens einmal pro Monat eingehend nach ihren Noten, ihren Lernschwierigkeiten und der Anzahl der Stunden erkundigte, die sie am Schreibtisch verbrachte. Sie begriff, dass die Therapie ein weiteres Feld war, auf dem sie etwas leisten musste, um nicht zu scheitern. Belohnt wurde sie mit dem Gefühl, dass der Therapeut ihre Freude über jede gute Note und jeden Kurs, den sie erfolgreich meisterte, mit ihr teilte.

Die Formulierung realistischer Aufgaben, ihre laufende Kontrolle sowie die Aufmerksamkeit für die affektive Dominanz in der Sitzung determinieren also die Priorität der Interventionen in den Behandlungsstunden und kennzeichnen das taktische Vorgehen in dieser Art der Behandlung.

8.5 Übersicht der allgemeinen Indikationen, Kontraindikationen und Frequenz

Wie schon erwähnt, ist die Supportive Psychodynamische Psychotherapie indiziert für die leichtesten und die schwersten Fälle von Persönlichkeitsstörungen, und zwar vor allem für Patienten mit Kontraindikationen gegen die Durchführung einer TFP. Denkbar ist z. B., dass eine Behandlung mit mehr als einer einzigen Wochenstunde nicht praktikabel ist oder dass der Patient in der Vergangenheit auf ein breites Spektrum psychodynamischer Psychotherapien und kognitiv-verhaltenstherapeutischer Therapien nicht angesprochen hat. In unserer Klinik sehen wir oft Patienten, die bereits in einer der üblichen supportiv-expressiven psychodynamischen Psychotherapien, in TFP, MBT, DBT oder kognitiv-verhaltenstherapeutischer Therapie behandelt wurden. Der Schweregrad ihrer Aggression, ihre antisozialen Eigenschaften, der unkontrollierbare sekundäre Krankheitsgewinn und destruktive Faktoren in Familie oder sozialem Umfeld tragen zu diesen negativen Entwicklungen bei. Hier bietet sich die supportive Psychotherapie als Behandlung der Wahl oder als letzte Option an.

Die Ziele der SPP variieren erheblich. Sie reichen von radikaler Verbesserung über dauerhafte, individualisierte Unterstützung bis zu der Möglichkeit eines finalen Wechsels in eine Erhaltungsberatung für »Lebenslängliche«. Die antisoziale Persönlichkeitsstörung im eigentlichen Sinn ist nach unserer Erfahrung eine Kontraindikation für jegliche Psychotherapieverfahren, doch gibt es Fälle, in denen nicht klar ist, ob sich diese Diagnose zu Behandlungsbeginn bestätigen lässt. Unter solch ungewissen Umständen kann die SPP zur Abklärung der Diagnose und der Frage, ob dem Patienten noch zu helfen ist, versucht werden. Manche Patienten mit unkontrollierbarem sekundärem Krankheitsgewinn erklären sich zu Beginn der Behandlung damit einverstanden, dessen Ausschaltung als Behandlungsziel anzustreben. Die Fähigkeit des Patienten, kooperativ auf dieses Ziel hin zu arbeiten, beantwortet die Frage, ob er von einer SPP wird profitieren können oder nicht. Und schließlich gibt es Patienten, die, obwohl keine antisoziale Persönlichkeit im eigentlichen Sinn vorliegt, die aufrichtige Kommunikation in den Therapiesitzungen durch antisoziales Verhalten so stark beeinträchtigen, dass eine psychotherapeutische Behandlung praktisch unmöglich wird.

Wie bereits erwähnt, kann die SPP mit einer einzigen Sitzung pro Woche durchgeführt werden, denn da wir die Arbeit mit der Übertragung eingrenzen und Übertragungen nicht systematisch deuten, können wir, um rasch auf massive Krisen und akute Lebensprobleme zu reagieren, supportive Maßnahmen ergreifen. Wir versuchen, Patienten dabei zu helfen, ihre chronischen Konflikte zu handhaben, und beobachten ihre entsprechende Fähigkeit, indem wir laufend besprechen, inwieweit gemeinsam vereinbarte Aufgaben erfüllt wurden oder aber nicht. Eine auf diesen Prinzipien beruhende stützende Psychotherapie ist auch mit höherer Frequenz möglich. In diesem Fall stellt sich die Frage, ob ein erfolgreicher Verlauf möglicherweise den Versuch nahelegt, in einer TFP im strengen Sinn radikalere Persönlichkeitsveränderungen anzustreben.

8.6 Vergleich zwischen der Supportiven Psychodynamischen Psychotherapie und der Übertragungsfokussierten Psychotherapie

Im Folgenden fasse ich die Gemeinsamkeiten und Unterschiede dieser beiden Behandlungsmethoden zusammen. TFP wie auch SPP beruhen auf einer gleichermaßen ausführlichen, tiefenpsychologischen diagnostischen Evaluierung, die insbesondere sämtliche Lebensprobleme des Patienten in den verschiedenen Bereichen seines Funktionierens berücksichtigt. Beide Behandlungen versuchen, Prioritäten der Interaktionen festzulegen, die erforscht werden müssen, und potentielle Grenzen abzuklären, die durch die Art der Pathologie, die Persönlichkeit des Patienten und die Behandlungssituation bedingt sind. Beide Behandlungen betrachten als entscheidende prognostische Faktoren die negativen Auswirkungen des sekundären Krankheitsgewinns und antisoziale Eigenschaften, vor allem Unehrlichkeit, die es dem Therapeuten erheblich erschweren können, die therapeutische Gesamtsituation zu containen.

Nun zu den wesentlichen Unterschieden zwischen beiden Verfahren. In der SPP ist es ungleich wichtiger als in der TFP, umfassende Informationen über die Beziehungen des Patienten zur äußeren Umwelt zu sammeln. In den einzelnen Therapiesitzungen wird in der SPP eine komplexere Gruppe an Interventionsprioritäten berücksichtigt. In der TFP ist die affektive Dominanz das Hauptkriterium für die Festlegung von Prioritäten. Davon ausgenommen sind lediglich bestimmte, klar definierte Notfälle. Im Unterschied dazu muss der SPP-Therapeut sowohl die affektive Dominanz im Blick behalten als auch beobachten, wie der Patient die zentralen Behandlungsaufgaben erfüllt und welche akuten Schwierigkeiten in seinem realen Leben auftauchen (die »Überlebensfragen«). Inszenierungen und Ausagieren manifester negativer Übertragungen in den Sitzungen müssen reduziert und/oder abgelenkt werden. In der SPP sind u. U. raschere Entscheidungen und Kriseninterventionen erforderlich; überdies entsteht durch jede Unterbrechung, z. B. durch die Absage von Sitzungen – ganz gleich, aus welchen Gründen –, eine längere und riskantere Behandlungslücke.

SPP-Therapeuten müssen kontinuierlich beurteilen, welche Erkenntnisse eine Sitzung erbracht und was sich von Sitzung zu Sitzung verändert hat. Sie müssen wahrnehmen, ob der Patient gegen die Grundbedingungen der Therapie verstößt und die Behandlung dadurch auf dem Spiel steht. Die SPP zielt in weit höherem Maße auf die Verbesserung des Funktionierens, strebt aber keine grundlegende Veränderung der Persönlichkeit des Patienten an. Die gründliche Beratung mit Berücksichtigung der äußeren Realität und die Kontrolle der Aufgaben und

Schwierigkeiten des Patienten schließen eine technische Neutralität praktisch aus – ein wesentlicher Aspekt der supportiven psychodynamischen Behandlung, der die Gefahr des Gegenübertragungsagierens und der Infantilisierung der Patienten mit sich bringt. In der SPP müssen Patient und Therapeut ein Höchstmaß an »gesundem Menschenverstand« walten lassen. Das bedeutet auch, dass der Therapeut sich des Risikos, das sein eigenes Wertesystem in den Bereichen Ethik, Sexualität, Religion usw. darstellen kann, bewusst sein muss. Auch die direkte Intervention des Therapeuten in der Umwelt des Patienten unterscheidet die SPP von der TFP.

Abschließend sei auf basale Ähnlichkeiten zwischen SPP und TFP verwiesen, nämlich die konsequente Beobachtung der Übertragung. Auch in der SPP wird die potenzielle Rollenumkehr in der Übertragung berücksichtigt, wobei weiterhin der Grundsatz gilt, die Übertragung in der SPP nicht zu deuten. Charakteristisch für beide Behandlungen sind die intensive, detaillierte Kontrolle der Gegenübertragung und das Bewusstsein für die Dominanz von Spaltungsmechanismen im Fallmaterial. Spaltungsmechanismen im Sinne einer Identifizierung des Therapeuten mit einem positiven Segment der internalisierten Objektbeziehungen werden vom SPP-Therapeuten partiell akzeptiert, indem er die Reduzierung einer exzessiven Idealisierung fördert und die Realität manifester Aggression in der Übertragung toleriert. Diese Reduzierung unangemessener Idealisierung und die begrenzte Toleranz manifester Aggression in der Übertragung schwächen die auf Spaltungsmechanismen beruhenden, dominanten primitiven Abwehroperationen.

Literatur

Gill, M. M. (1954). Psychoanalysis and exploratory psychotherapy. J Am Psychoanal Ass 2(4): 772–797. PMID: 13211443.

Kernberg, O. F. (1999). Psychoanalysis, psychoanalytic psychotherapy and supportive psychotherapy: contemporary controversies. Int J Psychoanal 80(6): 1075–1092. PMID: 10669960.

Kernberg, O. F., E. Burnstein, L. Coyne et al. (1972). Psychotherapy and Psychoanalysis: final report oft he Menninger Foundation's Psychotherapy Research Project. Bull Menninger Clin 36: 1–275.

Kernberg, O. F., F. E. Yeomans, J. F. Clarkin et al. (1982). Transference focused psychotherapy: overview and update. Int J Psychoanal 89(3): 601–620. PMID: 18558958.

Yeomans, F. E., J. F. Clarkin und O. F. Kernberg (2017 [2015]). Übertragungsfokussierte Psychotherapie für Borderline-Patienten. Übers. von E. Vorspohl. Stuttgart (Schattauer).

TEIL III Narzisstische Pathologie

9 Die Behandlung der schweren narzisstischen Pathologie – eine Übersicht

Dieses Kapitel beschreibt die Pathologie der schweren narzisstischen Persönlichkeitsstörungen, die gemeinsamen Merkmale ihrer Übertragungsentwicklungen in der Psychoanalyse und in der Übertragungsfokussierten Psychotherapie (TFP) sowie ihre unterschiedlichen klinischen Präsentationen mitsamt den entsprechenden behandlungstechnischen Implikationen. Es stellt eine Erweiterung sowohl des theoretischen Bezugsrahmens als auch des in früheren Arbeiten erforschten klinischen Feldes dar (Kernberg 2004, 2007) und spiegelt die technischen Fortentwicklungen meiner Arbeit mit diesen Patienten wider – Entwicklungen, die vor allem die Deutung spezifischer Konstellationen der Übertragungsverläufe und die detaillierte, deutende Integration der äußeren Realität in die Übertragungsanalyse betreffen. In diesem Kapitel stelle ich die verschiedenen narzisstischen Syndrome, die ich beschreiben werde, in der Reihenfolge des zunehmenden Schweregrades vor. Das heißt, ich beginne mit den narzisstischen Übertragungen auf einem hohen, stabilen Funktionsniveau. Danach folgen die narzisstischen Übertragungen auf einem schwankenden Borderline-Niveau sowie die extreme nicht-depressive Suizidalität und Selbstdestruktivität. Abschließend wende ich mich der antisozialen Dimension zu.

Der integrierte klinisch-theoretische Rahmen, den ich im Laufe mehrerer Jahrzehnte konstruiert habe, kann sich auf die Arbeit etlicher Autoren stützen, die unterschiedliche Konstellationen der schweren narzisstischen Pathologie und ihrer klinischen Manifestationen beschrieben haben. Bei der Beschreibung der Entstehung meines eigenen Modells werde ich meine Überlegungen zu den Beiträgen dieser Autoren in Beziehung setzen und zeigen, wie ich Aspekte ihrer Arbeit mit eigenen Ideen in einem integrierten theoretischen Bezugsrahmen zusammengeführt habe. Ich werde dieses integrative Modell auch mit den Werken weiterer Autoren vergleichen, die wichtige Beiträge zur Beschreibung klinischer Konstellationen der schweren narzisstischen Pathologie geleistet haben.

Diese Arbeit repräsentiert die Erfahrungen, die wir während der vergangenen Jahre am Personality Disorders Institute of Weill Cornell Medical College sammeln konnten. Sie ist ein Versuch, klinische Syndrome, Übertragungsentwicklungen und therapeutische Ansätze unter einer einzigen theoretischen Perspektive konzeptuell zu integrieren. Als Grundlage dienen die Erfahrungen, die am Personality Disorders Institute mit der Durchführung sowohl der Standard-Psychoanalyse als auch der TFP für ein breites Spektrum narzisstischer Patienten gesammelt wurden, und die Erforschung ihrer Gemeinsamkeiten und Unterschiede (Clarkin et al. 2006).

Unsere Grundannahmen entstanden im Kontext unserer Erfahrungen mit der Behandlung mannigfaltiger Manifestationen narzisstischer Pathologie bei den von Rosenfeld (1987) so genannten dünnhäutigen Patienten, Patienten mit dem an anderer Stelle (Kernberg 2007) beschriebenen Syndrom des malignen Narzissmus, chronisch suizidalen und selbstverletzenden Patienten mit narzisstischer Pathologie (Kernberg 2004) und Patienten mit dem von André Green (1993b) beschriebenen Syndrom der »toten Mutter«.

Bevor ich die basalen Gemeinsamkeiten und die spezifischen Unterschiede der verschiedenen Konstellationen detailliert darlege, möchte ich kurz einen theoretischen Bezugsrahmen vorstellen, der aus dem Kontext dieser Arbeit hervorgegangen und für das Verständnis der Beziehungen zu diesen Syndromen relevant ist. Dieser Rahmen ist als tentative Hypothese zu betrachten, deren Validität es weiter zu prüfen gilt. Die folgende Beschreibung ist als vorläufiges Arbeitspapier anzusehen.

Unser theoretisches Modell hängt mit einer allgemeinen Hypothese über die Beziehung zwischen Narzissmus und Aggression zusammen. Wir sind überzeugt, dass unsere klinischen Beispiele diese Hypothese bestätigen. Unsere Sichtweise der grundlegenden Freud'schen Triebtheorie ähnelt den späteren Formulierungen André Greens (Green 2007; Kernberg 2009). Demnach zeigt der allmähliche Rückgang der Verweise auf den Narzissmus im Anschluss an Freuds Formulierung der dualen Triebtheorie, dass Freud bewusst war, dass die destruktive Natur der gegen das Selbst gerichteten Aggression, von Green als »Narzissmus des Todes« bezeichnet, mit dem Todestrieb in eins fällt. Mit anderen Worten: Die duale Triebtheorie von Libido und Todestrieb impliziert, dass sowohl Libido als auch Aggression zur Besetzung des Selbst herangezogen werden (mithin Elemente des Narzissmus konstituieren); doch auch Objektbeziehungen werden mit Libido und Aggression besetzt (was die Voraussetzung für den tiefen Widerstreit zwischen Liebe und Hass schafft, der den Objektbeziehungen zugrunde liegt), und gleiches gilt für die Konstituierung des Selbst. Unter normalen Umständen garantiert die Veränderung von der schizoid-paranoiden zur depressiven Position, dass die libidinöse Besetzung des Selbst und der Beziehungen zu wichtigen Anderen dominiert. Eine Vorherrschaft der Aggression hingegen kann sich in einer Fixierung an eine Ebene primitiver Abwehroperationen und der damit einhergehenden Identitätsdiffusion widerspiegeln, wie sie für die Borderline-Persönlichkeitsorganisation typisch ist. Alternativ kann die Aggression in der Struktur eines defensiven, pathologischen Größenselbst verdichtet sein und Konstellationen eines extrem schweren pathologischen Narzissmus zugrunde liegen.

Charakteristisch für den pathologischen Narzissmus ist immer die Kristallisierung eines pathologischen Größenselbst. Allerdings bewirkt die in einer solchen pathologischen Struktur vorherrschende Libido, dass sich narzisstische Persönlichkeiten mit höherem Funktionsniveau entwickeln können, die in der Lage sind, gegen die direkte Manifestation der Aggression in ihrer Objektbeziehungswelt effektive Abwehrmechanismen zu aktivieren. Im Gegensatz dazu weisen die schwersten Fälle unter den narzisstischen Persönlichkeiten eine dominierende

Infiltration des pathologischen Größenselbst mit Aggression auf. Dies kann sich im Syndrom des malignen Narzissmus widerspiegeln, bei dem die Aggression weiterhin vorwiegend gegen internalisierte Objektbeziehungen gerichtet bleibt, die sich in Konflikten mit der äußeren Welt niederschlagen. In den schweren Fällen richtet sich die Aggression nicht nur gegen alle inneren Beziehungen zu wichtigen Anderen, sondern unmittelbar gegen das Selbst. Hier beobachten wir die radikale Ent-objektalisierung, die das Syndrom der »toten Mutter« (s. unten) kennzeichnet, und die narzisstischen Persönlichkeiten mit schwersten Selbstverletzungen.

9.1 Gemeinsame Übertragungsmerkmale, die das pathologische Größenselbst widerspiegeln

Wenngleich die klinischen Charakteristika narzisstischer Patienten je nach Schweregrad ihrer Pathologie und abhängig von ihren regressiven Tendenzen erheblich variieren können, gibt es bestimmte Übertragungsentwicklungen, die sie konstant miteinander teilen. Dazu zählen die Aktivierung einer dominanten Übertragungsbeziehung zwischen einem grandiosen, anmaßenden, überlegenen Selbst und einem entwerteten Objekt, in der sich das pathologische Größenselbst des Patienten zu erkennen gibt, sowie ein herabgesetztes, unterlegenes, paralysiertes Pendant, das gewöhnlich auf den Therapeuten projiziert, manchmal aber auch vom Patienten selbst agiert wird. Dieses entwertete Objekt entspricht dem eigenen entwerteten, dissoziierten, projizierten oder regredierten infantilen Selbst des Patienten selbst. Im Gegensatz zu der typischen Aktivierung dissoziierter internalisierter Beziehungen zwischen Aspekten des infantilen Selbst und internalisierten dissoziierten Objektrepräsentationen (Selbstrepräsentanz-Objektrepräsentanz-Dyade) entstehen diese Dyaden durch die Beziehung zwischen dem pathologischen Größenselbst und entwerteten Selbstrepräsentationen.

Diese Konstellation aus grandiosem und entwertetem Selbst kann allerdings in unterschiedlicher Form auftreten. Dies hängt von den je verschiedenen Charaktereigenschaften ab. Sie determinieren, welcher Typ der narzisstischen Persönlichkeitsstörungen sich entwickelt: die in der Literatur als »dickhäutige« und »dünnhäutige« Narzissten beschriebenen Persönlichkeitsstrukturen, das »Syndrom der Arroganz«, die chronische nicht-depressive Suizidalität und Parasuizidalität oder die narzisstische Pathologie mit antisozialen Zügen.

Patienten des narzisstischen Spektrums sind unfähig, sich auf den Therapeuten oder Analytiker zu stützen und sich von ihm abhängig zu fühlen. Seine Interventionen werden verworfen, ignoriert oder misstrauisch daraufhin geprüft, ob sie irgendetwas »Neues« enthalten, das der Patient seiner Meinung nach zuvor noch nie gehört hat. Der Patient fühlt sich nicht verstanden und empfindet das Interesse und die Anteilnahme des Therapeuten auch nicht als hilfreich. Er ist außerstande, Neugier aufzubringen, um zu untersuchen, was die Bemerkungen des Analytikers in seinem Innern vielleicht auslösen. Der Patient spricht in Anwesenheit des Therapeuten entweder zu sich selbst oder versucht, den Therapeuten zu beeinflussen und in die von ihm selbst gewünschte Richtung zu lenken. Wie an anderer Stelle ausgeführt (Kernberg 1984), beeinträchtigt dies die Gegenübertragungsreaktion des Therapeuten, denn ihm wird der Eindruck vermittelt, allein im Zimmer zu sein.

Diese beiden Merkmale (die Aktivierung der spezifischen Selbst-Selbst-Beziehung in der Übertragung und die Unfähigkeit des Patienten, sich vom Therapeuten abhängig zu fühlen) unterscheiden narzisstische Patienten auf allen Ebenen des Schweregrades der Störung von dem gewöhnlichen Typus primitiver, dissoziierter Objektbeziehungen, die in der psychoanalytischen Therapie von Patienten mit Borderline-Persönlichkeitsorganisation aktiviert werden. Wenn solche narzisstischen Übertragungen dominieren, erfordern sie ein langwieriges, konsequentes Durcharbeiten. Im Folgenden beschreibe ich spezifische Formen, die diese Übertragungen in den unterschiedlichen Patientenkonstellationen und technischen Verfahren annehmen, die sich uns als hilfreich erwiesen haben. Die Erläuterung dieser Konstellationen in der Sequenz ihres klinischen Schweregrades lässt das Auftauchen der beherrschenden Infiltrierung des Größenselbst mit Aggression im schweren Segment dieser Pathologie und die sich allmählich durchsetzende Selbstgerichtetheit dieser Aggression in den schwersten Fällen deutlich werden.

9.1.1 Narzisstische Übertragungen auf einer hohen, stabilen Funktionsebene

Die Standardpsychoanalyse ist im Allgemeinen angezeigt für narzisstische Patienten auf einem relativ hohen Funktionsniveau, die durch symptomatische Schwierigkeiten veranlasst werden, sich in Behandlung zu begeben.

Typische Übertragungsentwicklung

Bei diesem Typus des narzisstischen Patienten hat der Analytiker zu Beginn vor allem das Gefühl, als sei gar keine Übertragung vorhanden. Tatsächlich spielt sich die Übertragung zwischen dem pathologischen Größenselbst, das jede Abhängigkeit verleugnet, und einem unwichtigen Außenstehenden ab, der je nach Umständen als Bewunderer von Nutzen sein kann, aber auch potentiell gefährlich ist. Der Patient sieht im Analytiker möglicherweise seine eigene Grandiosität verkörpert und fühlt sich dementsprechend entwertet. Umgekehrt kann sich der Analytiker unter der Einwirkung der impliziten Entwertung durch den Patienten verunsichert fühlen und dem Patienten das mit innerer Leere und Enttäuschung einhergehende Gefühl vermitteln, in der Behandlung seine Zeit zu verschwenden. Es scheint, als schütze sich der Patient vor der doppelten Gefahr, entweder von jemandem entwertet zu werden, der sich ihm als überlegen präsentiert, oder aber Zeit und Geld an einen nutzlosen Therapeuten zu verschwenden. Versuche, den Analytiker – der genauso gut sein soll wie der Patient, aber nicht besser, denn dies würde seinen Neid wecken oder ihn, schlimmer noch, zur Entwertung veranlassen – zu kontrollieren, sind für diese Übertragung charakteristisch. Sie kann sich über einen beachtlichen Zeitraum als hartnäckig und unveränderbar erweisen.

Narzisstische Patienten erleben die Behandlung u. U. als »kognitives Lernen« . Sie sind neugierig auf die Deutungen, denn diese sind für sie Wissen, das sie sich aneignen und verinnerlichen müssen, um künftig auf den Analytiker verzichten zu können. Sobald sie dieses »Wissen« absorbiert haben, wird es unbewusst entwertet; der Patient hat keinerlei Bedürfnis, weitere Nachforschungen anzustellen. Einer meiner Patienten pflegte die Deutungen, die ich ihm gab, bedächtig zu wiederholen, um zu »checken«, inwieweit sie zutrafen. Demselben Patienten ging in den Sitzungen wiederholt die Frage durch den Kopf, ob die betreffende Behandlungsstunde oder der betreffende Teil der Stunde »gut« oder »nutzlos« sei. Solche Patienten fühlen sich gezwungen, den Analytiker omnipotent zu kontrollieren, damit er weder unter den Wert absinkt, den sie ihm zubilligen, ihn aber auch nicht übertrifft. Hinter dieser Kontrolle und Distanzierung steht eine massive Abwehr des tiefen Neides und des Grolls darüber, dass der Analytiker dem Patienten das, was dieser braucht, vermutlich geben kann.

Diese dominante Beziehung zwischen dem, pathologischen Größenselbst und einem Außenstehenden, der kontrolliert werden muss, damit er nicht zur Kopie des entwerteten Anteils des Selbstkonzepts wird, kann in ihr Gegenteil umkippen. Dann erlebt der Patient Phasen, in denen er sich gedemütigt und als minderwertiger Versager fühlt, während er gleichzeitig Phantasien über die vermeintliche Grandiosität und Überheblichkeit des Analytikers hegt. Durch die systematische Analyse dieser Übertragung wird die Beziehung zwischen dem pathologischen Größenselbst und dem entwerteten Selbst nach und nach in ihre einzelnen Bestandteile zerlegt, d. h. in die idealisierten Repräsentationen des Selbst und Anderer, die vom Patienten agiert und/oder projiziert werden.

Einhergehend mit der Zerlegung der pathologischen Größenstruktur beobachten wir subtile Veränderungen hin zu stärker objektbezogenen Übertragungen mit einem primitiveren und vorwiegend paranoiden Charakter, weil der Patient grandiose und bedrohliche Aspekte wichtiger Anderer aus seiner Vergangenheit auf den Analytiker projiziert. In einer relativ kleinen Stadt, wo jeder jeden kannte, habe ich einmal einen Patienten, der ebenfalls im Bereich der psychischen Gesundheitsversorgung tätig war, behandelt. Der Patient machte gegenüber mehreren Kollegen abfällige Bemerkungen über mich, deren Inhalt ihm dann einige Wochen später von Anderen wieder zugetragen wurde. Nun bekam er es mit der Angst zu tun und gestand mir in einer Sitzung, was er über mich erzählt hatte. Wir untersuchten sein Verhalten, und es stellte sich heraus, dass er eine Identifizierung mit seiner Mutter agiert hatte, die durch ihre chronischen Minderwertigkeitsgefühle dazu veranlasst worden war, in ihrem Bekanntenkreis abwertende Gerüchte über Freunde zu verbreiten. Der Patient hatte befürchtet, dass ich seinen Fall mit anderen Kollegen besprechen würde.

Die Aufgabe besteht nun darin, die gelegentlichen Phasen, in denen das pathologische Größenselbst in diese internalisierten partiellen Objektbeziehungen zerfällt, und die damit assoziierten unbewussten Konflikte zu untersuchen. Im Laufe der Zeit ähnelt die Behandlung mehr und mehr der Therapie eines durchschnittlichen Borderline-Patienten, da abgespaltene idealisierte und verfolgende Beziehungen aktiviert werden. Nach und nach treten die Konflikte, die sich hinter der Abwehrstruktur des pathologischen Größenselbst verbergen, an die Oberfläche, und zwar typischerweise als starke, primitive Aggression, die mit Neidgefühlen ebenso zusammenhängt wie mit der Verdichtung prägenitaler und ödipaler Konflikte und mit der Aktivierung traumatischer früherer Erfahrungen, gegen die das pathologische Größenselbst ursprünglich als wichtigste Abwehrstruktur in Stellung gebracht worden ist.

Dickhäutige Narzissten

Es gibt jedoch andere Fälle, in denen auch die sorgfältige, konsequente Deutung der Abwehrfunktion, die das Größenselbst erfüllt, nicht bewirkt, dass es nach und nach in seine internalisierten Idealselbst- und Idealobjektkomponenten zerfällt. Stattdessen erfordert eine tiefe Spaltung zwischen Phasen unerschütterlicher Grandiosität und kurzen, dissoziierten, verheerenden Erfahrungen der Selbstentwertung und Depression, die mit Suizidvorstellungen einhergehen, ein sehr langwieriges, deutendes Zerlegen eines sadistisch infiltrierten Größenselbst. Die von Rosenfeld (1990 [1987], S. 370) beschriebenen »dickfelligen« narzisstischen Persönlichkeiten gehören zu dieser Patientengruppe.

Es handelt sich um Patienten, die im Großen und Ganzen in ihrem sozialen Leben und ihrem Berufsalltag zufriedenstellend funktionieren. Ihre innere Welt aber ist so arm an Objektbeziehungen, dass ihnen die Möglichkeit, zu phantasieren und Tagträumen nachzuhängen, offenbar verschlossen ist. Sie leben in der konkreten Realität ihrer Interaktionen mit dem Analytiker, die indes keinerlei Entwicklung von Phantasien, Begehren, Ängsten oder tieferen Konflikten in Gang setzen. Die Patienten selbst erklären womöglich unumwunden, dass sie keinen Grund sehen, eine spezielle emotionale Reaktion auf eine Beziehung zu zeigen, die doch lediglich einem Handelsvertrag entspricht, in dem »der eine dafür bezahlt wird, sich der Probleme des Anderen anzunehmen«. Ein solcher Patient versicherte mir, dass er mich zwar für einen netten Mann halte, aber ganz sicher keine besonderen Gefühle empfände, sollte ich plötzlich sterben.

Die Bemühungen dieser Patienten, frei zu assoziieren, werden u. U. durch ihr hartnäckiges Bedürfnis, die analytische Situation unter Kontrolle zu halten, erheblich beeinträchtigt. Die freien Assoziationen sind dermaßen durchstrukturiert und ordentlich aneinandergereiht, dass sie die gezielte Absicht zu erkennen geben, die Aufmerksamkeit des Analytikers in eine bestimmte, vom Patienten vorbewusst anvisierte Richtung zu lenken. Möglich ist auch, dass die Ausführungen des Patienten hohl und intellektualisiert klingen, weil er seine Worte fortlaufend daraufhin »überprüft«, ob sie eine Bedeutung haben könnten.

Nach meiner Erfahrung ist es hilfreich, die Abwehrfunktion dieser Art des Assoziierens zu analysieren, indem ich die Aufmerksamkeit darauf lenke, wie der Patient auf Deutungen reagiert. Der Patient kann die Worte des Analytikers schlicht ignorieren und nach einer kurzen respektvollen Schweigepause in seinem Monolog fortfahren. Alternativ kann er versuchen, die Interventionen auf all ihre Implikationen zu überprüfen, Spekulationen über ihre Bedeutung anstellen, Zustimmung oder Ablehnung zum Ausdruck bringen oder die Aussagen des Analytikers komplett auseinandernehmen – dies alles, um zu verhindern, dass der Analytiker ihn auf eine Weise beeinflusst, die er selbst nicht 100-prozentig kontrollieren kann, und um sich seine als demütigend empfundene Abhängigkeit vom Analytiker und seine Unterlegenheit nicht vor Augen führen zu lassen. Die Deutung dieser Konstellation kann es dem Patienten ermöglichen, sich seines – in der Art seines freien Assoziierens implizierten – Bedürfnisses, die analytische Beziehung zu kontrollieren, bewusst zu werden.

Unter technischem Aspekt ist es bei der Arbeit mit diesen Patienten auch hilfreich, ihre Schwierigkeiten außerhalb der Übertragungssituation sehr eingehend zu analysieren, also die Details ihrer beruflichen Konflikte, ihrer Probleme in intimen sexuellen Beziehungen, im sozialen Leben und in ihren Familien. Wenn die Patienten sich aufmerksam auf ihre alltäglichen zwischenmenschlichen Konflikte konzentrieren, fällt es ihnen zumeist gar nicht schwer, Aspekte ihrer Interaktionen, die durch emotionale Zwänge und tiefere Ängste oder Bedürfnisse motiviert sind, nach und nach besser zu verstehen und dann auch mit ähnlichen Manifestationen, die auf subtile Weise in der Übertragung zutage treten, in Verbindung zu bringen. Die »mikroskopische Analyse« von Beziehungen außerhalb der Übertragung ermöglicht es, allmählich auch die Übertragung selbst zu erforschen. So entdeckt man hinter der Gleichgültigkeit, mit der die Patienten ihren Partnern begegnen, u. U. den Neid auf deren Liebes- und Freundschaftsfähigkeit und ihre Möglichkeit, eine interessante Alltagswelt voller Erfahrungen zu genießen, von der sich der Patient ausgeschlossen fühlt.

Der oben schon erwähnte gleichgültige Patient beschwerte sich verbittert über seine Frau, die stundenlang mit Freundinnen telefonierte, während er selbst durch seine Einschränkungen und inneren Grenzen an einem solch interessanten Austausch gehindert wurde. In ähnlicher Weise entdeckt man hinter der Bewunderung und sexuellen Erregung, die die vorübergehenden Schwärmereien solcher Patienten prägt, den Groll auf einen erregenden, aufreizenden und die Gratifikation verweigernden Anderen – eine Erfahrung, die womöglich ähnliche Erlebnisse mit wichtigen Objekten aus der frühen oder späteren Kindheit wiederholt. Wenn negative Übertragungsreaktionen im Anschluss an Situationen auftauchen, in denen die Fähigkeit des Therapeuten, dem Patienten zu helfen und sich für ihn zu interessieren, Neid und den unbewussten Wunsch weckt, die Behandlung zu entwerten, öffnet sich ein anderer Zugang zu dieser Übertragungsentwicklung. Vor allem aber müssen diese Patienten sich ständig mit Anderen vergleichen. Die Schwankungen zwischen triumphierender Überlegenheit und der Angst, entwertet zu werden, beherrschen die Beziehungen außerhalb der Übertragung und müssen untersucht werden. Ihre Erforschung schlägt eine Brücke zu der späteren Analyse ähnlicher Schwierigkeiten in der Übertragung selbst.

9.1.2 Narzisstische Übertragungen auf einem fluktuierenden Borderline-Niveau

In unseren Forschungsprojekten, in denen wir die Übertragungsfokussierte Therapie der Borderline-Persönlichkeitsstörungen untersuchten, ermittelten wir eine signifikante Anzahl von Borderline-Patienten mit dominierenden narzisstischen Übertragungsentwicklungen. Es gelang uns zunehmend besser, Patienten mit narzisstischen Persönlichkeitsstörungen, die auf einem offenkundigen Borderline-Niveau funktionierten, sowie Patienten, deren Symptome sich auf übermäßige Arroganz und Aggressivität konzentrierten, und Patienten mit dem Syndrom des malignen Narzissmus zu identifizieren (Clarkin et al. 2006; Kernberg 2004, 2007).

Patienten mit schweren klinischen Syndromen können für eine Psychoanalyse oder psychoanalytische Psychotherapie geeignet sein. Wenn sie aber aufgrund ihrer durchgängig chaotischen Verhaltensmuster und des Scheiterns in ihrem sozialen, beruflichen, Liebes- und Sexualleben als »Borderline-Persönlichkeit« im deskriptiven Sinn angesehen werden, ist vermutlich die TFP die Behandlung der Wahl (Clarkin et al. 2006). Dies gilt insbesondere bei prognostisch ungünstigen Merkmalen wie der Infiltrierung des pathologischen Größenselbst mit schwerer, ich-syntoner Aggression gegenüber Anderen, mit selbstgerichteter Aggression, mit chronischem suizidalem Verhalten und vor allem mit antisozialem Verhalten.

Die gegen Andere oder gegen das Selbst gerichtete Aggression, die ausgeprägten paranoiden Züge und das antisoziale Verhalten konstituieren das Syndrom des malignen Narzissmus. Dieser ist zwar an der Grenze zur Nicht-Behandelbarkeit einzuordnen; wenn es aber möglich ist, einen klaren Rahmen und eine konsequente Struktur für die Durchführung der Therapie herzustellen und aufrechtzuerhalten, kann eine TFP angezeigt sein.

In dieser Gruppe von Patienten mit schwerstem Narzissmus finden wir weitere typische Übertragungsentwicklungen, die den dünnhäutigen narzisstischen Persönlichkeiten (Rosenfeld 1987), dem Syndrom der Arroganz (Bion 1967) oder einem nahezu psychotischen sozialen Funktionsniveau von Patienten ohne jegliche Triangulierungstoleranz entsprechen (Britton 2004). Einige dieser Patienten präsentieren sich mit einer schweren chronischen Selbstdestruktivität und signifikantem Suizidrisiko (Kernberg 2007). Indikationen für spezifische Behandlungen, erwartbare Behandlungskomplikationen, Prognose und Technik werden durch den jeweiligen Grad an Über-Ich-Integration, antisozialem Verhalten, paranoiden Tendenzen, durch die ich-syntone Natur der Aggression und durch das chronische, manifeste selbstdestruktive suizidale und parasuizidale Verhalten beeinflusst.

Dünnhäutige Narzissten

Dünnhäutige Narzissten sind stark regrediert und halten analytische Behandlungen oft nicht durch, sprechen aber auf die TFP gut an. Sie weisen sowohl eine schwere aggressive Infiltrierung des pathologischen Größenselbst als auch eine strukturelle Schwäche dieses Größenselbst auf, so dass Schwankungen zwischen Arroganz, Überheblichkeit und verächtlichen Gefühlen gegenüber dem Analytiker einerseits und Minderwertigkeits- und Demütigungsgefühlen, Depression, Selbstanklagen und suizidalen Tendenzen andererseits häufig und in kurzen Abständen auftreten. Manchmal sind solche Schwankungen durch kleine Triumpherlebnisse oder Niederlagen und durch eine Überempfindlichkeit für jede reale oder phantasierte Kritik motiviert. Das klinische Bild zeigt eine schwere charakterologische Depression oder chronische dysthyme Reaktionen, suizidale Tendenzen und trotz des pathologischen Größenselbst eine ausgeprägte Identitätsdiffusion, die sich im Fehlen jeglicher Ziele und in einer allgemeinen Verunsicherung und Unklarheit bezüglich der Richtung des eigenen Lebens und der Beziehungen widerspiegelt. Ich-syntone sadistische Eigenschaften werden geäußert und auf den Therapeuten projiziert, der dann häufig als verführerischer, intriganter Verfolger wahrgenommen wird. Diese Patienten erleben rasch wechselnde Übertragungsentwicklungen, extreme Frustration, weil sie den Therapeuten nicht vollständig kontrollieren und ihrem eigenen Denken oder Verhalten unterwerfen können, und Wutausbrüche, in denen sie den Therapeuten restlos entwerten und die Behandlung abbrechen wollen. Sie zeigen ihre Verachtung, indem sie ihm vorwerfen, nichts verstanden zu haben, da sie die Verwirrung, die sie in ihren eigenen Beziehungen zu wichtigen Anderen empfinden, auf ihn projizieren. Darüber hinaus tauchen in der Übertragung verstärkte paranoide Tendenzen auf.

Oft wurden diese Patienten durch körperliche Misshandlung, sexuellen Missbrauch oder grobe Vernachlässigung im Säuglingsalter oder in der frühen Kindheit schwer traumatisiert. Ihre unbewusste Tendenz, diese Traumatisierungen in der Übertragung zu reaktivieren, liefert wichtige Informationen über die Vergangenheit und führt aufgrund des hohen Potentials der Patienten, zu agieren, zu Schwierigkeiten. Für diese Patienten empfahl John Steiner (1993), »in der Projektion« zu deuten, d. h. ihr Erleben des Analytikers und ihr Bild von ihm zu deuten statt das, was sie in ihn hineinprojizieren. Diese Empfehlung deckt sich mit einem außerordentlich effektiven technischen Ansatz der TFP, nämlich der Strategie des Therapeuten, bei jeder sich bietenden Gelegenheit die Art der Beziehung zu erläutern, die durch die Erlebensweise des Patienten in der Übertragung aktiviert wird, und die Aufmerksamkeit darauf zu lenken, wie ebendiese Beziehung ein ums andere Mal mit vertauschten Rollen aktiviert wird. In der Rollenumkehr erlebt der Patient sich selbst in der Rolle des inneren Objekts, in einer Rolle also, die er zuvor auf den Therapeuten projiziert hat, während er seinerseits mit einem Aspekt seines Selbst identifiziert blieb. Nun aber wird der Selbstaspekt in das Objekt projiziert, und der Patient kann das, was er zuvor in das Objekt projiziert hatte, erleben. Auf diese Weise wird der gesamte Charakter der Projektionsinhalte dem subjektiven Erleben zugänglich.

Ein Patient war überzeugt, dass sein Therapeut sich sarkastisch und herablassend verhalte. Es machte ihn wütend, und deshalb äußerte er sich extrem kritisch und abfällig gegenüber dem Therapeuten und behandelte ihn, als sei er völlig nutzlos und unaufrichtig und habe keinen Funken Verständnis. Zehn Minuten später aber hatte er das Gefühl, in genauso dieser Weise vom Therapeuten behandelt zu werden. Der Analytiker konnte die Umkehr der Rollen deuten, indem er das grandiose, entwertende Erleben des Patienten gegenüber einem vermeintlich wertlosen und verabscheuenswürdigen Therapeuten erläuterte, ohne dieses Erleben jedoch direkt als Projektion zu erklären; vielmehr zeigte er auf, dass es die Umkehrung der vorangegangenen Erfahrung war, vom Therapeuten auf ähnlich überhebliche und herablassende Weise angegriffen worden zu sein. Damit war die Deutung der projektiven Identifizierung vollständig. Das Gefühl, angegriffen zu werden, veranlasste den Patienten zum Gegenangriff, der dann wiederum die Befürchtung weckte, dass der Therapeut sich auf dieselbe Weise rächen würde. So kam ein Teufelskreis in Gang, in dem ein und dieselbe Beziehung mit jeweils vertauschten Rollen ein ums andere Mal agiert wurde.

Die verächtliche, herablassende Haltung des Patienten gegenüber dem Therapeuten konnte im Laufe der Zeit als Schutz vor der Aktivierung der gegenteiligen Rollenbeziehung gedeutet werden. Damit wurde es auch einfacher, kurze Phasen zu deuten, in denen der Patient die Beziehung zum Therapeuten idealisierte. Hier kamen die reale Anerkennung guter Beziehungsaspekte und der Versuch des Patienten zusammen, sich vor den schlimmen, angsterregenden Erfahrungen in jenen anderen Momenten der alternierenden gegenseitigen Entwertung zu schützen. Nach unserer Erfahrung hat sich die konsequente Deutung der gespaltenen Übertragungen mit besonderer Berücksichtigung der Beteiligung eines sehr fragmentierungsanfälligen pathologischen Größenselbst bei dünnhäutigen narzisstischen Patienten als ungemein hilfreich erwiesen. Wann immer das Geschehen in der Übertragung frühere Erfahrungen zu wiederholen scheint, deren der Patient sich in anderen Momenten bewusst war, bietet sich dies für eine vollständige Deutung der genetischen Aspekte seiner Konflikte an, die zu einer emotionalen Realität geworden sind und als solche von einer defensiven Intellektualisierung der erinnerten oder rekonstruierten Vergangenheit unterschieden werden müssen.

Rosenfeld (1987) hat die Ansicht vertreten, dass die dünnhäutigen narzisstischen Patienten, die in ihrer Vergangenheit schwer traumatisiert wurden, durch analytische Deutungen ihrer Aggressionskonflikte in der Übertragung retraumatisiert werden könnten. Nach unserer Erfahrung ermöglicht die Klärung der vorherrschenden Übertragung »in der Projektion«, also zunächst ohne umfassende Deutung der projektiven Identifizierung, eine Vervollständigung der Deutung, sobald die wechselseitige Aktivierung der Selbst- und der Objektrepräsentanz in der Übertragung stattgefunden hat. Mithilfe dieser aus der TFP hergeleiteten Technik kann der Therapeut extrem negative Übertragungen systematisch deuten, ohne dass der Patient diese Deutungen als Angriff erlebt. Ich stimme hier mit Steiner (2008) überein, der Rosenfelds übertriebene Vorsicht bei der Deutung negativer Übertragungsentwicklungen dieser Patienten infrage stellt.

Das Syndrom der Arroganz

Bion (2013 [1957]) hat ein Syndrom der Arroganz bei schwer regredierten Patienten erläutert und folgende charakteristische Merkmale beschrieben: 1. Ein unverhohlen aggressives und extrem arrogantes Verhalten gegenüber dem Therapeuten; 2. eine völlige Reflexionsunfähigkeit, die den Patienten dumm erscheinen lässt; und 3. eine unangemessene Neugier in Bezug auf den Therapeuten, aber nicht auf das eigene Selbst. Bion beschreibt die Projektion dieser Eigenschaften in den Analytiker und postuliert als wesentliche Dynamik dieser Situation die Aktivierung der Wut eines frustrierten Babys über eine ungeduldige Mutter, die ohne wirkliches Verständnis zu ihm spricht und »dummerweise« von ihm erwartet, ihr ebenfalls verbal zu antworten. Hier werden die Kommunikationsaspekte der projektiven Identifizierung durch die projektive Identifizierung eines destruktiven, sadistischen Objekts beeinträchtigt. Der Schlüssel zur Handhabung dieser Situation besteht darin, dass der Analytiker diese Projektion eines extrem zerstörerischen inneren Objekts, das entschlossen ist, jede verbale Verständigung zunichte zu machen, in sich aufnimmt. Nach unserer Erfahrung spiegelt sie ein chronisches Agieren von primitivem Hass und Neid in den Sitzungen wider, wobei die Aggression allerdings agiert wird, ohne dass der Patient sich ihrer bewusst wäre. Das arrogante Verhalten ist Ausdruck seiner hochaggressiven Bedürfnisse: Des Bedürfnisses, keinesfalls eine Fähigkeit zur kognitiven Kommunikation mit dem Therapeuten erkennen zu lassen, des verzweifelten Versuchs, sich der Bedeutung des eigenen Verhaltens keinesfalls bewusst zu werden, und des Bedürfnisses, den Therapeuten zu kontrollieren, um zu verhindern, dass die projizierte und gefürchtete Aggression in Form von Gegenangriffen des Analytikers zurückkehrt.

Der beste Weg, dieses Syndrom, das mit einigen der schwersten Formen narzisstischer Regression assoziiert ist, zu handhaben, besteht nach meiner Erfahrung darin, die Deutungsarbeit mit dem Setzen fester Grenzen in der Behandlung zu kombinieren. Der Therapeut muss dem Patienten klar machen, dass dessen Aggressionsäußerung sich im verbalen Rahmen zu halten hat, dass er den Therapeuten oder die Praxiseinrichtung nicht körperlich angreifen darf und dass er außerhalb der Sitzungen im Raum des Therapeuten nichts zu suchen hat. Auf diese Weise werden die Angriffe auf ein Maß beschränkt, das in den Sitzungen kontrollierbar ist. Gleichzeitig muss der Therapeut auf die Unfähigkeit des Patienten fokussieren, die sadistische Lust anzuerkennen, die ihm sein aggressives Verhalten bereitet. Wenn der Patient seine Abwehr der Angst, die Lust an seinem sadistischen Verhalten anzuerkennen, überwinden kann, gelingt es ihm, diese Lust anzuerkennen, ohne sich vor Vergeltung zu fürchten oder Schuldgefühle zu empfinden. Dadurch wird auch die Intensität seiner Aggression gemildert, so dass sich die Möglichkeit eröffnet, in der Übertragung die Ursprünge dieser Reaktion zu untersuchen.

Eine unserer Patientinnen schnitt die Pflanzen im Behandlungszimmer ab und diffamierte den Therapeuten in der Öffentlichkeit, konnte aber schließlich anerkennen, dass sie diese Angriffe als lustvoll empfand. Nun stellte sich heraus, dass sie sich bei solchen Attacken unbewusst mit einer sadistischen Tante identifizierte, von der sie als Kind tyrannisiert und körperlich schwer misshandelt worden war. Die Zerlegung des pathologischen Größenselbst in die internalisierten Objektbeziehungen, die es konstituieren – in diesem Fall die Aktivierung der Identifizierung mit der sadistischen Tante –, führt durch die Deutung der Übertragung zur Auflösung der Struktur des pathologischen grandiosen Selbst.

Es gibt Patienten mit einem wesentlich höheren Funktionsniveau und ungleich besserer Kontrolle ihres Verhaltens innerhalb wie auch außerhalb der Sitzungen, deren verächtliche, entwertende, herablassende und konkurrierende Einstellung gegenüber dem Therapeuten mit Phasen der Selbstverachtung und dadurch hervorgerufener Suizidalität und Verzweiflung abwechselt. Diese Patienten haben gewöhnlich stark ausgeprägte paranoide Tendenzen, geben sich rivalisierend und arrogant und rechtfertigen ihr herablassendes Verhalten durch intellektuelle Diskussionen mit dem Therapeuten. Ihre Verächtlichkeit beschert ihnen massive Konflikte im Beruf, im sozialen Umgang und in ihren persönlichen engen Beziehungen. Bei diesen Patienten mit höherem Funktionsniveau sind Herablassung und Arroganz weniger stark ausgeprägt und dominierend als bei den regredierten arroganten Patienten. Gleichwohl ist dem Analytiker überdeutlich klar, dass er verächtlich behandelt wird; weil dem Patienten wiederum klar ist, dass er sich herablassend verhält, kann dieses Gebaren schon bald in der Übertragung untersucht werden. Die über lange Zeit manifestierte Verächtlichkeit kann allerdings die positive Einstellung des Analytikers gegenüber dem Patienten untergraben, und ebendies ist eines der unbewussten Ziele dieser Übertragungsentwicklung: sowohl die Rache an verhassten Elternimagines als auch, tief darunter verborgen, der verzweifelte Versuch, trotz dieses Verhaltens eine gute Beziehung zum Analytiker aufrechtzuerhalten und nicht im Stich gelassen zu werden.

Eine solche Patientin suchte uns auf, nachdem sie bereits bei einer ganzen Reihe von Analytikern in Behandlung gewesen war, die sie allesamt gegenüber Außenstehenden verunglimpft hatte. Nachdem ein Mitglied unserer Gruppe die Arbeit mit ihr aufgenommen hatte, verhielt sie sich auch ihm gegenüber extrem verächtlich. Außerhalb der Behandlung redete sie schlecht über ihn, bis dieses Verhalten schließlich offenkundig wurde und in der Übertragung erforscht werden konnte. Ein anderer Patient kaufte heimlich CDs mit einem vollständigen Ausbildungsprogramm in kognitiver Verhaltenstherapie und versuchte wochenlang mit Feuereifer, den Therapeuten über die Grenzen seines analytisch orientierten Verfahrens aufzuklären. Das Durcharbeiten dieser schwierigen Verhaltensweisen in der Übertragung und die konsequente Deutung all der Implikationen und besonderen Merkmale der Arroganz und Verächtlichkeit solcher Patienten können das Problem lösen; der Preis aber ist hoch, denn der Analytiker muss auch die entsprechenden Gegenübertragungsreaktionen durcharbeiten. Im Laufe der Zeit schaffen diese Patienten es, die Selbstachtung des Analytikers und sein professionelles Selbstbewusstsein spürbar infrage zu stellen.

Die schwer erträgliche Gegenübertragung kann sich in solchen Fällen tatsächlich als zentrales Problem erweisen. Wenn Patienten Dritte miteinbeziehen (sich z. B. bei Verwandten oder bei anderen Therapeuten über den Analytiker beklagen und womöglich bei Kollegen um ein Beratungsgespräch bitten, um sich über die Behandlung zu beschweren), ist es besonders schwierig, eine technisch neutrale Haltung zu wahren. In manchen Fällen ist es u. U. notwendig, dem Verhalten des Patienten Grenzen zu setzen, damit das Gefühl der körperlichen, emotionalen, professionellen und juristischen Sicherheit, auf das der Therapeut angewiesen ist, um seine Position der anteilnehmenden Objektivität aufrechtzuerhalten, gewährleistet bleibt. Seine Fähigkeit, zu beurteilen, welche Inszenierungen und projektiven Identifizierungen in den Entwicklungen von Übertragung und Gegenübertragung aktiviert werden, bedarf des Schutzes.

Auf allen Ebenen der narzisstischen Pathologie bringt der Mechanismus der omnipotenten Kontrolle einen bedeutsamen, unbewussten Versuch des Patienten zum Ausdruck, jegliche Veränderung zu verhindern – die therapeutische Situation »einzufrieren« –, um seine Identifizierung mit seinem pathologischen Größenselbst nicht zu gefährden. Auf »höheren« Niveaus der narzisstischen Pathologie kann dies die Form idiosynkratischer Überzeugungen im Rahmen politischer Ideologien oder ausgesprochen privater Denksysteme annehmen, und zwar sogar bei Menschen, deren Realitätsprüfung in anderer Hinsicht hervorragend funktioniert. Auf dem Borderline-Niveau der narzisstischen Pathologie, das wir hier untersuchen, weisen diese privaten Denksysteme mitunter eine quasi-wahnhafte Qualität auf. Sie haben die Funktion, die Überzeugung des Patienten, anderen Menschen intellektuell überlegen zu sein, zu schützen. Einer unserer Patienten war überzeugt, dass die Liebe zu einer Frau grundsätzlich eine Schwäche zu erkennen gebe, die ihn zum unterlegenen Part mache; ein anderer Patient hielt sich für den größten Künstler auf seinem Gebiet und redete sich ein, dass sämtliche gegenteiligen Erfahrungen das intrigante Werk rivalisierender Künstler seien, die ihn beneideten. Solche Überzeugungen verhinderten, dass die Therapie irgendeinen Einfluss auf den Patienten ausüben konnte, und schützten seine Grandiosität. Die Entwicklung »unvereinbarer Realitäten« in der Übertragung und die in solchen Fällen benutzte Technik (Kernberg 2004, 2007) kann sich in der Analyse als wichtiger Aspekt der Übertragungsanalyse erweisen.

Triangulierungsintoleranz

Eine extreme Form der omnipotenten Kontrolle kann sich bei stark regredierten Patienten als Teil einer Intoleranz für Triangulierungen entwickeln (Britton 1998). Der Begriff *Triangulierungsintoleranz* bezeichnet eine besonders schwere Verzerrung internalisierter Objektbeziehungen, eine Regression, die es dem Patienten unmöglich macht, Gedanken zu ertragen, die sich mit seinen eigenen nicht vollständig decken. Dem Therapeuten wird die Rolle zugeschrieben, die Sichtweise des Patienten zu bestätigen und ihn der Realität und Stabilität der gemeinsam geteilten Erfahrung zu versichern. Jeder Beitrag des Therapeuten, der vom Denken des Patienten abweicht, erschüttert dessen Größenselbst und bringt maligne Implikationen mit sich. Letztlich ist es die Suche nach einer perfekten symbiotischen Beziehung in einer Dyade, die die Störung durch ein drittes Objekt so unerträglich macht, dass es ausgeschlossen werden muss. Hier gibt sich die fragile Omnipotenz eines pathologischen Größenselbst zu erkennen, das sich die absolute Kontrolle über die erlebte Realität zu sichern versucht. Archaische ödipale Konflikte (d.h. die Unfähigkeit des Kleinkindes, die Beziehung des Elternpaares, von der es sich ausgeschlossen fühlt, zu ertragen) zeigen sich dann in der Übertragung als neiderfüllter Groll über die Beziehung des Therapeuten zu einem eigenen inneren Objekt (zu seinem eigenständigen Denken, seiner Theorie oder seinen Reflexionen über das, was in der Beziehung zum Patienten geschieht) und machen jede andere Perspektive für den Patienten unerträglich.

Bemühungen des Therapeuten, alternative Sichtweisen einzubringen, werden entweder als totales Im-Stich-Lassen und als Zurückweisung erlebt oder als sadistische Intrusion und aggressiver Versuch, das Denken des Patienten zu kontrollieren. Diese Situation, ursprünglich von Britton (2001 [1998]) beschrieben, lässt sich sogar bei Patienten mit einem relativ hohen Funktionsniveau innerhalb des narzisstischen Pathologiespektrums beobachten. Bei ihnen zeigt es sich in einer sehr subtilen Ablehnung des eigenständigen Denkens des Therapeuten durch hochdifferenzierte Manöver, mit denen der Patient seine ursprünglichen Auffassungen abermals betont und den Therapeuten zu einem vorübergehenden emotionalen Rückzug zwingt. Die gleiche Situation taucht aber auch bei extrem regredierten narzisstischen Patienten mit eindeutigem Borderline-Funktionsniveau auf, deren extrem verzerrte Realitätswahrnehmung ans Psychotische grenzt.

Weil Patienten unter diesen Umständen fest überzeugt sein können, dass ihr emotionales Erleben der Realität entspricht, kann ein im Kontext der sozialen Umwelt extrem unangemessenes, im Grunde psychotisches Verhalten die Folge sein. Jeder Anlauf des Therapeuten, die Fähigkeit zur Realitätsprüfung zu sondieren, wird dann als Angriff erlebt und veranlasst den Patienten, die vermeintliche Intrusion voller Wut abzuwehren.

Eine Patientin hielt an der fast wahnhaften Überzeugung fest, dass ein Mann, der sie ganz offenkundig ausbeutete und ihr bei jeder Gelegenheit zeigte, dass sie ihm gleichgültig war, in sie verliebt sei. Sie selbst behandelte den Therapeuten, der sie mit ihren Illusionen zu konfrontieren versuchte, als sei seine Realitätssicht völlig unzulänglich. Diese Frau funktionierte in anderen Bereichen ihres Lebens bemerkenswert gut. Ein anderer Patient mit unverkennbarem Borderline-Funktionieren sorgte auf dem Begräbnis eines Familienangehörigen für einen solchen Tumult, dass seine Verwandten ihn vom Grab fortführten. In den darauf folgenden Sitzungen ließ er seiner Wut auf die Gefühlskälte und Gleichgültigkeit, mit der seine Familie auf sein tiefes Leid reagiert hatte, freien Lauf und war erzürnt über jeden noch so taktvollen Versuch des Therapeuten, herauszufinden, ob seine Trauerbekundungen unter den gegebenen Umständen womöglich problematische und gesellschaftlich unangemessene Formen angenommen hatten.

Ein technischer Ansatz, der sich uns bei diesen Störungsbildern als hilfreich erwiesen hat, ist das sehr geduldige, konsequente Erläutern der Tatsache, dass jede Ansicht, das sich von derjenigen des Patienten selbst unterscheidet, solch intensiven Schmerz verursacht, als würden sein ganzes Denken oder seine Fähigkeit, mit der Realität umzugehen, infrage gestellt, so dass er sich gegen einen dermaßen gefährlichen Angriff schützen muss. Für den Patienten fühlt es sich so an, als wolle der Therapeut ihn verrückt machen. Der Analytiker muss nach und nach detailliert darlegen, welche Bedrohung den Patienten in Panik versetzt: Er hat Angst vor einer totalen Entwertung seiner Fähigkeit zu denken, Angst vor dem Alleingelassen-Werden und vor der Einsamkeit, aber auch vor seiner eigenen wuterfüllten Reaktion auf diese bedrohliche Situation, vor seinen eigenen Phantasien über die sadistischen Absichten eines imaginären Außenstehenden – der entschlossen zu sein scheint, die Sicherheit seines früheren Erlebens zu zerstören – und vor der Kollusion des Therapeuten mit einem solchen Feind. Die beschriebene Situation verweist darauf, wie wichtig es ist, dass der therapeutischen Beziehung eine »Drei-Personen-Psychologie« als Grundlage dient. Die Auflösung dieser schweren Regression gibt eine bedeutsame Besserung dieser Patienten zu erkennen.

Das Konzept der *Drei-Personen-Psychologie* besagt, dass die therapeutische Beziehung mindestens durch die Übertragung, die Gegenübertragung und die Position des Analytikers/Therapeuten als »ausgeschlossene dritte Partei« bestimmt wird. Letztere entspricht jenem Persönlichkeitsanteil des Analytikers, der die Übertragungs-Gegenübertragungsbeziehung zu erforschen vermag, ohne selbst in ihr zu versinken (Kernberg 2012), und resultiert aus einer Spaltung im Ich des Analytikers, das in seiner Beziehung zum Patienten in Gegenübertragungsenactments und in den Entwicklungen der projektiven Gegenidentifizierungen ein ums andere Mal »ausgelöscht« wird (Grinberg 1979). Auf einer tieferen, symbolischen Ebene beschreibt die Drei-Personen-Psychologie die ödipale Strukturierung der analytischen Beziehung und die potenzielle Intoleranz für die ödipale Situation in regressiven, symbiotischen Übertragungen. Auf dieser symbolischen Ebene wird der Patient zur ausgeschlossenen dritten Partei, zu dem Säugling, der von der Beziehung des Elternpaares ausgeschlossen ist. So verhielt es sich mit den von Britton (1998) beschriebenen Patienten.

9.1.3 Extreme nicht-depressive Suizidalität und Selbstdestruktivität

Schwere narzisstische Suizidalität

Es ist gewöhnlich nicht schwierig, das chronisch suizidale und parasuizidale Verhalten von Patienten mit schweren Persönlichkeitsstörungen ohne vorherrschende narzisstische Züge von dem Verhalten narzisstischer Persönlichkeiten mit Borderline-Funktionsniveau zu unterscheiden. Das nicht-depressive suizidale Verhalten der Patienten mit Borderline-Persönlichkeitsstörungen ist gewöhnlich impulsiv. Es begleitet einen akuten Affektsturm in Reaktion auf Frustration oder auf ein Wut auslösendes oder traumatisierendes Erlebnis, oder es wird eingesetzt, um enge Familienangehörige oder Liebes- bzw. Hassobjekte zu beeinflussen oder zu kontrollieren. Das chronische suizidale oder parasuizidale Verhalten von Patienten mit narzisstischen Persönlichkeitsstörungen entwickelt sich hingegen langsam, im Laufe von Wochen oder Monaten, bis die eigentliche Handlung dann auf eine abgeklärt und durchdacht wirkende Weise ausgeführt wird – häufig im Kontext eines scheinbar freundlichen, entspannten Gesamtverhaltens. Patienten mit dieser extrem schweren narzisstischen Pathologie unterscheiden sich von Personen, deren suizidales Verhalten Teil einer schweren Stimmungsstörung mit aggressiven und sehr depressiven Zügen ist. Bei den extrem narzisstischen Patienten hingegen durchbricht das suizidale und parasuizidale Verhalten – einschließlich schwerer Selbstverletzungen – ein im Allgemeinen stabiles, scheinbar normales Verhalten.

Unter dem Blickwinkel der Psychodynamik und der Übertragung betrachtet, spiegelt dieses Verhalten eine tiefe, durchgängige aggressive Entwertung der äußeren Welt wider, eine radikale Entwertung wichtiger anderer Menschen, aber auch des Selbst, einen »negativen Narzissmus«, wie Green (1993b) es genannt hat. Die Patienten empfinden ein Gefühl grenzenloser Überlegenheit und Omnipotenz, weil sie glauben, die Angst vor Schmerz und Tod überwunden zu haben, zur Befriedigung ihrer Bedürfnisse keine anderen Menschen zu brauchen und mit der Kontrolle über ihren eigenen Tod über unwiderrufliche, absolute Macht und Freiheit zu verfügen. Diese allgemeine Übertragungsdisposition kann vielerlei Formen annehmen. Die Fähigkeit des Therapeuten, sich in seiner Gegenübertragungsreaktion empathisch in diese furchtbare psychische Realität des Patienten einzufühlen – in jenen Teil, der mit dem selbstmörderischen Größenselbst identifiziert ist –, kann sich als entscheidender Aspekt der Übertragungsdeutung erweisen. Der Therapeut ist ein natürlicher Feind jenes inneren Objekts, und eine Hauptfrage lautet daher, ob er in der Psyche des Patienten irgendeinen Verbündeten finden kann: Gelingt es ihm, sich irgendwie mit dem unterdrückten, schwachen Überlebenswunsch des Patienten in Verbindung zu setzen? Eine maßgebliche therapeutische Aufgabe besteht in solchen Fällen darin, diesen potenziellen inneren Konflikt – einen genuinen Kampf zwischen dem Todestrieb und dem Wunsch zu leben – zu deuten, sobald er in der Übertragung aktiviert wird.

Eine unserer Patientinnen führte sich laufend Rattengift zu, um sich zu töten. Trotz sorgfältiger Durchsuchungen während ihrer stationären Aufenthalte in unserer Klinik war nicht zu klären, wie sie sich das Gift besorgte. Die Patientin bestritt, sich gezielt zu vergiften, obwohl das Serumprothrombin im Laufe mehrerer Tage laufend anstieg. In der Vergangenheit hatte sie unter schweren inneren Blutungen gelitten, die umfassende diagnostische und therapeutische Interventionen erforderten; trotz aller Aufregung, die sie umgab, hatte sich die Patientin dabei in ihrer scheinbar ruhigen, fast fröhlichen Haltung, die über ihren sehr schlechten Zustand hinwegtäuschte, nicht erschüttern lassen.

Eine andere Patientin fügte sich schwere Verletzungen zu, indem sie Sehnen durchtrennte und in der Folge mehrere Finger verlor. Als sie sich zu verbrennen versuchte, konnte eine Katastrophe, die das Leben zahlreicher Menschen in ihrem Wohnhaus bedroht hätte, nur knapp verhindert werden. Manchmal waren ihre Versuche, sich zu verletzen, parasuizidal, zum Beispiel als sie sich in einer Situation, in der sie völlig entspannt und gut angepasst wirkte, ganz plötzlich tiefe Schnittwunden zufügte. Eine weitere Patientin ging mit ihrer Schwester zum Einkaufen. Nach einem vermeintlich sehr schönen gemeinsamen Nachmittag zog sie sich in ihr Zimmer zurück. Als ihre Schwester noch einmal zu ihr ging, um ihr einige der Dinge, die sie gekauft hatten, zu bringen, fand sie die Patientin mit zahlreichen Schnitten auf beiden Armen vor. Ihre stark blutenden Wunden mussten im Notdienst aufwändig versorgt werden.

Es gibt Patienten, die ihre Suizidabsichten und -vorbereitungen leugnen und Triumphgefühle empfinden, wenn es ihnen gelingt, den nichtsahnenden Therapeuten durch ihr Verhalten zu schockieren. Andere Patienten sprechen offen über ihre Suizidalität, geben zu verstehen, dass sie sich ihrer Kontrolle entzieht und dass sie im Augenblick mit dem Teil ihrer selbst, der sich den Tod wünscht, nicht in Verbindung seien. Oft wird ihnen der in solchen Verhaltensweisen implizierte Angriff auf Familienangehörige und den Therapeuten gar nicht bewusst, mitunter aber geht er mit Triumphgefühlen und sadistischer Befriedigung einher. Gleichzeitig führen die Patienten womöglich unbewusst Situationen herbei, in denen es den Anschein hat, als sei ihr suizidales Verhalten auf eine Nachlässigkeit oder Unkonzentriertheit seitens des Therapeuten zurückzuführen. Dann werden die Angehörigen auf ihn wütend, weil sie glauben, dass er das Verhalten des Patienten hätte verhindern können. Manche Patienten beteuern triumphierend, dass ihr Verhalten sich jeglicher Kontrolle entzöge – nicht nur ihrer eigenen, sondern auch der des Therapeuten, dessen Ohnmacht und Inkompetenz sie dadurch bewiesen sehen. Jeder von uns kennt Fälle, in denen Familienangehörige eine unbewusste Kollusion mit Patienten eingehen und den Therapeuten zum Sündenbock machen. Die Behandlung wird abgebrochen, und der Patient sucht sich abermals einen neuen Therapieplatz. Er hat einen weiteren Therapeuten »zur Strecke gebracht« und triumphiert in seiner Rolle als »Therapeutenserienkiller«.

Die Kombination von ausgeprägten selbstdestruktiven Strebungen und antisozialen Tendenzen kann als provokantes, streitsüchtiges Verhalten Ausdruck finden. Dem Therapeuten wird vorgeworfen, das Risiko eines schweren Suizidversuchs nicht aufmerksam genug berücksichtigt zu haben. Auf diese Weise unterwirft der Patient ihn indirekt seiner omnipotenten Kontrolle, indem er paranoide Ängste und Schuldgefühle weckt. Hier vermittelt das mit Aggression infiltrierte pathologische Größenselbst dem Patienten eine illusionäre Macht, und zwar nicht allein über den Therapeuten, sondern über Leben und Tod, über Schmerz und Leid. Es eröffnet den Weg zur Flucht in einen Tod, der als »Befreiung« von einer unkontrollierbaren Welt phantasiert wird.

In einer randomisierten und kontrollierten Studie, in der TFP, dialektische Verhaltenstherapie (DBT) und supportive, auf psychoanalytischen Prinzipien beruhende Psychotherapie (SP) miteinander verglichen wurden, stellten wir fest, dass die TFP genauso effektiv wie die DBT suizidales und parasuizidales Verhalten reduzierte. Die supportive Psychotherapie war hingegen weniger effektiv. Das Mentalisieren verbesserte sich allein in der TFP (Kernberg et al. 2008).

Ich halte es für wichtig, dass der Therapeut in seiner Beziehung zum Patienten und zu dessen Familie sowie bezüglich seiner eigenen Gegenübertragung die Möglichkeit aufrichtig anerkennt, dass der Patient sich suizidieren könnte und die Behandlung dies u. U. nicht verhindern kann. Der Therapeut muss offen, in diagnostischen Sitzungen mit dem Patienten und der Familie, anerkennen, dass die ambulante psychotherapeutische Behandlung in Anbetracht der schweren

Erkrankung ein ernstzunehmendes, unvermeidbares Suizidrisiko mit sich bringt und dennoch einer langen Hospitalisierung mit vorerst nicht absehbarem Ende vorzuziehen ist. Weil in solchen Fällen keine schwere Depression vorliegt, die auf einen Suizid vorausweisen kann, und eine sichere Verhinderung aufgrund der tiefen charakterologischen Basis nicht zu gewährleisten ist, muss das Risiko deutlich ausgesprochen und zum juristischen Schutz des Therapeuten u. U. auch schriftlich festgehalten werden. Gleichzeitig kann das Wissen des Patienten, dass er den Therapeuten mit Suiziddrohungen nicht erpressen kann, seinen sekundären Krankheitsgewinn reduzieren und seinem Omnipotenzgefühl Grenzen ziehen. Der Therapeut kann diesen extrem schwierigen Patienten nur helfen, wenn er sich körperlich, psychisch und juristisch sicher fühlt.

In all diesen Fällen muss man offen und ruhig deuten, dass der Patient, auch wenn er zu einer Psychotherapie bereit ist und sich von ihr eine Besserung seines Zustandes erhofft, gleichwohl von mächtigen destruktiven inneren Kräften beherrscht wird. Die Anerkennung objektiver Besorgnis (das ausgeschlossene Dritte) über die Selbstdestruktivität schafft die Möglichkeit, destruktive Impulse offen zu diskutieren und dem Patienten klar zu machen, dass man die Schwere seiner Krankheit und die Macht, die dieser Selbstanteil über ihn besitzt, respektiert. Das Bedürfnis, den destruktiven Selbstanteil schützend von der vermeintlich »fröhlichen« Mitarbeit in anderen Momenten der Behandlung zu dissoziieren, kann geklärt und aufgelöst werden, so dass die vorbehaltlose Anerkennung der alles beherrschenden Motivation zur Selbstzerstörung zum zentralen Thema wird, das in den Sitzungen untersucht werden kann.

Eine damit zusammenhängende, wichtige technische Notwendigkeit ist die Erforschung des scheinbaren Fehlens jeglicher Sorge des Patienten über diese furchtbare Kontrolle, die der Anteil, der sterben möchte, über den Teil, der am Leben bleiben möchte, ausübt. Auch die Gründe für die Entwertung und den impliziten Hass auf den Teil, der leben möchte, müssen untersucht werden. Die allmähliche Aufdeckung der mit dem Überleben verbundenen Gefahren, das schreckliche Leiden, das der Verlust der in der Identifizierung mit dem Tod enthaltenen Kontrolle und Überlegenheit verursacht, die Erfahrung, allein und ohne Beistand zu sein und andere Menschen zu beneiden, die nicht zu einer derartigen selbstinduzierten Destruktivität verdammt sind – all dies kann im Kontext spezifischerer Aspekte der frühen und sehr frühen Lebensgeschichte des Patienten zutage treten. Manchmal erhoffen sich Patienten unbewusst ein omnipotentes gutes Objekt, das sie aus ihrem verzweifelten Zustand erretten wird, und projizieren ihre eigene Omnipotenz auf einen illusionären, gottähnlichen Erlöser. Auch diese Phantasie muss auf ihre potenziellen selbstdestruktiven Implikationen hin erforscht werden.

Das Syndrom der »toten Mutter«

Eine Gruppe ähnlicher Patienten, die oberflächlich weit weniger krank wirken, auf einer tieferen Ebene aber eine unnachgiebige Entschlossenheit zeigen, sämtliche Beziehungen, die Bemühungen des Therapeuten und sogar ihr eigenes Gefühl der Lebendigkeit zu zerstören, weist das von André Green (1993a, 1993b) beschriebene Syndrom der »toten Mutter« auf. Unter diesen Umständen wird jede wichtige Beziehung infolge der Identifizierung mit einer internalisierten Imago der toten Mutter abgelehnt. Diese Imago geht oft auf frühe Erfahrungen mit einer schwer depressiven, nicht verfügbaren Mutter zurück. Unbewusst versuchen diese Patienten, die Beziehung zur abwesenden, nicht responsiven Mutter aufrechtzuerhalten, indem sie die Phantasie in Szene setzen, dass ihr eigener emotionaler Tod und der Verlust ihres Selbst sie mit einer idealisierten Mutter wiedervereinen und vor weiteren Leiden schützen würden. In der Phantasie dieser Patienten sind die Preisgabe der eigenen Existenz als autonomes Selbst, des Bedürfnisses, sich auf einen anderen Menschen zu stützen, und die vollständige Entwertung aller Repräsentationen signifikanter Anderer eine Quelle ewiger Ruhe, Sicherheit und Gelassenheit. Es sind Patienten, die sich die Deutungen des Therapeuten aufmerksam anzuhören scheinen und dann mit den Worten reagieren: »Das ist alles sehr interessiert, berührt mich aber nicht im geringsten.« Sie vertreten ihr Einstellung des »Was soll's?« in Reaktion auf Deutungen hartnäckig und unverrückbar. Durch die unbewusste Vernichtung sämtlicher Beziehungen, von Green (1993b) als »Entobjektalisierung« bezeichnet, erzielen sie den gleichen Effekt wie die Patienten, deren Leben von wiederholten schweren Versuchen beherrscht wird, sich selbst zu zerstören.

Der Begriff *Entobjektalisierung* bezeichnet eine extreme Manifestation des Todestriebs, der direkte Angriffe gegen jene psychischen Strukturen ausführt, die Introjektionsprozesse sowie die Bildung von Selbst- und Objektrepräsentanzen innerhalb eines inneren Raumes ermöglichen. Als ultimative Abwehr der unerträglichen Dominanz der Aggression über libidinöse Besetzungen wird die Fähigkeit des Patienten, eine innere Welt zu erleben, angegriffen: Das Zeitgefühl wird eingefroren, die aggressiven und libidinösen Besetzungen des Objekts wie auch des Selbst werden zurückgenommen, bis in der gesamten Psyche vollständige Leere herrscht (Green 1993b, 2010). Diese Selbstdestruktivität geht laut Green weit über einen Masochismus hinaus. Nach unserer Erfahrung nehmen solche Patienten weder aggressive noch libidinöse Impulse wirklich wahr. Sie sind beruflich und, oberflächlich gesehen, auch in sozialen Beziehungen durchaus erfolgreich, doch im Grunde handelt es sich um Einzelgänger, die total isoliert sind und sich für das Leben nicht zu interessieren scheinen. Sie sind nicht depressiv, und die depressive Gegenübertragungsreaktion, die sie im Analytiker zunächst auslösen, verwandelt sich im Laufe der Zeit in ein Gefühl der Erschöpfung und Leere. Wenn es im Laufe langwieriger Behandlungen möglich wird, ihre unbewussten Bemühungen aufzudecken, die Beziehung zum Analytiker abzutöten, um sich vor schweren Frustrationen ihres Bedürfnisses nach Liebe und Abhängigkeit zu schützen, und den aggressiven Groll auf die vermeintliche Gleichgültigkeit des Analytikers, seinen Egoismus und seine vermeintlich sorglose Freude am Leben zu erforschen, besteht mitunter Hoffnung. Unter günstigsten Umständen kommt es zu einer Reaktivierung der intensiven primitiven Hass- und Neidgefühle und zu einer »Wiederbelebung« internalisierter Objektbeziehungen.

Extrem sadomasochistische Übertragungen

Zu einer anderen Gruppe gehören Patienten, deren Selbstdestruktivität etwas weniger stark ausgeprägt ist und die unbewusst versuchen, alle Beziehungen in feindselige Interaktionen oder hochgradig sadomasochistische Verstrickungen zu verwandeln. Es scheint, als bestünde die einzige Art, dafür zu sorgen, dass sich jemand um sie kümmert, in ihren Augen darin, ihr Gegenüber zu einem Angriff zu provozieren. Im Rahmen einer psychotherapeutischen Behandlung kann dieses Bedürfnis, Bindung durch Feindseligkeit zu provozieren, zu verheerenden Sackgassen und zu Therapieabbrüchen führen. Im Gegensatz zu den Patienten mit dem Syndrom der »toten Mutter«, deren oberstes Ziel die Zerstörung sämtlicher Beziehungen zu sein scheint, versuchen diese Patienten zumindest, eine gewisse Art von Beziehung zum Therapeuten aufrechtzuerhalten. Die klärenden Deutungen der beharrlichen Bemühungen, den Therapeuten zu einem Angriff zu provozieren, eröffnet u. U. die Möglichkeit, dieses Muster zu modifizieren. Letztlich repräsentieren diese Fälle die schwerste Form der negativen therapeutischen Reaktion.

Nach unserer Erfahrung setzt die Behandlung dieser schwersten Fälle zuallererst realistische Bedingungen für die Durchführung der Therapie voraus. Die im Behandlungsvertrag vereinbarte Behandlungsstruktur muss den körperlichen, psychischen, sozialen und juristischen Schutz des Therapeuten gewährleisten. Es ist unverzichtbar, die Familie des Patienten in die Vereinbarungen miteinzubeziehen. Während der Behandlung kann es erforderlich sein, mit Angehörigen in laufendem Kontakt zu bleiben, um den Behandlungsrahmen aufrechtzuerhalten und zu stabilisieren und unrealistischen Erwartungen vorzubeugen. In einer prozessfreudigen Kultur wie der US-amerikanischen ist es besonders wichtig, dass der Therapeut vor jedem Risiko geschützt ist, im Falle des Suizidversuchs oder Suizids eines Patienten vor Gericht gestellt zu werden. Wenn seine Sicherheit nicht zu gewährleisten ist, ist die Behandlung nicht möglich.

Der Versuch des Patienten, den Therapeuten zu vernichten, seinen Ruf zu ruinieren, ihn als unfähig bloßzustellen und ihn oder seine Angehörigen zu diffamieren, muss konsequent als Ausdruck desjenigen Persönlichkeitsanteils gedeutet werden, der die Selbstzerstörung betreibt. Die Auslieferung an ein sadistisches, mörderisches inneres Objekt, dem der Patient sich fasziniert unterwirft und mit dem er identifiziert ist, und die brutale Unterdrückung seines infantilen Selbst und seiner Liebessehnsucht sind furchterregende Übertragungsaspekte. Sie können zudem als ungemein verstörende Aspekte in den Gegenübertragungsentwicklungen auftauchen. Auch dies macht es erforderlich, für die objektive Sicherheit des Therapeuten Sorge zu tragen und darüber hinaus auch »Raum« für das Durcharbeiten seiner Gegenübertragungsreaktionen zu schaffen. Dass der Therapeut die ständigen unbewussten Versuche des Patienten, ihn in ein sadistisches und entwertetes Objekt zu verwandeln, überleben und die Frustration, die Wahnvorstellungen, die Neid- und Triumphgefühle und die Einsamkeit tolerieren muss, die das intersubjektive Feld beherrschen, ist der hohe Preis, der für die Durchführung solcher Behandlungen zu zahlen ist. Gleichzeitig ist dieses Material die Grundlage, auf der Verständnis erarbeitet wird und Erfolg oder Misserfolg erwachsen.

9.1.4 Die antisoziale Dimension

Wenngleich die narzisstische Pathologie mit antisozialen Zügen ein höheres Niveau der Beziehung zur Außenwelt zu erkennen gibt als die oben untersuchte Gruppe der schwereren narzisstischen Konstellationen, leistet das weitgehende Fehlen schützender Über-Ich-Funktionen einem unkontrollierbaren Agieren der Aggression Vorschub, das die therapeutische Beziehung leicht zerstören kann und ein negatives prognostisches Kriterium für jede therapeutische Intervention ist. Ein hohes Maß an sekundärem Krankheitsgewinn und/oder das Vorliegen stark ausgeprägter antisozialer Züge sind negative prognostische Indikatoren für die Behandlung der narzisstischen Pathologie, die wir erforschen (Kernberg 2007). Nach unserer Erfahrung ist eine angemessene Diagnose durch den Therapeuten zu Behandlungsbegann unabdingbar, um eine antisoziale Persönlichkeit von narzisstischen Persönlichkeiten mit signifikantem antisozialem Verhalten und vom Syndrom des malignen Narzissmus zu unterscheiden. Anders als die antisoziale Persönlichkeit im eigentlichen Sinn sind die beiden letztgenannten Störungen u. U. durchaus psychotherapeutisch behandelbar (zu den Kriterien siehe Hare et al. 1991; Stone 1993; Kernberg 2004).

Sobald trotz verhaltener Prognose die Entscheidung für eine TFP getroffen wurde, gilt es, einen Behandlungsvertrag zu schließen, der auch Familienangehörige miteinbezieht und zudem sicherstellt, dass der Therapeut von äußeren Quellen notwendige Informationen erhält, um den Patienten, sich selbst und die Behandlung vor hochdestruktivem Verhalten schützen zu können, das von den Sitzungen womöglich abgespalten wird und Ausdruck der unbearbeiteten Unaufrichtigkeit des Patienten ist. Antisoziales Verhalten kann sogar in Verbindung mit Unehrlichkeit gegenüber dem Therapeuten behandelbar sein, sofern der Patient keine antisoziale Persönlichkeitsstörung im strengen Sinn aufweist. Die systematische Analyse der Unaufrichtigkeit wird in solchen Fällen zu einer zentralen Voraussetzung struktureller Veränderung. Häufig ist ein therapeutisches Team erforderlich, um den Patienten zu begutachten und um ihn vor seinem antisozialen Verhalten zu bewahren. Der Therapeut wiederum muss sich darauf einstellen, der Analyse sämtlicher Symptome dieser Unaufrichtigkeit höchste Priorität einzuräumen. Dass man sich nicht darauf verlassen kann, von den Patienten wahrheitsgemäß über das, was in ihrem Leben geschieht, was sie denken und fühlen, informiert zu werden, ist als gegebene Realität zu akzeptieren. Die bewusste und unbewusste Motivation muss dann in den Sitzungen erforscht werden. Durch Täuschungen und Unaufrichtigkeit versucht der Patient, sich vor imaginären Gefahren zu schützen, die ihm seiner Meinung nach ohne entsprechende Vorkehrungen drohten.

Das bedeutet, dass stark ausgeprägte paranoide Züge als bewusste und unbewusste Motivation ständig aktiv sind und das antisoziale Verhalten in der Übertragung aufrechterhalten; die Umwandlung von »psychopathischen Übertragungen« in »paranoide Übertragungen« ist deshalb ein zentrales taktisches Ziel dieser Behandlungen. Häufig wirkt die Atmosphäre in den Sitzungen – zumindest zu Therapiebeginn – freundlich distanziert; sobald sich jedoch dieser Übergang vollzieht, wird sie extrem paranoid und feindselig. Der Zustand des Patienten scheint sich zu verschlimmern, er agiert intensiver, die Behandlung ist stärker gefährdet, aber trotz allem zeichnet sich eine realistischere Beziehung ab. Die Kombination von antisozialen Abwehrmechanismen und pathologischem Größenselbst macht diesen Übergang von einer psychopathischen zu einer vorwiegend paranoiden Übertragung wesentlich schwieriger und mühsamer.

Während dieses Prozesses versuchen solche Patienten mitunter auch, den Therapeuten unter dem Deckmantel aufrichtiger Kooperation zu einer Kollusion mit ihrem betrügerischen Verhalten zu verführen. Es ist selbstverständlich wichtig, dieser Versuchung, die mit der Verantwortung des Therapeuten gegenüber dem Patienten, seinen eigenen moralischen Werten und der Gesellschaft durchaus in Konflikt geraten kann, zu widerstehen. Grundsätzlich kostet die Kollusion mit antisozialem Verhalten immer einen hohen Preis und bringt letztlich auch das Risiko mit sich, dass die Behandlung scheitert. Unter Umständen ist es besser, eine Behandlung abzubrechen, wenn die therapeutischen Gegebenheiten eine aufrichtige, moralisch einwandfreie Beziehung nicht länger zulassen. Die Sicherheit des Therapeuten ist, um es noch einmal zu wiederholen, die wichtigste Voraussetzung für die Durchführbarkeit einer Behandlung. Für falsch verstandenes Heldentum ist in der psychoanalytischen Psychotherapie kein Platz.

Bestimmte Patienten agieren ihr antisoziales Verhalten unter dissoziierten Bedingungen. Ein Patient, der seine Frau körperlich misshandelte, wenn ihn die Wut packte, rationalisierte sein Verhalten als Teil einer patriarchalischen Ideologie, die von der Frau verlangte, Befehle ohne Widerrede auszuführen. Nach und nach empfand er das mit sadistischer Lust verbundene Verhalten jedoch außerhalb solcher Krisen als ich-dyston, setzte es aber fort, auch wenn er sich in anderen Situationen zu Schuldgefühlen bekannte. Es schien, als übten solche Eingeständnisse keinerlei Einfluss auf das Verhaltensmuster aus; vielmehr schienen sie es weiter zu stabilisieren, indem sie ihm jede wiedergutmachende Geste ersparten. Ein anderes Beispiel wäre der Wissenschaftler, der seine experimentell gewonnenen Daten fälschte und danach die Experimente unter manipulierten Bedingungen wiederholte. Manchmal wird antisoziales Verhalten rationalisiert und als berechtigter Anspruch des pathologischen Größenselbst ausgegeben. So weigerte sich einer unserer Patienten, Steuern zu zahlen, setzte sich über Parkverbote hinweg und ignorierte seine Post, ohne sich um die verheerenden Konsequenzen, die ihm drohten, zu scheren.

Die Übertragungsimplikationen dieser Verhaltensmuster sind höchst unterschiedlich: Sie reichen von einer generalisierten Projektion von Über-Ich-Vorläufern über das Agieren der Identifizierung mit spezifischen unaufrichtigen oder toxischen Repräsentationen frühkindlicher Objekte bis zum provokativen Testen des Grenzen des Engagements, zu dem der Therapeut bereit ist. Auch die Gegenübertragungsentwicklungen fordern in solchen Fällen die therapeutische Einsatzbereitschaft heraus und führen mitunter zu einer lähmenden Verleugnung des Ernstes der Situation. Das Gefühl des Analytikers, dass die Unnachgiebigkeit des antisozialen Verhaltens ihn selbst zu einem Komplizen zu machen droht, kann Anlass sein, die weitere Durchführbarkeit der Behandlung zu hinterfragen.

Wie schon zuvor mit Blick auf mehrere Fälle erwähnt, legt das systematische Durcharbeiten der mit dem pathologischen Größenselbst zusammenhängenden Übertragung die einzelnen Selbst- und Objektrepräsentanzen dieser pathologischen Selbststruktur frei. Eine unserer Patientinnen mit dem Syndrom des malignen Narzissmus verhielt sich im sozialen Leben durchgehend betrügerisch, ausbeuterisch in ihren Beziehungen, zeigte paranoide Reaktionen, exhibitionistisches Verhalten und war sexuell promiskuitiv. Als Kind war sie von nahen Verwandten sexuell missbraucht worden. Die Beziehung zur Mutter war hochambivalent und symbiotisch, der Vater verhielt sich verführerisch, lebte aber nicht in der Familie. In der Analyse verwandelte sich die Übertragung nach und nach von einer grandiosen, abgehobenen Anspruchshaltung und Entwertung des Analytikers in eine intensive negative therapeutische Reaktion, wann immer die Patientin das Gefühl hatte, von ihm Hilfe zu bekommen. In ihrer vierstündigen Analyse schienen diese Phasen, in denen sie wochenlang überzeugt war, dass es ihr wegen der Behandlung schlechter gehe, zunächst einen unbewussten Neid auf die Fähigkeit des Analytikers, ihr zu helfen, widerzuspiegeln. Nach und nach aber traten zunehmend paranoide Ängste zutage und sie fürchtete, dass der Analytiker ihr nur half, weil er sie verführen wollte. Diese Ängste brachten nicht nur die projizierte Identifizierung mit den Tätern zum Ausdruck, die sie als Kind missbraucht hatten, sondern auch ihre Projektion des eigenen verführerischen und promiskuitiven Verhaltens.

Später tauchten schwere aggressive Konflikte im Zusammenhang mit ihrer Abhängigkeit von einer nicht verfügbaren, provozierenden und versagenden Mutter auf. Sie ging noch verantwortungsloser als zuvor mit ihrem Geld um und geriet auch mit den Zahlungen des Behandlungshonorars in Rückstand. Dies ging mit der Entwicklung grollerfüllter Depressionen einher, sobald sie das therapeutische Setting als frustrierend erlebte. Sie agierte die Beziehung zwischen einem hungrigen Säugling und einer versagenden Mutter sowie die entsprechenden Rollenumkehrungen in der Übertragung. Nun spiegelte die versagende, sadistische Mutterrepräsentation ein weiteres Muster des pathologischen Größenselbst wider, das anfangs in ihrem gleichzeitig aufreizenden und versagenden Verhalten gegenüber Männern, mit denen sie sich auf eine Beziehung einließ, Ausdruck gefunden hatte. In dieser Phase ihrer Behandlung tauchten zum ersten Mal überhaupt Schuldgefühle und depressive Reaktionen auf, als sie sich ihres betrügerischen Verhaltens in der Übertragung bewusst wurde und sich eingestand, dass sie den Analytiker belog und ihm wichtige Informationen vorenthielt, um sich ihm überlegen fühlen zu können. All diese Übertragungsentwicklungen konnten nach und nach in ihren chaotischen Beziehungen zu Männern erforscht werden. Dies ermöglichte ihr stabilere und intensivere Liebesbeziehungen, und schließlich konnte sie eine wirklich gründliche Veränderung ihrer Charakterstruktur zulassen, die mit einer Normalisierung ihrer Fähigkeit einherging, eine befriedigende, stabile Liebesbeziehung aufzubauen und sowohl im Berufs- als auch im sozialen Leben bedeutsame Verbesserungen zu erzielen.

Die chronische Unaufrichtigkeit dieser Patientin in sozialen Interaktionen und ihre Fahrlässigkeit in finanziellen Dingen waren eher subtil und minderschwer und stellten keine gravierende objektive Gefahr für sie selbst oder Andere dar, doch dies ist nicht immer der Fall. Viele narzisstische Patienten mit extrem antisozialen Verhaltensweisen oder passiv-ausbeuterischem oder aggressivem Verhalten werden für andere Menschen, für die Gesellschaft insgesamt und/oder für sich selbst zu einer Gefahr. Wann immer ihr Verhalten ihre körperliche, psychische oder juristische Sicherheit gefährdet, muss die Fortführung der Therapie von der Akzeptanz klarer Grenzen abhängig gemacht werden. In manchen Fällen kann es erforderlich sein, Informationen von außerhalb einzuholen – natürlich mit Genehmigung des Patienten. Solche Interventionen sind notwendig, wenn Patienten chronisch lügen und gegenüber Sexualpartnern oder Familienangehörigen gewalttätig werden, dies aber dem Therapeuten verschweigen, oder wenn Patienten stehlen, mit Drogen dealen oder sich anderer schwerer Straftaten schuldig machen, ohne dem Therapeuten etwas davon zu verraten. Unter Umständen sind solche Arrangements nur in den frühen Phasen der Behandlung erforderlich. Zum behandlungstechnischen Vorgehen in der TFP solcher schweren Fälle gehört neben der Kombination angemessener Grenzen mit der Nutzung äußerer Informationsquellen und der offenen Kommunikation mit dem Patienten über die Einbeziehung Dritter auch die laufende Deutung der Implikationen, die der vorübergehende Verzicht des Therapeuten auf die technische Neutralität für die Übertragung mit sich bringt, wenn die Umstände eine aktivere Intervention notwendig machen.

Bei gravierenden sekundären Komplikationsfaktoren wie Alkoholismus, Drogensucht oder schweren Essstörungen sind Psychoanalyse oder TFP nach unserer Erfahrung nur dann effektiv, wenn zuerst diese Behandlungserschwernisse unter Kontrolle gebracht werden. Zu diesem Zweck stehen mehrere Möglichkeiten zur Verfügung, je nach Art der Komplikation, dem Grad der Pathologie des Patienten und der realen Gefahr, die eine solche Komplikation mit sich bringt.

Als allgemeine Regel gilt, dass Alkohol- oder Drogenmissbrauch, nicht aber Alkohol- oder Drogenabhängigkeit, als Komplikationsfaktor, der innerhalb üblicher therapeutischer Settings gehandhabt werden kann, tolerierbar sind. Klare Abhängigkeiten erfordern jedoch entweder eine Entgiftung und Rehabilitation vor Beginn einer psychoanalytischen Psychotherapie oder Psychoanalyse oder eine zeitliche Abstimmung, so dass die Therapie mit dem Beginn des Reha-Programms zusammenfällt und Behandlungsteam und Therapeut sich offen austauschen können. Unterstützende Maßnahmen wie die regelmäßige Teilnahme an 12-Schritte-Programmen oder die kontinuierliche Arbeit mit einer Spezialistin für Essstörungen sind Teil der allgemeinen Strategie zur Vereinbarung eines Behandlungsvertrags und verschaffen dem Therapeuten den Freiraum, den er braucht, um sich auf die Objektbeziehungswelt des Patienten konzentrieren zu können. Falls das Hauptproblem die Unaufrichtigkeit des Patienten ist, er aber außerhalb der Sitzungen keine chronischen Verhaltensweisen zeigt, die für ihn selbst und/oder seine psychosoziale Umwelt gefährlich sind, reichen zumeist die üblichen Behandlungsvereinbarungen aus; natürlich muss der Therapeut darauf eingestellt sein, mit der Dominanz der psychopathischen Übertragungen in den frühen Behandlungsphasen umzugehen.

9.2 Schluss

Ich habe versucht, in einer Übersicht unterschiedliche Konstellationen der narzisstischen Persönlichkeitsstörungen darzustellen, die sich klinisch auf einem Spektrum präsentieren, das von einem relativ hohen Funktions- und Organisationsniveau des pathologischen Narzissmus bis zu den regressivsten und für das psychosoziale und körperliche Überleben des Patienten potenziell gefährlichsten Formen reicht. Auch diesen schweren Fällen können wir im Rahmen unseres heutigen klinischen Verständnisses und unserer therapeutischen Verfahren helfen.

Ich sehe den in diesem Kapitel beschriebenen allgemeinen Ansatz zur Behandlung der narzisstischen Pathologie in großer Nähe zur kleinianischen Theorie, insbesondere zu den Beiträgen, die Herbert Rosenfeld (1987), John Steiner (1993), Ronald Britton (2004) und Wilfred Bion (1957) zur Erforschung der narzisstischen Persönlichkeit geleistet haben, und zu den klinischen und theoretischen Arbeiten, die André Green (1993a, 1993b) im Laufe vieler Jahre über das Konzept des Narzissmus des Todes, die Psychologie des Negativen und die Entobjektalisierung als Manifestation der schweren narzisstischen Pathologie verfasst hat. Meine eigenen Beiträge zur Therapie narzisstischer Persönlichkeiten, insbesondere der sehr schweren Fälle mit Borderline-Funktionsniveau, behandeln nicht nur einen wichtigen Aspekt dieses therapeutischen Vorgehens, sondern auch die technischen Implikationen der Entwicklung der Übertragungsfokussierten Psychotherapie (TFP) als generelle Behandlungsmethode für schwere Persönlichkeitsstörungen (Kernberg 1984, 2004, 2007). Innerhalb dieses allgemeinen technischen Ansatzes sollte der Therapeut in der Behandlung von Patienten mit schwerer narzisstischer Pathologie und von Patienten mit Borderline-Persönlichkeitsorganisation von Anfang an eine deutende psychoanalytische Haltung vertreten. Die frühe Analyse des Alternierens primitiver unbewusster dyadischer Beziehungen in der Übertragung erleichtert die psychoanalytische Behandlung der schwersten Fälle. Dieser besondere technische Ansatz fördert das Mentalisieren und bildet einen wichtigen Aspekt des technischen Vorgehens bei schweren Übertragungsregressionen (Kernberg 2012). Kurzum, ich habe ein Verfahren vorgestellt, das illustriert, wie die psychoanalytische Theorie der Pathologie und Technik auf ein breites Patientenspektrum Anwendung finden und die klassische Psychoanalyse um eine spezifische Form der psychoanalytischen Psychotherapie erweitert werden kann.

Literatur

Bion, W. R. (2013 [1957]). Über Arroganz. In: ders., Frühe Vorträge und Schriften mit einem kritischen Kommentar: »Second Thoughts«. Übers. von E. Vorspohl. Frankfurt/M. (Brandes & Apsel), S. 98–104.

Britton, R. (2001 [1998]). Subjektivität, Objektivität und der trianguläre Raum. In: ders., Glaube, Phantasie und psychische Realität. Übers. von A. Vaihinger. Stuttgart (Klett-Cotta), S. 61–82.

Clarkin, J. F., F. E. Yeomans & O. F. Kernberg (2008 [2006]). Psychotherapie der Borderline-Persönlichkeit. Manual zur psychodynamischen Therapie. Übers. von P. Holler. Stuttgart (Schattauer).

Green, A. (1993a). On Private Madness. Madison, CT (Intern. Univ. Press).

Green, A. (1993b). Le Travail du Négatif. Paris (Les Éditions de Minuit).

Green, A. (2007). Pourquois les Pulsions de Destruction ou de Mort? Paris (Éditions du Panama).

Green, A. (2010). Illusions et Désillusions du Travail Psychanalytique. Paris (Odile Jacob).

Grinberg, L. (1979). Countertransference and projective counteridentification. Contemp Psychoanal 15: 226–247.

Hare, R. D., S. D. Hart & T. J. Harpur (1991). Psychopathy and the DSM-IV criteria for antisocial personality disorder. J Abnorm Psychol 100(3): 391–398.

Kernberg, O. F. (1988 [1984]). Technische Strategien in der Behandlung narzisstischer Persönlichkeiten. In: ders., Schwere Persönlichkeitsstörungen. Übers. von H. Steinmetz-Schünemann. Stuttgart (Klett-Cotta), S. 287–305.

Kernberg, O. F. (2006 [2004]). Narzissmus, Aggression und Selbstzerstörung. Übers. von S. Mehl und K. Grommek. Stuttgart (Klett-Cotta).

Kernberg, O. F. (2009 [2007]]). Der nahezu unbehandelbare narzisstische Patient. Übers. von P. Holler. In: O. F. Kernberg & H.-P. Hartmann (Hg.). Narzissmus. Grundlagen, Störungsbilder, Therapie. Stuttgart (Schattauer), S. 705–727.

Kernberg, O. F. (2009). The concept of the death drive: a clinical perspective. Int J Psychoanal 90(5): 1009–1023.

Kernberg, O. F. (2012). Mentalization, mindfulness, insight, empathy, and interpretation. In: ders., The Inseparable Nature of Love and Aggression. Washington, DC (American Psychiatric Publ.), S. 57–79.

Kernberg, O. F., F. E. Yeomans, J. F. Clarkin et al. (2008). Transference focused psychotherapy: overview and update. Int J Psychoanal 89(3): 601–620.

Rosenfeld, H. (1990 [1987]). Sackgassen und Deutungen. Übers. von M. Looser. München/Wien (Verlag Intern. Psychoanalyse).

Steiner, J. (1998 [1993]). Orte des seelischen Rückzugs. Übers. von H. Weiß. Stuttgart (Klett-Cotta).

Steiner, J. (2008). A personal view of Rosenfeld's contribution to clinical psychoanalysis. In: ders. (Hg.): Rosenfeld in Retrospect: Essays on His Clinical Influence. London (Routledge), S. 58–84.

Stone, M. H. (1993). Abnormalities of Personality. New York (W. W. Norton).

10 Verzerrungen des freien Assoziierens als narzisstische Abwehroperation und die zugrundeliegenden Ängste

In diesem Kapitel untersuche ich Verzerrungen des freien Assoziierens von Patienten mit narzisstischen Persönlichkeitsstörungen. Ich vertrete die Ansicht, dass die dominanten narzisstischen Übertragungsentwicklungen, die für die frühe und mittlere Phase der analytischen Behandlung dieser Patienten typisch sind, sich in diesen verzerrten Assoziationen widerspiegeln, und erläutere technische Interventionen für ihre Handhabung.

Eine häufige Beobachtung in der Standardpsychoanalyse oder in der Übertragungsfokussierten Psychotherapie (TFP) narzisstischer Persönlichkeiten betrifft die hartnäckige Schwierigkeit, frei zu assoziieren. Diese Patienten assoziieren mitunter auf eine bestimmte Weise, die ihre laufende kritische Beurteilung all dessen, was ihnen in den Sinn kommt, verrät. Das heißt, sie zeigen keinerlei Neugier auf das, was für sie unbekannt oder unverständlich sein könnte, oder auf überraschend neue Gedanken, die womöglich auftauchen könnten. Ihr ständiges intellektuelles Spekulieren über das, was ihnen einfällt, verleiht ihren Assoziationen etwas Zwanghaftes. Auch wenn es den Anschein hat, als könnten sie ungleich freier als zwangsneurotische Patienten mit intensiven Affekten reagieren, lässt ihre nüchterne, unreflektierte Konstatierung ihrer Gefühle doch auf eine erhebliche Schwierigkeit schließen, psychisch Unbekanntes zu untersuchen.

Wenn der Analytiker die Aufmerksamkeit dieser Patienten auf merkwürdige Gedanken, Verhaltensreaktionen oder Fragen lenkt, die im Zuge ihrer scheinbaren Bemühungen, frei zu assoziieren, auftauchen, reagieren sie mit intellektuellen Spekulationen, theoretischen Gedankenspielen oder Reflexionen über die Absichten des Analytikers. Kurzum, sie präsentieren sozusagen eine laufende Selbstsupervision eigener Einfälle oder deutender Interventionen.

Ebendieses Problem des freien Assoziierens möchte ich im Folgenden untersuchen. Es betrifft insbesondere die »dickfelligen« oder »dickhäutigen« narzisstischen Patienten einschließlich jener, die innerhalb des breiten Spektrums der narzisstischen Persönlichkeitsstörungen einen verhältnismäßig leichten Grad der Pathologie aufweisen (siehe Kapitel 9).

In einer früheren Arbeit (Kernberg 2007) habe ich besonderes Gewicht auf die dominanten Abwehroperationen gelegt, mit denen sich narzisstische Patienten vor jeder authentischen Abhängigkeit vom Analytiker zu schützen versuchen. Sie sind der wichtigste Ausdruck der Aktivierung ihres pathologischen Größenselbst. In Kapitel 9 habe ich mein therapeutisches Modell zu den Vorgehensweisen anderer Autoren in Beziehung gesetzt. Authentische Abhängigkeit vom Analytiker hieße anzuerkennen, wie wichtig dessen Fähigkeit, psychisches Verstehen und psychische Hilfe anzubieten, für den Patienten ist, und dies würde zwangsläufig unerträglichen Neid und Groll wecken, Gefühle der Minderwertigkeit und der Demütigung. Infolgedessen macht der Patient, während er frei assoziiert, den Eindruck, in Anwesenheit des Analytikers zu sich selbst zu sprechen; oder er spricht zum Analytiker, um diesen zu beeinflussen. In seiner Gegenübertragung bekommt der Analytiker das Gefühl, quasi allein im Zimmer zu sein. Der Mangel an Kontakt zum Patienten und an bedeutungshaltiger Interaktion wird für ihn spürbar und ruft gewöhnlich Langeweile und die chronische Verlockung hervor, sich abzulenken. Diese Entwicklung stellt sich zwar bei allen drei narzisstischen Persönlichkeitstypen ein, lässt sich aber über längere Zeit am deutlichsten im Falle der dickhäutigen narzisstischen Persönlichkeit beobachten (Rosenfeld 1990 [1987]).

Diese defensive Vermeidung authentischer Abhängigkeit geht häufig mit einer komplementären, zu Abwehrzwecken eingesetzten omnipotenten Kontrolle einher – einem bewussten Versuch, das Verhalten des Analytikers zu beeinflussen und zu steuern, um sowohl das Auftauchen von Minderwertigkeitsgefühlen (wegen der Neuheit oder der nicht zu leugnenden Bedeutsamkeit dessen, was der Analytiker sagt) zu vermeiden als auch eine komplette Entwertung des Analytikers (die aus der Aktivierung der verachtungsvollen Grandiosität des Patienten folgen würde). Wäre der Analytiker vollständig entwertet, bestünde keine Möglichkeit mehr, dass die Behandlung dem Patienten helfen und irgendeine nützliche Konsequenz haben könnte; wenn der Analytiker aber etwas potenziell Hilfreiches äußert, ist dies u. U. unerträglich und weckt Ressentiments.

Die beiden einander ergänzenden Operationen – Verleugnung der Abhängigkeit und omnipotente Kontrolle – können sich auf unterschiedliche Weise entfalten. Ausdruck finden sie vorwiegend in der Beeinflussung des freien Assoziierens und weniger in einer spezifischen Phantasie oder in anderem Material, das in den Sitzungen auftaucht. Den Auswirkungen dieser Abwehroperationen auf das freie Assoziieren widmet sich dieses Kapitel.

Wenn der Analytiker dem Patienten zu Beginn die Grundregel des freien Assoziierens erklärt, hält er ihn dazu an, alles so, wie es ihm in den Sinn kommt, auszusprechen (seien es Gedanken, Phantasien, Beobachtungen, Beziehungen, Ängste, Träume, Erinnerungen), ohne diese Einfälle irgendwie zu ordnen. Der Patient soll versuchen, in Worte zu fassen, was ihm durch den Kopf geht, ganz gleich, ob es ihm leicht- oder eher schwerfällt, ob er stolz auf seinen Einfall ist oder sich seiner schämt, ob er ihn für wichtig oder für trivial hält usw. Häufig erläutert man dem Patienten, dass man dieses freie Assoziieren mit der Zeit erlernt, auch wenn es zunächst nicht ganz einfach ist, und dass der Analytiker versuchen wird, ihm dabei zu helfen. Narzisstische Patienten formulieren das, was ihnen einfällt, oft auf eine organisierte Weise – ähnlich wie zwangsneurotische Patienten –, »lernen« aber u. U., in diese organisierten Mitteilungen einzelne Worte, Gedanken, Gefühle oder Fragen einzustreuen, die den Eindruck einer eher unkontrollierten Spontaneität vermitteln. Dem schließt sich dann eine geordnete Mitteilung dessen, was der Patient ursprünglich sagen wollte, an.

Zu solchen typischen »organisierenden« Äußerungen zählt die Klärung dessen, was der Patient mitzuteilen versucht, indem er es detailliert auseinandersetzt oder anmerkt: »Das erkläre ich dann später.« Das Ergebnis ist eine unverkennbar geordnete Sequenz von Themen, die wiederholt aktiviert werden – mit wechselndem Blickwinkel, unter dem der Patient das Material als Teil seiner Selbstanalyse betrachtet. Die Gesamtsequenz ergibt eine »imitierte Spontaneität«, die es für den Analytiker schwierig macht zu erkennen, ob es – abgesehen von der Kontrolle des Prozesses durch den Patienten – überhaupt emotional relevantes Material gibt.

Manche Patienten bezweifeln, dass ihre Einfälle hilfreich sein könnten, und fragen wiederholt nach, ob der Analytiker versteht, was sie meinen. Im Laufe der Sitzung beginnen sie zu überlegen, ob es eine »gute« oder eine »schlechte« Sitzung ist, oder sie leiten die Stunde direkt mit einer entsprechenden Bemerkung ein. Das freie Assoziieren geht mit einer ständigen Bewertung und der Frage einher, ob das, was ihnen einfällt, den analytischen Prozess voranbringen wird oder nicht.

Bisweilen scheinen sich die Reaktionen des Patienten auf deutende Interventionen des Analytikers zu wiederholen. Der Patient weckt den Eindruck, intensiv über die Worte des Analytikers nachzudenken; möglicherweise rekapituliert er sie noch einmal, wie um sich zu vergewissern, dass er die Erläuterung korrekt verstanden hat und folglich mit ihr »arbeiten« kann. Häufig bringen Patienten Zustimmung oder Missbilligung zum Ausdruck oder bitten um eine genauere Erklärung. Eine spontane emotionale Reaktion auf das, was der Analytiker gesagt hat, bleibt jedoch aus. Der Patient kommt als scheinbar aufmerksamer und interessierter Dialogpartner einher, statt offen zu sein für den Versuch, in sich selbst etwas Neues wahrzunehmen und zu erleben. Gewöhnlich dauert es eine Weile, bis dem Analytiker diese subtile Methode, sich vor jeder überraschenden emotionalen Beeinflussung durch seine Worte zu schützen, bewusst wird. Narzisstischen Patienten fällt es ungemein schwer zu verstehen, dass es sich bei den Deutungen um Hypothesen handelt, die allein durch die emotionalen Reaktionen, die sie im Patienten auslösen, bewiesen oder widerlegt werden können. Stattdessen behandelt der Patient sie wie Theorien oder Orakelsprüche.

Mitunter hat der Analytiker den Eindruck, als habe ein bedeutsamer Durchbruch, eine wichtige Veränderung, stattgefunden oder als habe der Patient überraschend etwas verstanden, das neues Licht auf ein bestimmtes Problem wirft. Doch dann verschwindet dieses neue emotionale Verständnis in den folgenden Tagen und Wochen spurlos. Man kann diese Entwicklung als eine Form der negativen therapeutischen Reaktion oder als unbewusste Entwertung betrachten; möglicherweise spiegelt sie sogar eine wortlose, bewusste Zurückweisung dessen, was der Patient vom Analytiker erhalten hat, wider. Beeindruckend ist indes die Reaktion des Patienten, wenn der Analytiker den Vorgang in einer späteren Sitzung erneut aufgreift, weil er zum Material passt, und nun fragt, ob sich der Patient an das, was in jener früheren Sitzung passierte, erinnern kann. Häufig gibt der Patient zur Antwort: »Ja, natürlich«, und gibt die Interaktion dann wortwörtlich wieder. Er beteuert, dass er sich sehr gut daran erinnere und dass man über dieses Thema schon tausendmal auf unterschiedliche Weise gesprochen habe. Indirekt gibt er zu verstehen, dass er die Worte des Analytikers gehört und abgespeichert und deshalb nichts weiter dazu zu sagen hat. Diese Entwicklung illustriert ein intellektuelles »Lernen« aus Deutungen, das den Patienten nicht wirklich berührt. Er verleibt sich das neue Wissen ein und entwertet es gleichzeitig.

Diesem Muster liegt die defensive Konstellation aus omnipotenter Kontrolle und dem Bedürfnis zugrunde, jede authentische emotionale Abhängigkeit vom Analytiker zu vermeiden. Der Patient hält seine freien Assoziationen und die Äußerungen des Analytikers durchgängig unter Kontrolle, um sein eigenes analytisches Verständnis dessen, was in den Sitzungen zutage tritt, zu entwickeln. In einer solchen Situation kann es hilfreich sein, seine Aufmerksamkeit auf die Risiken zu lenken, die für ihn damit verbunden sind, dem Analytiker einfach zuzuhören, und abzuwarten, ob dies eine Reaktion in ihm auslöst. Sieht er durch die Intervention eine Überlegenheit des Analytikers bestätigt, so dass er sich selbst herabgesetzt fühlt, oder bestätigt sie seine Angst, den Analytiker demontiert zu haben? Man kann den Patienten an seine häufigen Zweifel erinnern, ob eine Bemerkung des Analytikers »gut« oder »unbrauchbar«, »zutreffend« oder »unzutreffend« sei oder ob sie verrate, dass der Analytiker den Patienten akzeptiert oder aber ablehnt. In anderen Fällen kann es hilfreich sein, die Aufmerksamkeit des Patienten auf seine paranoide Haltung zu lenken, die sich zeigt, wenn der Analytiker ihn auf seine mangelnde Spontaneität in Reaktion auf deutende Interventionen anspricht.

Auch das Auftauchen von »Füllselthemen« im Diskurs des Patienten kann eine zugrundeliegende Schwierigkeit des freien Assoziierens signalisieren. Der Patient kommt ein ums andere Mal auf dasselbe Thema zu sprechen – z. B. in Form detaillierter Verweise auf bestimmte Aspekte seines Berufs oder auf ein bestimmtes Projekt, an dem er zuhause arbeiten muss, und dergleichen –, ohne irgendeine menschliche Interaktion zu erwähnen. Dies steht in einem krassen Gegensatz zu dem repetitiven Narrativ der Konflikte, die sein Leben beherrschen, denn selbst wenn es sich, oberflächlich betrachtet, laufend zu wiederholen scheint, besitzt es lebendige Übertragungsimplikationen. Wiederholte Erörterungen über die konkreten Aufgaben, die z. B. das Gärtnern erfordert, können dazu dienen, vor dem unkontrollierten Auftauchen neuen Materials zu schützen. So kam ein Patient immer wieder auf technische Details zu sprechen, die mit seiner wissenschaftlichen Forschung auf einem Gebiet zusammenhingen, von dem der Analytiker nicht das geringste verstand. Schließlich wurde klar, dass diese vermeintliche Detailbesessenheit für den Patienten die Funktion erfüllte, seine Überlegenheit über den Analytiker zu behaupten.

Eine häufige und für den Analytiker durchaus beunruhigende Entwicklung tritt ein, wenn der Patient sich dessen Sprache oder Theorie zu eigen macht und in die Schilderung seiner emotionalen Reaktionen oder Konflikte einflicht. Sein Diskurs enthält dann u. U. analytische Erklärungen, die jeder authentischen, neuen emotionalen Erfahrung entbehren. Der Analytiker sollte natürlich versuchen, sich einer normalen, aussagekräftigen Sprache zu bedienen und auf die Fachbegriffe seiner eigenen Theorien zu verzichten. Doch selbst wenn er deutende Erläuterungen sehr einfach formuliert, wird der Patient seine theoretische Grundorientierung u. U. erkennen, und sie wird im Inhalt seiner Assoziationen anklingen. Später, in der Peersupervision, wird sich womöglich die Gruppe darüber amüsieren, dass sich anhand dieser Entwicklung des Patientendiskurses die theoretischen Präferenzen des Analytikers identifizieren lassen.

Auch die Bemühungen narzisstischer Patienten, die Erläuterungen des Analytikers in einem laufenden Lernprozess zu monitorieren, zu absorbieren und abzuspeichern, sind Ausdruck eines Bedürfnisses nach Bewunderung und spiegeln nicht etwa eine authentische liebevolle Beziehung oder Abhängigkeitsbeziehung wider. Wie groß ist das Interesse des Analytikers am Patienten? Weiß er dessen Mitteilungen zu schätzen, findet er sie beeindruckend? Langweilt er sich etwa, ist er distanziert, gleichgültig oder wütend, missgünstig, herablassend oder verächtlich? Unter Umständen projiziert der Patient sein eigenes pathologisches Größenselbst auf den Analytiker, einschließlich des Bedürfnisses nach Bewunderung und Bestätigung sowie vernichtender Feindseligkeit oder demütigender Verachtung. Vor diesem Hintergrund kann sich der Patient jener Persönlichkeitsanteile des Analytikers, die normalerweise in einer langen therapeutischen Beziehung zutage treten – z. B. seine Anteilnahme, Empathie, sein genuines Interesse und seine emotionale Sensibilisierung für die Bedürfnisse des Patienten –, gar nicht bewusst werden. All dies bleibt dem narzisstischen Patienten unzugänglich. Unter der Vorherrschaft seines pathologischen Größenselbst ist er genötigt, den Einfluss, den der Analytiker durch sein Verhalten auf ihn ausübt, zu beurteilen. Er kann aber kein aufrichtiges Interesse am Analytiker als Person entwickeln, ein Interesse, das normalerweise mit einer sich vertiefenden Abhängigkeitsbeziehung ebenso einhergeht wie die Anerkennung dessen, was der Analytiker zu geben hat, und ein Gefühl der Dankbarkeit. Der narzisstische Patient kann nicht glauben, dass dem Analytiker etwas an ihm liegt und er sich wirklich für ihn interessiert.

Dieselbe Schwierigkeit, sich in Andere einzufühlen, tritt in sämtlichen Beziehungen narzisstischer Patienten zutage. Sie hat zur Folge, dass sie die meisten wichtigen Menschen in ihrem Leben auf eine schablonenhafte Weise beschreiben und an diesen Stereotypisierungen über lange Phasen der Analyse festhalten. Diese Patienten präsentieren ein feststehendes, starres Bild ihrer Angehörigen wie auch ihrer eigenen Vergangenheit. Beeindruckend ist ihre fehlende Neugier auf die Wünsche, Erfahrungen und Motivationen wichtiger Anderer – sie verschwenden keinerlei Gedanken daran. Der Analytiker spürt das Gefühl der Leere, gegen das sie in all ihren Interaktionen ankämpfen und vor dem ihre Größen- und Überlegenheitsphantasien und ihre Selbstgenügsamkeit ihnen als illusorischer Schutz dienen. In Verbindung mit dem stereotypisierten Lebensbild vermittelt die rigide kognitive Kontrolle der freien Assoziationen eine emotionslose Erfahrung, die einzig durch die Analyse ihrer Wiederholung in der Übertragung durchbrochen werden kann. Die Analyse der Angst des Patienten, ohne seine schützenden Kontrollmaßnahmen zuzuhören, bahnt der Analyse seiner Schwierigkeiten, auch anderen Menschen zuzuhören, seinem Ignorieren oder Missverstehen dessen, was sie sagen, den Weg. Dieser emotionalen Ignoranz liegt die paranoide Einstellung zugrunde, die den Patienten vor Gefährdungen seines pathologischen Größenselbst schützt.

Unter diesen Umständen weiß der Patient dramatisch oder amüsant von herausragenden, triumphalen, erregenden, überwältigenden Erfahrungen zu berichten. Diese Schilderungen, in denen er selbst im Zentrum der Aufmerksamkeit steht, sollen von seiner Großartigkeit zeugen und erfüllen die Funktion, ihn selbst in Sicherheit zu wiegen und den Analytiker zu beeindrucken. Dennoch wirken sie merkwürdig leer. Möglicherweise schildert der Patient voller Begeisterung ein Erebnis, das trotz allem keinerlei Spuren in Form einer emotionalen Beziehung hinterlassen hat und dem Analytiker in seiner Gegenübertragung trotz aller Bemühungen, sich in den Patienten einzufühlen, ein Gefühl der Kälte oder des Unbeteiligtseins vermittelt. Narzisstischen Patienten aber kann dieser Überschwang als Zuflucht vor der Leere dienen – ebenso wie außergewöhnliche sexuelle Erfahrungen, drogeninduzierte Gefühlszustände oder gefährliche Sportarten.

Die Flachheit der Kommunikation des Patienten und seiner repetitiven Schilderungen von Interaktionen, die sich im Laufe der Zeit kaum oder gar nicht zu verändern scheinen, spiegelt sich auch in seiner Reaktion auf Hinweise des Analytikers wider, dass seine Schilderung etwas wiederhole, was zuvor schon besprochen wurde – dass er aber den Beitrag des Analytikers unerwähnt lasse, so als sei das Material nie zuvor thematisiert worden. Diese Konfrontation kann bewirken, dass der Patient sich entweder angegriffen fühlt oder dass er dem Analytiker zustimmt und ihm zu verstehen gibt, dass er selbst exakt jenes Verständnis, das in den Gesprächen zuvor erzielt wurde, formuliert habe. Die Selbstverständlichkeit, mit der er dies behauptet, steht einem anderen Aspekt der Kommunikation, in dem sich die omnipotente Kontrolle über den Austausch zu erkennen gibt, in nichts nach. Manche narzisstischen Patienten neigen zum wiederholten Gebrauch von Floskeln, z. B.: »Wie Sie wissen«, »Wie schon erwähnt«, »Wie wir schon gesehen haben« usw., die auf eine harmonische Zusammenarbeit mit dem Analytiker anspielen, aber ihre eigene Sichtweise oder Interpretation einer Erfahrung unterstreichen. Im Grunde demonstriert die unveränderte Wiederholung einer Erfahrung, die bereits recht gründlich untersucht wurde, wie wichtig es dem Patienten ist, seine Unabhängigkeit von den Schlussfolgerungen des Analytikers zu behaupten.

Recht häufig geschieht es, dass ein Patient ausführlich etwas schildert, wodurch er den Analytiker unbewusst in eine bestimmte Richtung zu beeinflussen versucht. Am Ende schweigt er und fügt dann z. B. hinzu: »Ich habe alles gesagt, was ich zu sagen habe. Jetzt sind Sie dran.« Vielleicht klarer als alles andere spiegelt dies die subtile Transformation des freien Assoziierens in einen gegenseitigen Gedankenaustausch wider, wodurch der Patient den Behandler indirekt daran erinnert, dass es nun seine Aufgabe sei, aus den Worten des Patienten einen Sinn herauszulesen und ihnen etwas Neues hinzuzufügen. Von Zeit zu Zeit unterbricht der Patient seinen Assoziationsprozess, indem er den Analytiker fragt, ob dieser ihm zustimme oder nicht. Das heißt, er vergewissert sich, dass er seitens des Analytikers keine Missbilligung oder implizite Kritik oder irgendeine negative Reaktion zu gewärtigen hat, die für ihn bedrohliche Folgen haben könnte. Denkbar ist auch, dass der Patient sich fragt, ob der Beitrag des Analytikers irgendetwas Neues, ihm selbst Unbekanntes enthält und so womöglich zu einer Quelle der Demütigung wird.

Diese Bemühungen, die Kontrolle zu behalten, um sich vor einer Abhängigkeit vom Analytiker und vor jeder realen Beeinflussung durch ihn zu schützen, haben in der Behandlung narzisstischer Patienten, bei denen diese Abwehroperationen Hand in Hand gehen, langfristige Folgen für die Gegenübertragungsentwicklungen. Tatsächlich wird das innere Engagement des Analytikers beeinträchtigt, wenn der Patient unbewusst laufend versucht, jeden seiner Beiträge zu untergraben, und sich keine authentische Verbundenheit entwickeln kann.

Die Intensität der negativen Gegenübertragung kann unter solchen Umständen mancherlei Form annehmen. Eine Analytikerin, die klinisch noch relativ unerfahren war, ihren Patienten aber sehr gut verstand, merkte, dass sie immer wieder und mit nicht unerheblicher Schadenfreude ihr eigenes befriedigendes Liebesleben mit den vermeintlichen sexuellen Heldentaten des Patienten verglich. Es schien, als bereite ihr dieser Vergleich eine besondere Befriedigung, die sie als klaren Ausdruck ihrer feindseligen, rachelustigen Gefühle in der Gegenübertragung erkannte.

Der inauthentische, gekünstelte Charakter der Mitteilungen narzisstischer Patienten weckt im Analytiker zumeist das Gefühl einer sinnlosen Trivialität und Monotonie. Die Langeweile, die ihn unter diesen Umständen befallen kann, erfordert eine ständige Aufmerksamkeit für die subtilen, flüchtigen Veränderungen in der Interaktion, die sich eventuell auch in Reaktionen des Patienten beobachten lassen. Wie schon erwähnt, nimmt der Patient die Äußerungen des Analytikers womöglich als Ausdruck von Überlegenheit und Dominanz oder als Ausdruck einer feindseligen Indifferenz des Analytikers wahr. In anderen Situationen wiederum erlebt er ihn als unwissend, inkompetent oder hilflos. Das so entstehende Gefühl der Überlegenheit und Sicherheit schlägt allerdings in die Befürchtung um, in Anbetracht der Nutzlosigkeit einer solchen Behandlung seine Zeit zu verschwenden.

Indem der Analytiker die Aufmerksamkeit auf dieses rasche, zunächst relativ subtile, doch nach und nach deutlicher erkennbare Oszillieren zwischen dem triumphierenden Überlegenheitsgefühl des Patienten und seinem demütigenden Minderwertigkeitsgefühl in der analytischen Beziehung lenkt, hilft er ihm zu erkennen, dass er sein aktiviertes pathologisches Größenselbst projiziert und sich mit entwerteten Selbstanteilen identifiziert, wenn ihm die Bestätigung seiner Omnipotenz versagt bleibt. Dies ist ein wichtiger Schritt in der Erforschung der narzisstischen Übertragung. Er macht dem Patienten bewusst, dass er die tatsächliche Einstellung des Analytikers vollständig ignoriert, weil er zutiefst überzeugt ist, dass er nicht mehr zu erwarten hat als einen im Grunde gleichgültigen Analytiker, der ihm sein Alleinsein in der Welt bestätigt.

In dieser mittleren Behandlungsphase kann das wachsende Interesse des Patienten an der Beziehung des Analytikers zu ihm selbst dazu beitragen, die entsprechenden Identifizierungen mit seinen pathogenen Erfahrungen aus der Vergangenheit zu klären. So kann untersucht werden, wie nun nach und nach Aspekte der Elternfiguren, die für die Ursache von Konflikten mit dem Elternpaar und für dessen Macht standen, dem Analytiker zugeschrieben werden. In entsprechender Weise setzt der Patient seine Identifizierung mit solchen Elternimagines nun auch in Szene, wenn er seine entsprechende Selbsterfahrung auf den Analytiker projiziert. In der Gegenübertragung können Momente, in denen der Analytiker die Erfahrung, die der Patient in der Sitzung macht, relativ gelassen-interessiert begleitet, einer plötzlichen Offenheit für eine authentische emotionale Erfahrung vorangehen, einer unmittelbaren Intensivierung einer inneren Beziehung zu dem Patienten, die dann fast brutal von seiner verächtlichen Geringschätzung all dessen, was sich in dieser Beziehung entwickelt hat, beendet wird. Vor dem Hintergrund ständiger, monatelanger Bemühungen, die Übertragungsanalyse zu vertiefen, kann auf Hoffnung und gelegentliche emotionale Nähe erneut eine enttäuschende Absetzbewegung des Patienten folgen, so dass der Analytiker und die Sitzungen von einer neuen Woge leerer Trivialitäten erfasst werden. Die Situation entspricht der Dynamik von Enttäuschung, Desillusionierung und Verzweiflung in der Gegenübertragung, die Lucy LaFarge (2015) beschrieben hat.

Die Unfähigkeit der Patienten, sich selbst in einer Beziehung geliebt zu fühlen, kann an diesem Punkt zu einem wichtigen Thema werden: Unter Umständen halten sie jedes positive Interesse und jedes Engagement seitens des Analytikers für das Ergebnis seiner Schwäche und Naivität einerseits und ihrer eigenen Verführungskünste andererseits, so dass ihnen ihre geringschätzige und entwertende Einstellung gerechtfertigt erscheint. Ihre unbewussten Versuche, den Analytiker zu einer entsprechenden Gegen-Disqualifizierung zu provozieren, sollen ihr Misstrauen unterstreichen und ihnen bestätigen, dass die vermeintliche emotionale Anteilnahme des Analytikers nichts wert ist. Die Klärung dieser Situation kann Licht auf den unbewussten Neid werfen, den die Liebesfähigkeit des Analytikers in ihnen weckt und in dem die unbewussten Neid- und Grollgefühle wiederaufleben, mit denen sie in ihrem frühen Leben auf jene Menschen reagiert haben, die bereit waren, ihnen normale, vertrauenswürdige Liebe und Hingabe zu schenken.

Die typische Unfähigkeit narzisstischer Patienten, sich emotional verbindlich auf einen Liebespartner einzulassen, spiegelt sich in dieser komplexen Übertragungsdynamik wider. Sie herauszuarbeiten ist eine wesentliche Voraussetzung dafür, dass sich dieser grundlegende Aspekt ihrer Pathologie verändern kann. Die Fähigkeit des Analytikers, die Arroganz und ständige Entwertung zu tolerieren, mit der die Patienten zuverlässig immer dann reagieren, wenn sie seinen tiefen Wunsch, sie zu verstehen und ihnen zu helfen, und sein authentisches emotionales Engagement unter Beweis gestellt sehen, trägt maßgeblich dazu bei, nicht in die Falle einer reaktiven Entwertung zu tappen. Kurzum, die Ablehnung der tiefen Anteilnahme des Analytikers durch den Patienten und dessen großspurige, forcierte emotionale Distanzierung können eine entscheidende Voraussetzung für die Entdeckung jener Momente sein, in denen der Patient das authentische Interesse des Analytikers anerkennt – aber nicht zu tolerieren vermag. Langeweile in der Gegenübertragung kann als defensiver Deckmantel dienen, unter dem sich der Groll auf einen Patienten verbirgt, der aktiv versucht, das von ihm anerkannte Interesse des Analytikers und dessen Engagement zu zerstören.

Mir selbst hat es sich bisweilen als hilfreich erwiesen, dem Patienten meine Gedanken über das Geschehen an diesem Punkt seiner Beziehung zu mir mitzuteilen oder zu erläutern, was sich meinem Eindruck nach in einer äußeren Beziehung als Ausdruck der aus der Übertragung verschobenen neidischen Entwertung abgespielt hat. Ich teile diese Gedanken mit, auch wenn ich mir fast sicher bin, dass der Patient sie entwerten oder sie auf destruktive Weise intellektuell verinnerlichen wird. Indem ich dies tue, behandele ich ihn so, als er sei ein »normaler« Mensch, für den es interessant sein könnte, mir zuzuhören und sich vielleicht vorzustellen, dass hinter meinen Worten ein emotionales Engagement stecken könnte. Gleichwohl bin ich auf die zu erwartende Entwertung meines Beitrags vorbereitet. Ob meine Worte zutreffend sind oder nicht, zeigt allein seine Reaktion: Wenn er das, was ich sage, ernst nimmt, ist er sich zumindest in diesem Moment meiner Anteilnahme und meines Interesses an ihm bewusst.

Vielleicht überrascht mich der Patient, indem er meine Intervention nicht augenblicklich »analysiert« oder sie einer kritischen Wertung unterzieht, sondern eine emotionale Reaktion zulässt und sie mir mitteilt. Dies wäre ein Ausdruck einer »normalen« Einstellung, die wir im Prozess des freien Assoziierens erwarten, und sie wäre zugleich ein Zeichen dafür, dass ich mit meiner pessimistischen Beurteilung des Patienten falsch lag. Häufiger aber reagieren narzisstische Patienten auf die beschriebene, abwertende Weise. Ich deute sie als ihre Möglichkeit, die *Reflexion* über das, was ich soeben gesagt habe, zu vermeiden; statt über meine Erläuterungen nachzudenken, untersuchen sie, ob ich irgendetwas Neues gesagt habe oder nicht und damit meine Überlegenheit oder Nutzlosigkeit unter Beweis gestellt habe.

Als Anzeichen für das Durcharbeiten einer vorherrschenden narzisstischen Übertragung taucht eine wachsende Fähigkeit der Patienten auf, eine gewisse Abhängigkeit vom Analytiker zuzulassen. Sie zeigen Reaktionen auf Wochenendtrennungen oder längere Abwesenheiten, die vorwiegend paranoider Art sind, vielleicht aber auch mit einer dämmernden Anerkennung ihres aggressiven, entwertenden Verhaltens als Problem, das es zu untersuchen gilt, einhergehen. Auch eine gewisse Fähigkeit, Anteilnahme für den Analytiker zu empfinden, deutet sich an. Mitunter behaupten sie provokativ, dass sich überhaupt nichts geändert habe und es ihnen schlechter gehe als je zuvor. Sie präsentieren erneut alte Symptome, um die Inkompetenz des Analytikers zu beweisen, merken aber selbst, dass ihnen solche wiederholten Provokationen dazu dienen, auszutesten, inwieweit der Analytiker ihnen weiterhin zur Verfügung steht und sie nicht aufgegeben hat. Auch die Befürchtung, ihn überstrapaziert zu haben, kann Besorgnis zum Ausdruck bringen und anzeigen, dass der Patient eine Abhängigkeitsbeziehung zu tolerieren beginnt.

Natürlich kann das Verhalten des Patienten gegenüber anderen Menschen ebenfalls Hinweise auf eine gewisse Veränderung seiner Fähigkeit geben, zu lieben, ein authentisches Interesse an dem, was in Anderen vorgeht, zu entwickeln und sich Gedanken darüber zu machen, wie Andere auf ihn reagieren. Phantasien über die Erlebensweise des Analytikers, die nach und nach auftauchen, spiegeln u. U. eine vertiefte Aktivierung spezifischer Objektbeziehungen in der Übertragung wider, die sich deutlich von der gewohnten, starren Beziehung zwischen dem Größenselbst und dem entwerteten Selbstanteil unterscheiden. Die Analyse der Träume lässt eine größere Bandbreite tiefergehender Assoziationen zutage treten, die das dialektische Spannungsverhältnis zwischen manifestem und latentem Inhalt um eine Dimension bereichert, die in früheren Analysephasen, in denen die Assoziationen zum Traum lediglich aus neuen Versionen intellektualisierter Deutungen des eigenen Erlebens bestanden, noch nicht zugänglich war.

Das Erreichen der depressiven Position kann eine ungemein schmerzvolle Erfahrung sein, da der Patient realisiert, dass ihn der intensive Hass und Groll auf seine Objekte daran gehindert hat, die wertvolle, liebevolle Hinwendung Anderer, die ihm im Leben zuteilgeworden ist, überhaupt wahrzunehmen. Ihm wird klar, was er von denjenigen, die ihn liebten, ohne seinen ressentimentgeladenen Neid auf diese Liebesfähigkeit hätte bekommen können. Trauer über die eigene Zurückweisung und Herabsetzung potenziell guter Beziehungen, über die schlechte Behandlung von Menschen, die ihn liebten, und die Erkenntnis, wichtige Zeit verschwendet zu haben, zeigen, dass der Patient die depressive Position zu tolerieren vermag. Je besser es ihm gelingt, seine eigenen Gedanken und Gefühle zu erforschen, desto aufmerksamer kann er die Gefühle und Intentionen Anderer wahrnehmen und sich für sie interessieren. Schuldgefühle wegen der Aggression gegenüber Menschen, die ihn lieben, wecken nun Wiedergutmachungsstrebungen und den Wunsch, Gutes zu bewahren. Auch Dankbarkeit für das Gute, das der Patient im Leben erfahren hat, taucht auf.

Erfolg oder Misserfolg in der Behandlung der narzisstischen Pathologie können zuverlässig anhand der Fähigkeit dieser Patienten beurteilt werden, zu lieben, lebensbereichernde Interessen und Engagements zu entwickeln, die nicht an ihre narzisstische Selbstvergewisserung oder Grandiosität gebunden sind, und sich mit einem Wertesystem zu identifizieren, das die eigene Existenz transzendiert. Wir haben das Fallmaterial der Therapeuten des Weill Cornell Medical College Personality Disorders Institute auf die Frage hin untersucht, inwieweit Patienten eine solche Entwicklung vollziehen können. Die Bandbreite der Ergebnisse zeigt, dass sich die analytische Erfahrung dieser Patienten je nach ihrer individuellen Persönlichkeit und Lebenssituation unterschiedlich gestaltet. Diese Faktoren sind nach wie vor klärungsbedürftig, doch können wir schon jetzt festhalten, dass mindestens eine stabile Beziehung zu einem Elternobjekt, das dem Kind während der ersten Lebensjahre als zuverlässige Quelle der Liebe, Fürsorge und Anteilnahme zur Verfügung stand, ein wichtiger, prognostisch günstiger Indikator ist. Weitere bedeutsame positive Faktoren sind neben einem im Laufe des Lebens erworbenen gewissen Verständnis der emotionalen Werte von Kunst, Literatur oder Wissenschaft und der Freude daran ein Wertesystem, das nicht auf den persönlichen Triumph konzentriert ist oder auf einem rationalisierten Hasssystem beruht, und die – zumindest vorübergehende – Verfügbarkeit eines Liebesobjekts, das nicht entwertet oder zurückgewiesen werden musste. Manchmal können das Auftauchen des Wunsches, umsorgt zu werden, und die Erfahrung, vom Analytiker umsorgt zu werden, der weder Überlegenheit demonstriert noch Ansprüche an den Patienten stellt, bei extrem einsamen Patienten auf ein Potenzial für Abhängigkeit verweisen, das von gravierenden destruktiven Strebungen dissoziiert ist. Die Entwicklung der Fähigkeit, zu lieben, ohne diese Entwicklung als eine potenzielle Quelle der Schwäche und Unterlegenheit oder die Möglichkeit unerwiderter Liebe als Quelle der Schmach zu erleben, ist ein Zeichen dafür, dass sich im Kontext einer normalen Entwicklung des Narzissmus eine Transformation des pathologischen Narzissmus in eine normale Objektbeziehungsfähigkeit vollzieht.

Der Analytiker muss anerkennen, dass die Fähigkeit narzisstischer Patienten, frei zu assoziieren, durch ihre Pathologie in solch hohem Maß beeinträchtigt ist, dass die Aufforderung, zu offenkundig wichtigen Themen zu assoziieren, nicht zu einer vertieften Wahrnehmung emotional signifikanten Materials führt. Dies ist der vielleicht wichtigste Punkt, den es in diesem Zusammenhang zu beachten gilt. Die Beschaffenheit der Übertragung muss geklärt und systematisch durchgearbeitet werden, bevor die tieferen Funktionen des freien Assoziierens in der Behandlung zutage treten können. Solche extremen Ausprägungen des Narzissmus illustrieren, wie wichtig es ist, anstelle mutmaßlicher verdrängter Inhalte den Prozess der analytischen Beziehung zu analysieren, ohne jedoch aus dem Blick zu verlieren, dass solche Inhalte auftauchen können, sobald sich in der Übertragung eine normalere Objektbeziehung entwickelt.

Kurzum, all die gegen die Untersuchung des pathologischen Größenselbst und insbesondere gegen die Entwicklung einer Abhängigkeitsbeziehung in der Übertragung gerichteten Abwehroperationen schützen den Patienten vor den Ängsten, die mit den zugrundeliegenden Konflikten zwischen dem pathologischen Größenselbst und den projizierten, entwerteten Selbstanteilen in der Übertragungsbeziehung einhergehen. Im Wesentlichen ist dies der Konflikt zwischen der grandiosen, selbstgenügsamen, arroganten und entwertenden Repräsentation eines omnipotenten Selbst und einem projizierten, entwerteten, herabgesetzten, unterlegenen Aspekte des Selbst – die letztlich beide Verdichtungen primitiverer Objektbeziehungen widerspiegeln, die einst im Zeichen früher aggressiver Konflikte internalisiert worden sind.

Die Abwehrmaßnahmen, die ihre Wirkung durch Entstellungen des freien Assoziierens entfalten, sind nicht die einzigen, die den Patienten vor einer Aktivierung dieser Konflikte in der Übertragung schützen. Ein abgespaltenes Agieren dieser Konflikte in äußeren Beziehungen mit subtilen Manifestationen in dem Phantasiematerial, das der Patient in den Sitzungen produziert, aber auch Träume und Somatisierungen können tiefere Aspekte dieser Probleme zu erkennen geben, die noch nicht ins vorbewusste oder bewusste Gewahrsein gelangt sind.

Die systematische Analyse all dieser Abwehroperationen aktiviert gewöhnlich intensive negative Affekte einschließlich unspezifischer Angst, paranoider Ängste sowie Gefühlen der Demütigung und Scham. Wenn dem Patienten schließlich klar wird, wie er selbst zu diesen Übertragungsentwicklungen beiträgt, kann sein Potenzial für authentische Schuldgefühle und Anteilnahme zutage treten.

Die Art der in der Übertragung auftauchenden Ängste gibt zu erkennen, inwieweit die Aktivierung des pathologischen Selbst und die Abwehr einer Abhängigkeitsbeziehung in der Übertragung durchgearbeitet und bewältigt wurden. In den Frühphasen der psychoanalytischen Behandlung narzisstischer Patienten herrschen gewöhnlich paranoide Ängste vor, die mit der Projektion des Größenselbst auf den Analytiker zusammenhängen. Dieser wird in den Augen des Patienten zu einer kaltherzigen, strengen, ungemein kritischen Autorität, die ihn verachtet und verabscheut oder auf sadistische Weise provoziert. Solche Erfahrungen verwandeln sich sehr schnell in die Phantasie, dass der Analytiker den Patienten herabzusetzen oder zu demütigen versucht, um sich seiner eigenen Machtposition zu vergewissern, und ihn nur deshalb mit seinen Schwierigkeiten konfrontiert. Abwehrmaßnahmen, die gegen die Demütigungsgefühle in Stellung gebracht werden, können die analytische Situation über eine recht lange Phase beherrschen. Unter Umständen gehen sie mit defensiven Bemühungen einher, die Interventionen des Analytikers zu ignorieren und zu entwerten. Die Angst, gedemütigt zu werden, und die reaktive Verstärkung der Entstellungen des freien Assoziierens können den vordergründigen Eindruck an diesem Punkt der Behandlungssituation beherrschen.

Wenn der Patient im weiteren Behandlungsverlauf zu tolerieren lernt, dass ein Teil seiner Phantasien und seines Verhaltens eine problematische Übersteigerung der eigenen Wichtigkeit und Überlegenheit zum Ausdruck bringt, treten u. U. Schamgefühle an die Stelle des Gefühls, herabgesetzt und gedemütigt zu werden. Nach und nach dämmert dem Patienten, dass seine Bemühungen, sich seiner Überlegenheit zu vergewissern, im Grunde Versuche sind, sich vor dem eigenen Neid auf Konkurrenten oder Rivalen zu schützen, die seine vermeintliche Großartigkeit zu gefährden drohen. So kann die Behandlungssituation geprägt sein von der Aktivierung intensiver Konflikte, die mit Neidgefühlen in der Übertragung zusammenhängen. Diese werden zunächst gewöhnlich auf Objekte außerhalb der Übertragung verschoben, weil der Patient gegen die Anerkennung seines Neides auf den Analytiker enorme Widerstände aufbietet. Wenn er zu verstehen beginnt, dass seine unrealistischen Ambitionen und Größenphantasien seinen Alltag negativ beeinflussen und ihm chronisches Leid und Versagensgefühle bescheren, bestimmen u. U. schmerzvolle Schamgefühle das Bild.

Die Scham als normale, recht häufige frühe Erfahrung hängt mit der allmählichen Erkenntnis des kleinen Kindes zusammen, dass bestimmte spontane, naive Interessen, Gewohnheiten und Verhaltensweisen – insbesondere exhibitionistisches und selbstbehauptendes Verhalten – von den Menschen, die es liebt, abgelehnt und energisch unterdrückt werden. Dazu zählen die frühe Lust an der oralen Einverleibung »schmutziger« Dinge, die Lust an analen und fäkalen Spielen und ein wenig später die infantile Masturbation sowie polymorphe sexuelle Triebimpulse. Kritik an diesen Verhaltensweisen und Ablehnung seitens der Eltern führen zu Konflikten zwischen der idealen Selbstrepräsentanz, die von einem Idealobjekt geliebt wird, und einem beschämten, entwerteten, kritisierten Selbst, dem die Diskrepanzen zwischen dieser neuen, unerwarteten Realität und der Repräsentation des idealen Selbst bewusst sind (Lansky 1994; Wurmser 1981,

2004). Mithin ist die Scham ein früher Affekt, der in negativen Interaktionen mit den frühen Objekten aktiviert wird und fortan starken Bemühungen zugrunde liegt, den nun verinnerlichten kritischen Anteilen des Ich-Ideals gerecht zu werden. Unter normalen Umständen treten nach und nach Schuldgefühle wegen inakzeptablen Verhaltens an die Stelle der Scham. Damit einher geht die schmerzvolle Erkenntnis, dass man der eigenen Verantwortung für die Aufrechterhaltung der Beziehung zum Ich-Ideal und zu Idealobjekten nicht gerecht geworden ist. Das bedeutet, dass die inakzeptablen sexuellen und aggressiven Impulse, die Teil der normalen Ambivalenz in den Beziehungen zu wichtigen Anderen sind, nun anerkannt werden können. Die Entwicklung von Schuldgefühlen spiegelt die Integration der verbietenden Aspekte des Über-Ichs und des Ich-Ideals wider sowie die Integration des Über-Ichs und eines zentralen Aspekts der Integration des Selbst in der Entwicklung einer normalen Identität.

In der Regel wächst der Scham die spezifische Funktion zu, die infantile Sexualität, sexuelles Begehren und sexuelle Aktivität – die infantile Reaktion auf das geheime Leben des Elternpaares und seine Nachahmung – zu verheimlichen und zu verbergen. Dieses geheime innere Sexualleben verstärkt die Intensität erotischer Impulse in späteren intimen sexuellen Beziehungen zu einem realen, verfügbaren Objekt, die erotisch erregende »Schamlosigkeit« der intimen sexuellen Begegnung (Kernberg 1998 [1995]).

Im Falle der narzisstischen Persönlichkeit erhält die Scham jedoch eine besonders wichtige Funktion als Ausdruck der Diskrepanz zwischen Idealselbst und realem Selbst. Es handelt sich um eine Diskrepanz zwischen dem pathologischen Größenselbst und der allmählichen Akzeptanz der emotionalen Realität, der zuvor verleugneten und projizierten inakzeptablen Selbstanteile, die das grenzenlos idealisierte, pathologische Größenselbst schützen sollten. In der frühen und mittleren Phase der Psychoanalyse oder TFP narzisstischer Persönlichkeiten kann die Scham daher nach und nach an die Stelle der Demütigungsgefühle treten und überwiegen. Damit beginnt eine intermediäre Phase zwischen dem paranoiden Charakter der frühen Angst und der auftauchenden Fähigkeit, Schuldgefühle, Sorge sowie depressive Ängste und Abwehroperationen zu tolerieren. Schamgefühle nehmen also den Platz ein zwischen paranoiden Ängsten und schmerzvoller Demütigung auf der einen Seite und der auftauchenden Anerkennung eigener aggressiver Impulse und entsprechenden Schuldgefühlen auf der anderen.

Freilich lässt sich diese Aufeinanderfolge aufgrund der progressiven und regressiven Momente einer analytischen Behandlung im konkreten Einzelfall keineswegs dermaßen deutlich beobachten. Die beschriebenen Affekte können in Kombination auftauchen oder in umgekehrter Reihenfolge. Gleichwohl ist es hilfreich, zwischen ihnen zu differenzieren, um ein klareres Bild vom Durcharbeiten des pathologischen Größenselbst in der Übertragung zu gewinnen und von der allmählichen Transformation der Beziehung zwischen Größenselbst und entwertetem Selbst in die spezifischeren, für die allgemeinen Übertragungsentwicklungen der Borderline-Persönlichkeitsorganisation charakteristischen Objektbeziehungen. An diesem Punkt beginnt sich in der Behandlung die Geschichte der internalisierten Objektbeziehungen des Patienten abzuzeichnen, deren konflikthafter und traumatischer Charakter die Errichtung eines pathologischen Größenselbst ursprünglich in Gang gesetzt und forciert hat.

Literatur

Kernberg, O. F. (1998 [1995]). Liebesbeziehungen. Normalität und Pathologie. Übers. von C. Trunk. Stuttgart (Klett-Cotta).

Kernberg, O. F. (2012 [2007]). Der nahezu unbehandelbare narzisstische Patient. In: ders., Liebe und Aggression. Eine unzerstrennliche Beziehung. Übers. von P. Holler. Stuttgart (Schattauer), S. 65–96.

LaFarge, L. (2015). Disappointment, disllusionment, and despair in the analytic situation. Vortrag, Midwinter Meeting of the APsaA, Januar.

Lansky, M. R. (1994). Shame: contemporary psychoanalytic perspectives. J Am Acad Psychoanal 22(3): 433–441. Diskussion: 443–448. PMID: 7844020.

Rosenfeld, H. (1990 [1987]). Sackgassen und Deutungen. Übers. von M. Looser. München, Wien (VIP).

Wurmser, L. (1981). The Mask of Shame. Baltimore, MD (Johns Hopkins Univ. Press).

Wurmser, L. (2004). Superego revisited. Psychoanal Inquiry 24: 183–205.

11 Differenzialdiagnose antisozialen Verhaltens unter klinischem Blickwinkel

Übersetzung: Petra Holler

11.1 Das Spektrum des antisozialen Verhaltens

Die folgenden Ausführungen stellen einen klinischen Ansatz zur Differenzialdiagnose antisozialen Verhaltens als bedeutsames Symptom individueller Psychopathologie dar. Antisoziales Verhalten kann definiert werden als bewusste Schädigung oder Aggression, die gegen einzelne Personen oder aber die Gesellschaft insgesamt gerichtet ist und typischerweise ohne jegliches Schuldgefühl erfolgt. Es kann klassifiziert werden als passiv-parasitäres Verhalten (Lügen, Stehlen, verantwortungsloser Umgang mit Geld, Ausbeutung anderer etc.) oder aber offen aggressives Verhalten (Sachbeschädigung, Körperverletzung, bewaffneter Raubüberfall, sexueller Sadismus, Mord). Auch wenn beide Formen der Antisozialität in Kombination auftreten können, so fallen die meisten Patienten in der Regel in die eine oder andere Kategorie. Die praktische Relevanz einer Differenzialdiagnose betrifft in erster Linie die Frage, welche Gefahr ein Patient für sein unmittelbares psychosoziales Umfeld sowie die Gesellschaft insgesamt darstellt; zum zweiten, wie die Behandlung der verschiedenen, scharf voneinander abgegrenzten Pathologien, die mit Antisozialität einhergehen bzw. davon beherrscht sind, prognostisch einzuschätzen ist. Aus der Perspektive schwerer Persönlichkeitsstörungen ist Antisozialität, neben dem spezifischen Ausprägungsgrad von sekundärem Krankheitsgewinn, einer der beiden wichtigsten prognostischen Negativfaktoren.

Ich werde im Folgenden nacheinander die verschiedenen psychopathologischen Einheiten beschreiben, die es für die Differenzialdiagnose dieses Syndroms zu berücksichtigen gilt. Beginnen werde ich mit dem schwersten Störungsgrad, dessen prognostische Einschätzung gleichzeitig am ungünstigsten zu bewerten ist. Im Anschluss daran werde ich entlang eines Kontinuums unterschiedlich schwerer Störungsgrade verschiedene Charakterstrukturen beschreiben, bei denen antisoziales Verhalten vorherrschend ist, wobei der am wenigsten schwere Störungsgrad eine günstigere Prognose aufweist. Der praktische Nutzen dieses Vorgehens liegt darin, dass es dadurch relativ einfach ist, im Rahmen einer detaillierten, ausführlichen und vollständigen psychiatrischen Anamnese zu einer entsprechenden differenzialdiagnostischen Einschätzung zu gelangen.

11.1.1 Pseudopsychopathische Schizophrenie

Diese aus den 1950er-Jahren stammende diagnostische Kategorie ist zwar außer Mode gekommen, verdient jedoch neuerliche Aufmerksamkeit aufgrund der psychopharmakologischen Schizophrenie-Behandlung und deren Auswirkungen auf das klinische Bild dieser Patienten (Bender 1959; Durst, Jabotinski-Rubin u. Fliman 1997; Homesland u. Astrup 1984). Ursprünglich bezog sich die Bezeichnung »pseudopsychopathisch« auf schizophrene Patienten, die in einer Psychose gewalttätig wurden und dabei oft auch ein seltsam anmutendes destruktives Verhalten an den Tag legten, z. B. im Zustand von Wahnvorstellungen oder Halluzinationen einen Mord mit bizarren Merkmalen begingen. Der extreme Schweregrad und die bizarre Natur dieser Form von kriminellem Verhalten, das unter bestimmten Bedingungen verübt wurde, lenkte das Augenmerk auf diesen Patiententypus, der glücklicherweise nur sehr selten anzutreffen ist.

Bemerkenswert ist, dass mit dem Aufkommen wirksamer psychopharmakologischer Behandlungsmethoden der Schizophrenie die betreffenden Patienten zwar von ihren psychotischen Symptomen befreit werden konnten, jedoch weiterhin antisoziales Verhalten an den Tag legten, sowohl in aggressiver als auch in kombiniert aggressiv-parasitärer Form. Unter diesen nicht-psychotischen Bedingungen lässt das klinische Bild an eine typisch Antisoziale Persönlichkeitsstörung denken. Die betreffenden Patienten werden für gewöhnlich im Rahmen spezieller forensischer Einrichtungen behandelt. Die klinische Erfahrung lehrt, dass sich die psychotische Symptomatologie medikamentös zwar kontrollieren lässt, die Patienten jedoch nach ihrer Entlassung antisozial bleiben, ihre Medikation absetzen und letztlich wieder psychotisch werden. Mit anderen Worten, das gefährliche, aggressive Verhalten bleibt weiterhin bestehen und vorherrschend, auch wenn es zur Remission von Wahnerleben und Halluzinationen kommt. Wie bereits erwähnt, sind diese Fälle sehr selten und die betreffenden Patienten dauerhaft in psychiatrischen Spezialeinrichtungen untergebracht, wo sie unter klaren Rahmenbedingungen und konsequenter Kontrolle überraschend gut angepasst erscheinen. Es handelt sich hier um den gefährlichsten Patiententypus mit antisozialem Verhalten und der Schutz von Familie und Gesellschaft steht im Umgang mit ihnen an erster Stelle.

11.1.2 Antisoziale Persönlichkeitsstörung

Diese Kategorie begegnet uns am häufigsten, sie ist auch diejenige, bei der die aktuell zur Verfügung stehenden Behandlungsmethoden am wenigsten greifen. Die Antisoziale Persönlichkeitsstörung fällt ganz klar in die beiden oben erwähnten Hauptkategorien von Antisozialität, den passiv-parasitären und den aggressiven Typus. Eine Beschreibung der klinischen Merkmale findet sich in klassischen Werken, die von Cleckleys (1941) »The Mask of Sanity« bis hin zu Michael Stones (2009) »The Anatomy oft the Evil« reichen, in denen die verschiedenen Typen und Schweregrade innerhalb eines breiten Spektrums von Psychopathologie detailliert dargestellt sind. Es herrscht nach wie vor Uneinigkeit darüber, inwieweit der Begriff »Psychopathie« auf eine bestimmte Untergruppe angewendet werden sollte, z. B. den mit Abstand gefährlichsten aggressiven Typus dieser Psychopathologie (Coid u. Ullrich 2010b). Die negative Prognose für sämtliche Behandlungsansätze gilt jedoch für das gesamte Spektrum der Antisozialen Persönlichkeitsstörung.

Aus klinischer Sicht sind es vorrangig zwei Merkmale, die dieses Syndrom kennzeichnen: erstens eine ausgeprägt *narzisstische* Persönlichkeitsstruktur, die bei mehr als 90 % der Patienten mit Antisozialer Persönlichkeitsstörung als Hauptcharakteristikum vorherrschend ist. Bei einem kleineren Prozentsatz finden wir zwar überwiegend paranoide und schizoide Persönlichkeitszüge vor dem Hintergrund eines eher introvertierten Persönlichkeitsstils, der in scharfem Kontrast steht zu den expansiven, extrovertierten Persönlichkeitsmerkmalen, wie wir sie bei den allermeisten antisozialen Persönlichkeiten antreffen. Doch auch diese kleinere Gruppe legt die typischen aggressiven oder passiv-parasitären antisozialen Verhaltensweisen an den Tag.

Neben den narzisstischen Persönlichkeitsmerkmalen wie Grandiosität, Anspruchlichkeit und Unfähigkeit zur Empathie (trotz scharfer Beobachtungsgabe und treffsicherer Beurteilung, was Intention und Verhalten des Gegenübers angeht) ist das zweite Hauptkennzeichen Antisozialer Persönlichkeitsstörungen eine bis in die Kindheit zurückreichende Geschichte von Antisozialität. Wenn es bereits in frühen Jahren zu psychiatrischen Kontakten kam, so wurde für gewöhnlich eine »Verhaltensstörung« diagnostiziert. Reue und Besorgnis angesichts ihres antisozialen Verhaltens fehlen, auch wenn im Verlauf einer psychiatrischen Untersuchung Schuldgefühle vorgegaukelt werden, vor allem, wenn der untersuchenden Psychiater ein bestimmtes antisoziales Verhalten entdeckt hat.

Die Beziehung zu Familienmitgliedern, Freunden und Bekannten ist eindeutig ausbeuterisch. Die Patienten sind unfähig, sich in eine Beziehung authentisch emotional einzubringen, von der sie sich keinen Nutzen versprechen. Charakteristischerweise zeigt sich diese emotionale Gleichgültigkeit und Boshaftigkeit auch in ihrem Verhalten gegenüber Haustieren. Zuweilen überspielen sie die ausbeuterische Natur ihrer Beziehungen, indem sie Interesse und Besorgtheit vorgeben, was sich aber bei näherem Hinsehen als falsch erweist. Sie legen eine erstaunliche Angstintoleranz an den Tag und Situationen, die in der Regel unmittelbar zu Angst führen würden, lösen bei diesen Patienten antisoziales oder feindseliges Verhalten aus. Sie sind unfähig, Trauer und Traurigkeit zu empfinden. Fühlen sie sich in ihrer Autonomie oder in ihrem Wohlbefinden bedroht, kann es zu starken paranoiden und aggressiven Reaktionen kommen, mit deren Hilfe sie einer Situation zu entkommen suchen, die sie nicht kontrollieren können. Wenn sich Patienten mit Antisozialer Persönlichkeitsstörung in die Ecke gedrängt fühlen, so kann dies ein erhöhtes Suizidrisiko bergen, was auch auf eine fehlende Angst vor Krankheit oder Tod zurückzuführen ist. Narzisstische Grandiosität und Omnipotenz verbinden sich hier mit dem völligen Fehlen von Selbstfürsorge, sobald sämtliche Quellen von Lust als versiegt erscheinen. Die Patienten begeben sich in gefährliche Situationen als Teil ihres antisozialen Verhaltens, was einerseits eine erregende Wirkung auf sie hat, andererseits aber auch ein tief greifendes Gefühl von Unbesiegbarkeit erkennen lässt.

Antisoziale Persönlichkeiten sind unfähig, sich zu verlieben, und sie lassen keinerlei Zärtlichkeit in ihren sexuellen Beziehungen erkennen. Die fehlende Sorge um andere ist die Kehrseite einer fehlenden Selbstfürsorge, d. h. sie gehen Risiken ein, ohne sich Gedanken darüber zu machen, was mit ihnen geschieht, sollte etwas schiefgehen. Ihr Gefühl von Unbesiegbarkeit bleibt bis zu dem Augenblick bestehen, in dem sie mit einer lähmenden Gefahr konfrontiert sind und entweder aggressives Abwehrverhalten oder extreme Selbstzerstörung bis hin zu Selbstmord als einzige Alternativen erscheinen.

Antisoziale Persönlichkeiten können nicht aus Erfahrung lernen, sodass sie mit ihrem Verhalten ein ums andere Mal scheitern. Andererseits können sie sehr effektiv sein, wenn es um die Planung krimineller Handlungen geht, ohne sich um die langfristigen Folgen ihres aktuellen Verhaltens zu scheren, mit dem sie in jedem Fall scheitern werden oder das unvermeidlich zu ihrer Enttarnung führen wird. Sie erwecken den Eindruck, als fehlte es ihnen an jeglichem Gefühl für Zeit, Zukunft oder langfristige Planung, die über das unmittelbare Handeln hinausgeht. Genau diese Besonderheit ist es, die diese Menschen, die in ihrer Planung antisozialer Handlungen oft so ausgebufft erscheinen, in ihrem sozialen Überleben überraschenderweise scheitern lässt. Patienten des passiv-parasitären Typus, die sich auf groß angelegte betrügerische Machenschaften verstehen, sollten doch, so würde man meinen, die Folgen absehen können. Doch das Gegenteil ist der Fall: Sie sind unfähig, über diese lange Zeitspanne hinweg vorauszudenken.

Charakteristisch ist zudem die Unfähigkeit, sich mit den moralischen Werten anderer Menschen zu identifizieren. Antisoziale Persönlichkeiten sind nicht in der Lage, eine therapeutische Beziehung emotional zu besetzen. Wenn sie sich auf ein psychotherapeutisches Unterfangen einlassen, so ist ihr Verhalten in aller Regel manipulativ und von pathologischem Lügen sowie durchsichtigen Rationalisierungen ihrer Verantwortungslosigkeit gekennzeichnet. Sie verfügen über eine erstaunliche Fähigkeit, sich so zu geben, wie sie glauben, dass es den Erwartungen ihres jeweiligen Gegenübers entspricht. Aufgrund dieser erstaunlichen und für den Diagnostiker verwirrenden Fähigkeit, in Selbstdarstellung und Verhalten rasch umzuschalten, spricht man auch von »holografischen Persönlichkeiten«. Was den aggressiven Typus antisozialer Persönlichkeiten angeht, deren Pathologie hauptsächlich im Bereich der Sexualität zutage tritt, so haben wir es hier häufig mit gefährlichen Formen sadistischer sexueller Angriffe zu tun.

Da antisoziale Persönlichkeiten nicht auf Psychotherapie ansprechen, ist ein sorgfältiger differenzialdiagnostischer Abgleich zu den unten aufgeführten Syndromen, welche sehr wohl psychotherapeutisch behandelbar sind, außerordentlich wichtig. Im Folgenden sollen die entscheidenden Unterschiede zu den verschiedenen Krankheitsbildern kurz dargelegt werden.

11.1.3 Syndrom des malignen Narzissmus

Dieses Syndrom, das ich in früheren Arbeiten (Kernberg 1992, 1997) beschrieben habe und das, so meine ich, mittlerweile als allgemein akzeptiert gilt (Bender 2014; Stone 2016), stellt einen Zwischenbereich zwischen der genuin antisozialen Persönlichkeit einerseits und der Narzisstischen Persönlichkeitsstörung mit antisozialem Verhalten andererseits dar.

Das Syndrom des malignen Narzissmus ist gekennzeichnet durch das Vorliegen einer typischen narzisstischen Persönlichkeitsstruktur plus signifikanten paranoiden Charakterzügen, Ich-syntoner Aggression gegenüber anderen und/oder dem eigenen Selbst sowie antisozialem Verhalten. Die Patienten weisen die typischen Merkmale einer schweren Identitätsdiffusion auf sowie, in der Regel, einschneidende Defizite in ihrer Fähigkeit, einer Arbeit oder beruflichen Tätigkeit nachzugehen, Intimität in ihrer Sexualität zu erleben sowie normale soziale Beziehungen zu pflegen. Man verwechselt sie häufig mit regredierten Patienten einer Borderline-Pathologie, doch das Zusammenspiel von vorherrschenden Merkmalen einer narzisstischen Persönlichkeit, paranoiden Tendenzen und ausgeprägter Aggression in Verbindung mit Antisozialität rechtfertigt die spezifische Diagnose dieses Syndroms.

Maligne Narzissten unterscheiden sich von genuin antisozialen Persönlichkeiten insofern, als sie noch über die Fähigkeit verfügen, Beziehungen zu führen, z.B. in der Sexualität, die nicht ausschließlich auf Ausbeutung basieren. Bis zu einem gewissen Grad sind sie auch zur Idealisierung dessen in der Lage, was sie sich von einem normalen Leben wünschen, sowie Schuldgefühle zu empfinden, wenn sie merken, dass sie einem Menschen, der ihnen wichtig ist, wehgetan haben. Mit anderen Worten: Sie verfügen noch über eine »Insel« potenziell idealer, guter Beziehungen, die einen gewissen Reiz auf sie ausübt. Dies macht eine psychotherapeutische Herangehensweise möglich. Wenn die Behandlung unter adäquaten und stabilen Rahmenbedingungen stattfindet, die den Patienten, sein Umfeld und die Therapie selbst vor destruktivem Agieren schützen, so sind diese Patienten psychotherapeutisch durchaus zugänglich. Gab es in der Vorgeschichte wichtige Beziehungen, kennt der Patient das Gefühl des Sich-Verliebens sowie von tiefer Enttäuschung über eine verlorene Liebe. Hat er die Erfahrung gemacht, sich um das Überleben und die Pflege eines Haustiers zu kümmern, und verfügt er über die Fähigkeit, einem anderen Menschen gegenüber reinen Wein über sein gewalttätiges, chaotisches und aggressives Verhalten einzuschenken, so sind dies Belege für etwas genuin Menschliches. Diese genuine Menschlichkeit steht in scharfem Kontrast zur permanenten Distanz und emotionalen Unzugänglichkeit in den Therapien klassisch antisozialer Persönlichkeiten und lässt die Prognose sehr viel günstiger erscheinen.

Im Gegensatz zur Antisozialen Persönlichkeitsstörung sind maligne Narzissten fähig, schwere Angstzustände und depressive Reaktionen zu ertragen. Ihre Ich-syntone Aggression richtet sich gegen andere Personen in Form von provokativem und gewalttätigem Verhalten, Sachbeschädigung, arrogantem und kontrollierendem Auftreten oder Wutausbrüchen. Gleichwohl birgt ihre Aggression nicht jene Gefährlichkeit, wie wir sie von der klassischen Antisozialen Persönlichkeitsstörung kennen, noch haben wir es mit jener durchgängigen und bewussten Ausbeutung anderer Menschen zu tun.

Die Schwere der Pathologie dieser Patienten zeigt sich in der Häufigkeit stationärer Behandlungen, die immer wieder notwendig sind. Sie bildet gewissermaßen die Außengrenze von Patienten, die auf psychodynamische Psychotherapien, insbesondere die Übertragungsfokussierte Psychotherapie (TFP), ansprechen. Die Behandlung bedarf meist klarer und strenger Rahmenvereinbarung bzw. Grenzsetzung. In Fällen, in denen wir es mit extremen antisozialen Merkmalen, ausgeprägter Täuschungsneigung und/oder chronischer Selbstverstümmelung zu tun haben, können zusätzliche supportive Behandlungstechniken erforderlich sein.

11.1.4 Narzisstische Persönlichkeitsstörung mit antisozialen Merkmalen

Diese Kategorie von Patienten hat eine eindeutig bessere Prognose und spricht auf die herkömmlichen Therapieansätze zur Behandlung eines pathologischen Narzissmus sehr wohl an (Kernberg 2014a). Zusätzliche antisoziale Merkmale sind zwar prognostisch ungünstig, bedeuten aber nicht notwendigerweise, dass eine Behandlung unmöglich ist. In der Regel handelt es sich um Patienten mit passiv-parasitärer Antisozialität, die häufig zur Befriedigung spezifischer narzisstischer Bedürfnisse eingesetzt wird, z. B. das Stehlen von Objekten, die für berufliche Zwecke benötigt werden, für deren legalen Erwerb jedoch die nötigen Mittel fehlen. Auch aggressiver Antisozialität begegnen wir hier, z. B. als Anführer oder Mitglieder krimineller Gruppierungen, doch sind diese Patienten eindeutig fähig zu Loyalität sowie dazu, sich für bestimmte Ideale einzusetzen. Trotz der für narzisstische Persönlichkeiten typischen Schwierigkeit, tiefer gehende Liebesbeziehungen aufzubauen, sind sie doch in der Lage, sich auf Beziehungen zu anderen Menschen einzulassen, ohne diese auszubeuten. Sie können authentische Interessen und Ideale entwickeln, die über ihr eigenes Überleben hinausgehen. Ihre Antisozialität steht im Dienste ihrer narzisstischen Grandiosität, ist aber in der Regel auf bestimmte Bereiche beschränkt und durchzieht nicht sämtliche soziale Interaktionen. Ein Beispiel: Ein Professor für Kunstgeschichte stiehlt seltene Kunstbände. Die Behandlung in solchen Fällen ist im Wesentlichen psychotherapeutisch ausgerichtet, was auch für die weniger schwerwiegenden Formen von Antisozialität gilt, die im Folgenden dargestellt werden und deren Prognose sich mit abnehmendem Schweregrad verbessert. Je nachdem, wie der individuelle Fall beschaffen ist, so profitieren manche dieser Patienten am meisten von einer klassischen Psychoanalyse.

11.1.5 Andere Störungen im Rahmen einer Borderline-Persönlichkeitsorganisation mit antisozialen Merkmalen

Ich beziehe mich hier auf antisoziales Verhalten bei Patienten mit schweren Persönlichkeitsstörungen, die alle durch das Syndrom der Identitätsdiffusion gekennzeichnet sind, d. h. durch ein fehlendes integriertes Selbstkonzept und ein fehlendes integriertes Konzept bedeutsamer Anderer, allerdings *ohne* eine überwiegend narzisstische Persönlichkeitsstruktur. Diese Gruppe umfasst das antisoziale Verhalten bei Borderline-Störungen, Schizoiden Persönlichkeitsstörungen, Paranoiden Persönlichkeitsstörungen oder Infantil-histrionischen Persönlichkeitsstörungen. Von einem psychodynamischen Gesichtspunkt aus betrachtet ist die Antisozialität dieser Patienten für gewöhnlich eng verknüpft mit einem dynamischen Merkmal ihrer Persönlichkeit. Im Falle einer Paranoiden Persönlichkeitsstörung z. B. kann Unehrlichkeit dazu dienen, einer anderen Person, die als Feind wahrgenommen wird, Schaden zuzufügen, oder soziale Situationen zu manipulieren, um Rache zu nehmen. Das entsprechende antisoziale Verhalten kann dann rationalisiert und im Hinblick auf eine allgemein gültige ethische Orientierung »passend« gemacht werden. Bei Infantilen oder Histrionischen Persönlichkeitsstörungen soll mithilfe chronischer Lügengeschichten (Pseudologia phantastica) die eigene Existenz ausgeschmückt werden, um beim Gegenüber besonderes Interesse zu wecken.

Was jedoch die Bereitschaft dieser Patienten angeht, sich auf eine psychotherapeutische Beziehung einzulassen, so kann sich die Neigung zu chronischem Lügen als großes Hindernis erweisen. Es ist nicht immer möglich, sie therapeutisch aufzulösen, was eine Therapie letztlich zum Scheitern verurteilt. Generell haben jedoch alle diese Patienten das Potenzial, wenn ihre zentralen Spaltungen und projektiven Identifizierungen im Rahmen einer Behandlung exploriert und aufgelöst werden, authentische Schuld und Betroffenheit angesichts ihrer Aggression zu empfinden und im Zuge des Durcharbeitens ihres antisozialen Verhaltens die depressive Position zu erreichen. Obwohl bislang keine empirischen Befunde darüber vorliegen, welche Patienten dieser Gruppe eher von einem psychodynamischen oder einem kognitiv-verhaltenstherapeutischen Ansatz profitieren, scheint es vernünftig, kognitiv-behavioralen Ansätzen dann den Vorzug zu geben, je spezifischer die antisozialen Verhaltensweisen und je umschriebener die Symptome sind. Wenn hingegen eine schwere Persönlichkeitsstörung das Funktionsniveau eines Patienten in den zentralen Lebensbereichen beeinträchtigt, d. h. in Arbeit und Beruf, Liebe und Sexualität, oder aber sein allgemeines soziales Funktionieren, dann ist eine psychoanalytische Psychotherapie wie die Übertragungsfokussierte Psychotherapie die erste Wahl.

11.1.6 Neurotische Persönlichkeitsorganisation mit antisozialen Merkmalen

Diese Kategorie ist die einzige, die vor langer Zeit von Sigmund Freud in seinem Konzept »Verbrecher aus Schuldgefühl« (Freud 1916, 1991) spezifisch untersucht wurde. Wir haben es hier mit Patienten mit einer neurotischen Persönlichkeitsstruktur zu tun, d. h. Patienten mit zwanghafter, depressiv-masochistischer oder hysterischer Persönlichkeitsstörung, deren Antisozialität sich vor dem Hintergrund einer normalen Identitätsentwicklung manifestiert.

Die Antisozialität dieser Patientengruppe trägt oft bizarre Züge, d. h. sie zeigt sich auf eine Art und Weise, die unweigerlich zu ihrer Entdeckung und Bestrafung bzw. Selbstbestrafung führt: Ein Arzt mit zwanghafter Persönlichkeit stahl Schokolade und andere Süßigkeiten in der Cafeteria des Krankenhauses, in dem er arbeitete, was eine äußerst unangenehme Entdeckung nach sich zog. Eine geachtete Biologin, die in der Forschung tätig war, fälschte Untersuchungsergebnisse und wiederholte die Experimente mehrere Male, um die von ihr berichteten falschen Ergebnisse zu widerlegen! Dass es sich in all diesen Fällen um das Ausagieren unbewusster Schuldgefühle in Bezug auf einen bestimmten psychologischen Komplex handelt, wird im Verlauf einer Psychotherapie ziemlich offensichtlich zutage treten, was es wiederum ermöglicht, das Syndrom letztlich aufzulösen. Im Rahmen einer Psychoanalyse oder psychoanalytischen Psychotherapie haben diese Patienten eine sehr gute Prognose, wobei natürlich die Frage ist, ob eine Behandlung in die Wege geleitet wird, bevor die Patienten ihre soziale, private oder berufliche Situation ernsthaft aufs Spiel setzen.

11.1.7 Antisoziales Verhalten bei Anpassungsstörungen im Jugendalter

Hier beziehe ich mich auf antisoziales Verhalten vor dem Hintergrund von Angst- und/oder depressiven Störungen bei Jugendlichen, die damit unbewusste Konflikte in ihrem sozialen Verhalten, in ihren Liebesbeziehungen, zu Hause oder in der Schule ausagieren. Emotionale Krisen und damit verbundenes impulsives Verhalten können sehr provokative Züge annehmen, z. B. in Form von Wutausbrüchen und, unter den entsprechenden sozialen Bedingungen, auch in Form von antisozialem Verhalten. Meist handelt es sich um einzelne Episoden von Lügen, Körperverletzung, Einbruchs- oder Diebstahldelikten, die allesamt im Kontext eines tief greifenden emotionalen Aufruhrs und generalisierter Konflikte in ihrem sozialen Leben zu verstehen sind.

Wenn die diagnostische Einschätzung hier eine Identitäts*krise* ergibt (im Gegensatz zu einer schweren Persönlichkeitsstörung mit Identitäts*diffusion*), so ist die Prognose ausgezeichnet. Identitätskrisen lassen sich von einer ausgeprägten Identitätsdiffusion dadurch unterscheiden, dass selbst inmitten der emotionalen Regression ein klares und differenziertes Gefühl für das eigene Selbst sowie eine realistische und plastische Einschätzung der Persönlichkeit bedeutsamer Anderer im unmittelbaren familiären und sozialen Umfeld bestehen bleiben. Das rechtzeitige Einleiten einer Psychotherapie führt in der Regel zur Klärung der Problematik und zur Auflösung der Symptome. Besteht jedoch der Verdacht einer schweren Persönlichkeitsstörung, so muss genau geklärt werden, inwieweit es sich um situationsbedingtes antisoziales Verhalten aufgrund von schlechtem Urteilsvermögen oder Gruppendruck handelt und ob sich der Anfangsverdacht durch das Vorliegen der entsprechenden Symptomatik, wie ich sie oben beschrieben habe, bestätigen lässt. Zeitlich begrenztes antisoziales Verhalten in der Adoleszenz im Kontext einer emotionalen Krise mit Impulsivität, Angst und depressiven Reaktionen rechtfertigt für gewöhnlich die Aufnahme in die vorliegenden Kategorie.

Wir müssen außerdem berücksichtigen, dass es sich auch um kulturell gefördertes antisoziales Verhalten handeln kann, z. B. bestimmter Subgruppen in der Schule, oder um kulturell toleriertes Verhalten, wie es in der Adoleszenz typisch ist, z. B. Ladendiebstahl von Kosmetika bei jungen Mädchen, ein in Amerika relativ häufiges Phänomen.

11.1.8 Dissoziales Syndrom

Wir haben es hier mit einer ursprünglich aus der britischen Fachliteratur stammenden Kategorie zu tun, die auf eine Untersuchung von antisozialem Verhalten bei jugendlichen Gang-Mitgliedern zurückging und als Subgruppe der »Soziopathischen Persönlichkeitsstörung« Eingang ins DSM-I fand (APA 1952, S. 38). Die Patienten, so die Beschreibung, lebten in einem abnormen moralischen Umfeld, waren jedoch zu großer Loyalität fähig. Meist handelt es sich um Mitglieder von Jugendgangs mit antisozialen Aktivitäten. Man muss hier die Persönlichkeitsmerkmale der verschiedenen Gang-Mitglieder unterscheiden. Häufig handelt es sich bei den Gang-Anführern um antisoziale Persönlichkeiten oder schwere narzisstische Persönlichkeiten mit Antisozialität, während ihre Anhänger ein breites Spektrum von weniger schweren Persönlichkeitsstörungen abdecken oder es sich um Jugendlich in einer Adoleszenzkrise handelt. Dazu gehören Infantile oder Histrionische Persönlichkeitsstörungen, abhängige Persönlichkeitsstörungen sowie Jugendliche aus hochgradig konflikthaften Familien, die auf der Suche sind nach Halt, den sie im sozialen Umfeld oder in der Gang finden. Wenn es zu antisozialen Aktivitäten kommt, dann typischerweise im Gruppenkontext.

Manchmal reicht es schon aus, den Jugendlichen aus dieser bestimmten sozialen Subkultur herauszunehmen, um das Problem zu lösen.

Schwere Konflikte zu Hause oder schwerwiegende psychische Erkrankungen innerhalb des familiären Umfelds stellen jedoch gewichtige Hindernisse dar, die einen Jugendlichen zögern lassen, seine jeweilige Subkultur oder Gang zu verlassen. In diesen Fällen kann eine Kombination aus verschiedenen psychotherapeutischen Interventionen mit Patienten, Familie und Schule sehr hilfreich sein.

11.1.9 Antisoziales Verhalten ohne Psychopathologie

Manche Menschen stehlen, weil sie Hunger haben. Sie finden sich in einer Situation wieder, in der es keine andere Möglichkeit gibt, um an das Nötigste zum Überleben zu kommen. Sie sind womöglich Opfer oder Ausdruck einer pathologischen gesellschaftlichen Entwicklung und weniger einer individuellen psychischen Erkrankung. Natürlich ist es in jedem Fall von zentraler Bedeutung, das psychosoziale Umfeld genau zu untersuchen, das diese Form von Antisozialität fördert und unterstützt oder, im Gegenteil, jegliches antisoziale Verhalten eines Patienten aufs Schärfste sanktioniert.

11.2 Diagnose

Die praktischen Implikationen des diagnostischen Spektrums sind, ich habe bereits darauf hingewiesen, von großer Bedeutung: Prognose und Behandlungsplan sind abhängig von der diagnostischen Einschätzung und insbesondere von der Indikation oder Kontraindikation für ein spezifisches psychotherapeutisches Verfahren. Wie bereits erwähnt, handelt es sich bei der pseudopsychopathischen Schizophrenie um ein seltenes Krankheitsbild, an welches im forensischen Kontext gedacht werden werden muss, wenn es um die Behandlung dieser psychisch kranken Kriminellen geht. Klinisch gesehen geht es bei diesen Patienten vor allem um die Frage, inwieweit eine psychopharmakologische Behandlung der Psychose ein Funktionieren des Patienten mit oder ohne Antisozialität bewirkt, welche Gefahr weiterhin vom Patienten ausgeht und ob eine Indikation für eine lebenslange Unterbringung besteht.

In den allermeisten Fällen von Antisozialität lautet die wichtigste praktische Frage im Rahmen der Diagnosestellung, ob bei einem Patienten eine genuin Antisoziale Persönlichkeitsstörung vorliegt oder ob es sich um weniger schwerwiegende Syndrome mit antisozialem Verhalten handelt. Die differenzialdiagnostische Einschätzung ist nicht allzu schwierig, wenn man sich für mehrere Diagnosegespräche sowie eine sorgfältige Anamnese Zeit nimmt, alle zur Verfügung stehenden fremdanamnestischen Quellen zu aktuellem und vergangenem antisozialem Verhalten heranzieht und die sich im Rahmen mehrerer Untersuchungsgespräche verändernden klinischen Merkmale in die diagnostische Einschätzung einfließen können.

Die folgenden Fallbeispiele sollen die unterschiedlichen Schweregrade von Syndromen mit Antisozialität sowie die entsprechenden differenzialdiagnostischen Einschätzungen illustrieren.

Fallbeispiel

Ein Patient wurde in die Klinik eingeliefert, nachdem er seine Cousine mit einem Gewehr erschossen, ihren Kopf abgetrennt und im Garten des gemeinsamen Wohnhauses aufgespießt hatte. Er wurde beobachtet, wie er um den aufgespießten Kopf tanzte, was zur sofortigen stationären Unterbringung führte. In der Klinik stellte man fest, dass er unter Halluzinationen und Wahnvorstellungen litt, und diagnostizierte eine schizophrene Erkrankung, die mit atypischen Antipsychotika behandelt wurde. Nach mehreren Wochen waren Wahnvorstellungen und Halluzinationen verschwunden, der Patient verfügte über eine wiederhergestellte Realitätsprüfung und verhielt sich normal. Auffällig war nur, dass er keinerlei Schuldgefühle angesichts des Verbrechens empfand, das er begangen hatte. Nach einer weiteren Beobachtungsphase von mehreren Wochen griff er einen Mitpatienten brutal an, nachdem man ihn beim Stehlen von dessen Habseligkeiten erwischt hatte. Die anfängliche Verdachtsdiagnose einer pseudopsychopathischen Schizophrenie bestätigte sich nach einer mehrmonatigen stationären psychpharmakologischen Behandlung mit Neuroleptika, nachdem er nach einer erfolgreichen Flucht aus dem Krankenhaus sämtliche Medikamente abgesetzt hatte und wieder psychotisch geworden war. Die mit der neuerlichen Psychose einhergehende Gewalt hatte schließlich zu seiner Festnahme und erneuten forensischen Unterbringung geführt.

Fallbeispiel
In der psychiatrischen Untersuchung eines jungen Ostdeutschen, Mitglied einer Neonazi-Gruppierung, die sich auf das In-Brand-Setzen von Unterkünften türkischer Gastarbeiter in einer deutschen Stadt verlegt hatte, zeigten sich schwere narzisstische Persönlichkeitsmerkmale, gepaart mit einer hochmütigen und paranoiden Einstellung gegenüber dem Pflegepersonal, die er im Sinne seiner nationalistischen Ideologie rationalisierte. Beim geringsten Anlass schien er bereit zum Kampf. Anfangs bestand der Verdacht auf eine antisoziale Persönlichkeitsstruktur vom aggressiven Typus. Wie sich jedoch herausstellte, unterhielt er seit Jahren eine Liebesbeziehung zu einer jungen Frau, die schwanger von ihm geworden war und mittlerweile ein Kind zur Welt gebracht hatte. Diese Freundin drohte, ihn zu verlassen, sollte er seine Übergriffe auf türkische Einwanderer nicht beenden. Es war diese Drohung, die den Patienten dazu veranlasst hatte, sich den polizeilichen Untersuchungsbehörden zu stellen und seine Mittäterschaft an den rassistisch motivierten Überfällen auf türkische Einwanderer zu gestehen. Er liebte seine Freundin und wollte sie und die Beziehung zu ihr mit dem gemeinsamen Kind nicht verlieren. Dieser Fall illustriert das Syndrom des malignen Narzissmus, d. h. antisoziales Verhalten vor dem Hintergrund einer narzisstischen Persönlichkeit, paranoiden Merkmalen und Ich-syntoner Aggression.

Fallbeispiel
Ganz anders war der Fall jenes Professors für Kunstgeschichte gelagert, der sich über Jahre hinweg zu einem Meisterdieb in Sachen wertvoller Kunstbände entwickelt hatte, ansonsten jedoch keinerlei antisoziales Verhalten an den Tag legte. Bei ihm wurde eine Narzisstische Persönlichkeitsstörung mit antisozialem Verhalten diagnostiziert.

Fallbeispiel
Diagnostisch sehr viel komplizierter gestaltete sich der Fall eines Mannes, der einem Mitglied der Mafia eine enorme Summe an Geld bezahlt hatte, um seinen Vater zu ermorden. Als es wegen anderer krimineller Delikte zu einer Festnahme kam, legte der Empfänger des Geldes ein Geständnis über den Auftragsmord ab, ohne ihn jedoch begangen zu haben. Eine eingehende psychiatrische Evaluierung während der Untersuchungshaft ergab eine schizoide Persönlichkeit mit ausgeprägten paranoiden Merkmalen, in Verbindung mit einem sozialen Rückzug, der den Eindruck einer möglichen psychotischen Entwicklung nahelegte, was sich jedoch nicht bestätigen ließ. Es blieb unklar, inwieweit es sich um eine Anti-

soziale Persönlichkeitsstörung vom seltenen paranoid-schizoiden Typus handelte oder um eine psychotische Erkrankung mit antisozialen Merkmalen. Forensisch lief dieser Patient unter Antisozialer Persönlichkeitsstörung vom aggressiven Typus.

Fallbeispiel
Einem Buchhalter gelang es über viele Jahre, sich nach und nach das Erbe seiner Ehefrau sowie die Ersparnisse seiner Kinder unter den Nagel zu reißen sowie einen riesigen Schuldenberg an unbezahlten Steuern anzuhäufen. Als er schließlich aufflog, bekundete er seine tiefe Liebe zu Frau und Kindern. Das Stehlen und Umleiten von Finanzmitteln reichte zurück bis in seine Kindheit. Er hatte sich nie in irgendeiner Form aggressiv verhalten, weder gegenüber anderen Menschen noch sich selbst oder Sachobjekten gegenüber. Er gab sich vordergründig schuldbewusst, allerdings nur, was jene Vergehen anging, die ihm nachgewiesen werden konnten. Solange seine antisozialen Machenschaften unentdeckt blieben, behielt er sie bei. Bei diesem Patienten handelte es sich um eine Antisoziale Persönlichkeitsstörung vom passiv-parasitären Typus.

Fallbeispiel
Ich kam bereits an anderer Stelle auf das Beispiel jenes Arztes mit zwanghafter Persönlichkeitsstruktur zu sprechen, der wiederholt in der Cafeteria seines Krankenhauses Schokolade und andere Süßigkeiten mitgehen ließ, allerdings auf eine Art und Weise, die quasi sicherstellte, dass er dabei beobachtet und erwischt werden würde. Die psychoanalytische Behandlung dieses Patienten bestätigte die Vermutung, dass es sich dabei um kriminelles Verhalten handelte, das unbewussten Schuldgefühlen entsprang. Eine mehrjährige Psychoanalyse befreite diesen Patienten vollständig von seiner Störung.

Wir dürfen nicht vergessen, dass es sich bei isolierten Akten antisozialen Verhaltens – selbst hochgradig aggressiven Taten wie Mord – um Symptome einer anderen Störung oder spezifischer desorganisierter psychischer Zustände handeln kann. Mord aus Eifersucht oder Suizid und Mord im Rahmen einer Major Depression mit psychotischer Regression sind hierfür Beispiele. Es sind die wiederholte Manifestation von Antisozialität sowie ihre Chronizität, die einen Diagnostiker hellhörig werden und in die verschiedenen, von mir dargelegten differenzialdiagnostischen Richtungen denken lassen.

In allen Fällen, so möchte ich nochmals betonen, ist eine detaillierte Erhebung des psychischen Befundes die wichtigste Voraussetzung, zu einer Differenzialdiagnose zu gelangen. Weder stehen uns biologische Marker zur Verfügung noch neuropsychologische oder projektive Testbatterien, die allein ausreichen würden, entsprechende Differenzialdiagnosen zu stellen. Unter bestimmten Umständen können klinische Testbatterien eine hilfreiche Ergänzung darstellen, doch letzten Endes ist es der klinisch-psychiatrische Befund, auf dem eine Diagnose basiert.

Die Methode des strukturellen Interviews, das wir am Personality Disorders Institute des Departments für Psychiatrie am Weill Cornell Medical College entwickelt haben, ist für derartige diagnostische Untersuchungen besonders geeignet (Kernberg 1984). Zusätzlich wertvolle Informationen liefern die von Robert Hare (Hare, Harpur et al. 1990) entwickelten Testbatterien sowie die von Michael

Stone (2009) ausgefeilten Kriterien zu den verschiedenen Schweregraden antisozialer Syndrome. Von enormer Bedeutung, insbesondere in Fällen chronischen Lügens aufseiten des Patienten, sind fremdanamnestische Angaben, z.B. aus Familie, Schule, Arbeit oder forensischen Einrichtungen, mit denen ein Patient zu tun hatte. Problematisch wird es, wenn Patienten auf das Prinzip der Schweigepflicht pochen und dadurch verhindern wollen, dass wichtige Informationen eingeholt werden.

Inwieweit juristische Wege eingeschlagen werden sollten oder können, um die Möglichkeiten einer adäquaten Befunderhebung auszuweiten, sowie die Frage, ob die Erkenntnis, dass in manchen Fällen unter den gegebenen Umständen eine adäquate Diagnostik gar nicht möglich ist, oder aber die Überlegung, einen Patienten über einen bestimmten Zeitraum im stationären oder teilstationären Rahmen unter Beobachtung zu stellen – all dies muss individuell entschieden werden. Wir müssen erkennen und akzeptieren, dass in manchen Fällen eine angemessene Diagnostik nicht durchgeführt werden kann bzw. unmöglich ist.

Eine wichtige Frage, die sich oft und insbesondere im Zusammenhang mit aggressiver Antisozialität stellt, betrifft die Gefährlichkeit eines Patienten und seiner Pathologie. Inwieweit ist erkennbar, dass sich ein Patient in seinem Verhalten noch von moralischen Erwägungen leiten lässt? Wie ausgeprägt sind paranoide Züge und Impulsivität? Gab es in der Vergangenheit aggressive Ausbrüche, die tödlich endeten? Und wie stark beeinträchtigt ist die emotionale Dysregulation? Dies sind Fragen, die in die unmittelbare sowie langfristige prognostische Einschätzung der Gefährlichkeit eines Patienten einfließen.

Die Umstände, unter denen eine ausführliche Diagnostik in die Wege geleitet wird, die potenzielle Manipulation der diagnostischen Gesprächssituation, der mögliche sekundäre Krankheitsgewinn, der im Gegensatz zu einer ausschließlich strafrechtlichen oder forensischen Handhabung eines Falles mit einer psychiatrischen Anamnese und Behandlung einhergeht, sind ebenfalls wichtige diagnostische und prognostische Indikatoren.

Es ist wichtig, dass die eigenen Gegenübertragungsreaktionen in der Beurteilung dieser Patienten aufs Sorgfältigste beobachtet werden. Das Risiko besteht darin, entweder naiv oder aber paranoid auf einen Patienten zu reagieren, ihn zu entwerten oder zu verachten. Manche Patienten können furchteinflößend sein, umso wichtiger ist für den Diagnostiker eine realistische Risikoeinschätzung, was seine eigene Person angeht. Es kann notwendig sein, präventive Schutzmaßnahmen zu ergreifen, damit sich der Diagnostiker sicher fühlt. Das Erfragen antisozialen Verhaltens sollte von einem moralischen, aber nicht moralisierenden Standpunkt aus geschehen, um anstelle eines rein beschreibenden und explorativen Vorgehens nicht in eine kritisch-strafende Haltung zu verfallen. Der Therapeut, so möchte ich nochmals betonen, sollte sich vor Naivität hüten. Er muss die Tatsache akzeptieren, dass man ihn zuweilen belügt. Und er muss der Versuchung widerstehen, diese bewussten Täuschungen eines Patienten als »Verwirrung« zu titulieren.

Manchmal bedarf es wiederholter psychiatrischer Untersuchungstermine über einen Zeitraum von mehreren Wochen – in dem der Patient mit neuem Informationsmaterial konfrontiert wird, das er bislang verschwiegen hat –, um das Fehlen einer moralischen Dimension im Diskurs des Patienten präziser diagnostisch zu fassen. Patienten, die anfänglich Reue zeigen über antisoziales Verhalten, von dem der Therapeut bereits weiß, beteuern gerne, »mehr ist da nicht«. Wenn dann unabhängige Quellen neues Material über weitere Vergehen zutage fördern, kann es durchaus passieren, dass man erneut einem sich schuldbewusst gebenden Patienten gegenübersitzt, der vorgibt, schlicht »vergessen« zu haben, die neuen Informationen zu erwähnen.

Narzisstische Züge oder eine möglicherweise vorliegende psychotische Erkrankung können mithilfe psychologischer Testverfahren evaluiert werden. Testverfahren reichen jedoch meist nicht aus, um die oben dargestellten Differenzialdiagnosen zu stellen. Es sind klinisches Urteil und Informationen aus verlässlichen fremdanamnestischen Quellen, welche die Grundlage entsprechender diagnostischer Schlussfolgerungen bilden.

Die Frage nach der Gefährlichkeit eines Patienten ist ein wichtiger Aspekt der Diagnosestellung. Dies gilt sowohl für die Eingangsdiagnose als auch die Beurteilung, inwieweit Überwachung und Kontrolle während einer Haft, Unterbringung oder allgemeinpsychiatrische Behandlung erforderlich sind. Zu den prognostischen Schlüsselfaktoren zählen erstens das eindeutige Vorliegen einer Antisozialen Persönlichkeitsstörung, zweitens der Schweregrad an Selbst- und Fremdaggression, der aus der Krankengeschichte ersichtlich ist, drittens das völlige Fehlen jedweden moralischen Pflichtgefühls, mit anderen Worten: das völlige Fehlen eines funktionierenden Über-Ich, was das Aggressions- oder Delinquenzrisiko erhöht. Das allgemeine Impulsivitätsniveau, die Prävalenz paranoider Tendenzen, das auffällige Fehlen von Objektbeziehungen, die nicht auf Ausbeutung basieren, sowie das Vorliegen einer schweren sadistischen Perversion sind zusätzliche Faktoren, die auf ein hohes Gefahrenpotenzial schließen lassen, dessen Berücksichtigung für die Etablierung eines therapeutischen Rahmens unbedingt erforderlich ist. Dieser muss nicht nur den Schutz des Patienten, sondern auch den Schutz der Person des Therapeuten, des unmittelbaren sozialen Umfelds des Patienten sowie der Gesellschaft insgesamt umfassen.

TEIL IV Erotik in der Übertragung

12 Erotische Übertragung und Gegenübertragung bei Patienten mit schweren Persönlichkeitsstörungen

12.1 Teil I: Evaluierung der Sexualpathologie

In diesem Kapitel berichte ich über die Erfahrungen, die wir am Weill Cornell Medical College Personality Disorders Institute mit der Diagnose und Behandlung von Patienten mit schweren Persönlichkeitsstörungen und damit zusammenhängenden gravierenden Konflikten in ihrem Sozialleben gesammelt haben. Die Patienten wurden in Übertragungsfokussierter Psychotherapie (TFP), in Standardpsychoanalyse sowie in vorwiegend stützender Therapie behandelt.[5]

12.2 Ein erstes veritables Hindernis

Wir waren beeindruckt, als sich ein Widerspruch abzuzeichnen begann zwischen unserer Betonung der Notwendigkeit, Liebe und Sexualität, Arbeit und Beruf, Sozialleben und Kreativität als wesentliche Quellen der Zufriedenheit im Leben – sowie als Quellen von Hemmungen, Konflikten und Pathologie im Leben unserer Patienten – gründlich zu erforschen, und dem Widerstreben, das Psychoanalytiker und psychoanalytische Psychotherapeuten häufig zeigen, wenn es darum geht, ebendiese Bereiche und insbesondere sexuelle Probleme zu untersuchen und zu handhaben. Angefangen bei jungen Therapeuten bis hin zu erfahrenen Psychoanalytikern begegnete uns eine bemerkenswerte Abneigung, die sexuellen Erfahrungen, Phantasien und Interaktionen ihrer Patienten sowie die erotischen Elemente der Übertragung und Gegenübertragung, die schon in der allerersten Begegnung zutage treten, eingehend zu erforschen. Diese Abneigung mag zu einem Teil mit kulturellen Konventionen zusammenhängen. Eine Rolle spielt aber offenbar auch das verblüffende Schwinden des Interesses am erotischen Leben, das in der psychoanalytischen Literatur zu verzeichnen ist. Führende psychoanalytische Theoretiker, z. B. André Green (2010), haben ihr Erstaunen über die Vernachlässigung der infantilen Sexualität geäußert. Ruth Stein (2008) warf die Frage auf, inwieweit die Erotik in den zeitgenössischen Kontroversen zwischen Triebtheorie und Objektbeziehungstheorie aus dem Blick geraten sei. Die

5 Dem Kapitel liegt ein Vortrag zugrunde, den ich im Oktober 2014 auf der 3. Internationalen Konferenz der International Society of Transference-Focused Psychotherapy in Parma, Italien, gehalten habe. Ich danke meinen Kolleginnen und Kollegen sowie den Patientinnen und Patienten, denen wir zu helfen versucht haben, für ihre Beiträge zu diesem Kapitel.

infantile Sexualität scheint ihrer einstmals zentralen Rolle in dieser Debatte verlustig gegangen zu sein. Dass diesbezüglich weiterhin starke kulturelle Tabus bestehen, ist offensichtlich. Empirische Beobachtungsstudien über erotisches Verhalten von Säuglingen und Kleinkindern sind praktisch verschwunden. Geld steht für diese Art Forschung kaum mehr zur Verfügung.

Dass erotische Elemente eine bedeutende Rolle bei der Erstbeurteilung unserer Patienten spielen, ist offensichtlich. Therapeuten nehmen augenblicklich wahr, welcher Grad an erotischer Attraktivität, Hemmung oder Abstoßung von Patienten ausgeht – d. h., inwieweit aggressive erotische Zurschaustellung und verführerisches Verhalten, starke Hemmung und eine signifikante Dissoziation zwischen Liebe und Zärtlichkeit einerseits und erotischem Begehren und Erregung andererseits maßgeblich zu den Schwierigkeiten der Patienten beitragen. In entsprechender Weise können die Gegenübertragungsreaktionen des Therapeuten auf einen wichtigen Konfliktbereich verweisen, den es in der Behandlung zu erforschen gilt. Patienten können erotisch attraktiv oder abstoßend sein, und häufig machen sie einen dermaßen asexuellen Eindruck, dass dem Therapeuten dieses Thema überhaupt nicht in den Sinn kommt.

In der Theorie wissen Therapeuten, vor allem Psychoanalytiker, um ihre Aufgabe, die sexuellen Phantasien und Aktivitäten, Präferenzen und Hemmungen ihrer Patienten sowie die Rolle, die erotische Gefühle und erotisches Verhalten in deren Beziehungen – sowohl in intimen Liebesbeziehungen als auch in ihrem Verhalten im sozialen Kontext – spielen, systematisch zu untersuchen. Ein gewisser Grad an erotischer Spannung ist stets Teil dessen, was das Gruppenverhalten in sozialen Netzwerken emotional charakterisiert. Sehr häufig kann sich trotz einer Anamnese, die signifikante sexuelle Schwierigkeiten ergab, eine Dissoziation des sexuellen Materials von anderen Erlebensbereichen der Patienten entwickeln und dazu beitragen, dass ihr reales erotisches Verhalten aus dem Diskurs »verschwindet«.

Dazu ein Beispiel. Eine Patientin suchte wegen ihrer stark gehemmten sexuellen Reaktionsfähigkeit einen erfahrenen Psychoanalytiker auf. Sie empfand nach der Penetration eine leichte Erregung, die dann aber während des Geschlechtsverkehrs langsam zurückging. Die Patientin erreichte bei keiner Form von sexueller Interaktion mit ihrem Partner einen Orgasmus. Interessanterweise verschwand dieses Symptom aus dem Themenrepertoire ihrer Analysesitzungen. Es kam in den nächsten drei Jahren der psychoanalytischen Standardbehandlung, in der sehr wichtige ödipale Konflikte und Rivalitätsthemen gründlich erforscht wurden, nicht wieder zur Sprache. Patientin und Therapeut errichteten »Bastionen« des Schweigens (Baranger und Baranger 1969) – eine unbewusste Kollusion, sexuelle Themen zu meiden. Häufig wird über das Sexualverhalten auf einer so allgemeinen Ebene gesprochen, dass der Diskurs keinerlei Informationen liefert: »Wir hatten letzte Nacht sehr guten Sex. Es war toll, ganz anders als sonst.« Diese Worte könnten einen explorativen Dialog einleiten, doch in Wirklichkeit bleibt jede Untersuchung aus.

Seite an Seite mit diesem praktischen Problem verzeichnen wir subtile Verschiebungen des Fokus, den psychodynamische Therapien auf dominante psychische Konflikte richten. Seit einigen Jahren sind neue Erkenntnisse über die frühe Bindung sowie über die psychopathologischen Folgen einer unsicheren Bindung und ihres zentralen Einflusses auf die Entwicklung der Objektbeziehungen ins Zentrum des psychoanalytischen Verständnisses der frühen Entwicklung gerückt – durchaus zu Recht. Indes gingen diese Weiterentwicklungen mit einer beklagenswerten Vernachlässigung des erotischen Elements der frühen Entwicklung einher. Das moderne Wissen über die Neurobiologie der Affekte ist auf die Entwicklung wichtiger Affektsysteme konzentriert, auf spezifische Strukturen des zentralen Nervensystems, Neurotransmitter und hormonelle Komponenten. Diese spezifischen primären Affektsysteme umfassen das Bindungssystem, das erotische Affektsystem und das Spiel-Bindungs-System – die allesamt eine positive, lustvolle, affiliative Motivation implizieren –, ferner das Kampf-Flucht-System und das Trennungsangst-System als negative, aversive Motivationssysteme. Diese primären Affektsysteme können im Kontext eines allgemeinen affektiven »Seeking«-Systems, Such-Systems, betrachtet werden, das zur positiven Erforschung der Umwelt anregt und die Aktivierung anderer, durch Interaktion mit der Umwelt stimulierter Systeme verstärkt. Es scheint, als habe die Beschäftigung mit der Entwicklung sicherer bzw. unsicherer Bindungen die Aufmerksamkeit von den übrigen positiven Affektsystemen, vor allem von den erotischen Aspekten der Mutter-Kind-Beziehung, abgezogen. Die positiven und negativen affektiven Paarbeziehungen werden ebenso wie die Übertragungsbeziehung an sich mehr und mehr mit Blick auf Bindungseigenschaften – verstrickt, vermeidend oder sicher – beschrieben, während der erotische Bereich unterbelichtet bleibt.

So erscheint die mit dem Bindungssystem zusammenhängende primäre Abhängigkeit praktisch als die einzige wichtige, positive Motivationsquelle der Mutter-Kind-Beziehung. Das Konzept spiegelt eine häufig zu beobachtende Abneigung wider, *Erotik* und *Aggression* als eng mit den Motivationssystemen interagierende Antriebskräfte zu betrachten, die gemeinsam mit der Bindung an der frühesten Internalisierung von Objektbeziehungen beteiligt sind. Der Beitrag, den die erotische Reaktion der Mutter auf ihr Baby zur Aktivierung seiner erotischen Reaktionsfähigkeit auf einer primären, unbewussten Ebene leistet, sowie die unbewusste Induzierung dieser Fähigkeit in ihren Interaktionen mit dem Baby wird theoretisch – z. B. in Laplanches Arbeit (Laplanche 2014 [1970], 2011 [1987], 1999) – anerkannt, klinisch aber vernachlässigt. Ruth Stein (2008) beschreibt die Bedeutsamkeit dieser primären erotischen Induzierung und die Rolle, die sie für die Erzeugung eines rätselvollen, erregenden, ozeanischen Erlebens spielt, das sich markant vom gewöhnlichen, normalen Erleben unterscheidet und so eine lebenslange Spannung zwischen der realitätsorientierten, rationalen Selbstwahrnehmung und der leidenschaftlichen Erweiterung des Selbstgefühls als einer grenzenlosen Subjektivität determiniert.

Unabhängig von psychoanalytischen Untersuchungen gelangte Bataille (1986 [1957]) in seiner Studie *Der heilige Eros* zu dem Schluss, dass das menschliche Erleben gekennzeichnet sei durch eine strikte Trennung zwischen Erfahrungen, die von einem zeitlichen und räumlichen Gewahrsein und der Anerkennung der Objektivität geprägt sind – eine stabilisierte Realitätserfahrung mit adaptiven

Grenzen –, und anderen, existenziellen Erfahrungen, denen ein Gefühl der Unendlichkeit, der Subjektivität und der Übertretung der gewöhnlichen Begrenzungen und Grenzen zu eigen ist, z. B. sexuellen und religiösen Ekstasen. Man könnte diese beiden Bereiche des emotionalen Erlebens als eine Funktion der Anpassung an die soziale Realität einerseits und als Toleranz der emotionalen Freiheit zur unbegrenzten, erschöpfenden Erforschung der Subjektivität andererseits übersetzen. Ebendiese Dualität macht das tägliche Erleben interessant und lebendig. Die Welt der Leidenschaft auszulöschen würde bedeuten, das Leben auf einen stumpfsinnigen, beschränkten realistischen Funktionalismus zu reduzieren, während eine exklusive Hingabe an die subjektive Welt der Leidenschaft selbstdestruktiv wäre und den Verlust der Grenzen im Verhältnis zur Realität herbeiführte – einschließlich extremer Selbstdestruktivität als Resultat der Suche nach allumfassender, grenzenloser Lust.

12.3 Eine reife Fähigkeit, erfolgreich zu lieben

Was können wir als Ideal einer reifen, durch die Integration von Erotik und Zärtlichkeit, Idealisierung und Verantwortlichkeit, Freude und Leidenschaft charakterisierten sexuellen Liebesfähigkeit erwarten? *Idealerweise* schweben uns keine unrealistischen Ziele vor, denen unsere Patienten gerecht werden sollen. Vielmehr skizzieren wir einen Rahmen des im optimalen Fall Möglichen, um die größten Schwierigkeiten auf dem Weg dorthin zu beleuchten. Wie sind die gravierendsten Einschränkungen beschaffen, die für die Diskrepanz zwischen der Gegenwart der Patienten und dem erfüllten Leben, das sie vielleicht führen könnten, verantwortlich sind? Die Rede ist nicht von einem Normalitätsideal, sondern von einer theoretischen Formulierung, die uns die Diagnose problematischer, die Liebesfähigkeit einschränkender Aspekte erleichtert. Eine solche Formulierung muss die Fähigkeit, genuine sexuelle Lust zu empfinden, intensive Objektbeziehungen aufrechtzuerhalten und eigene und gemeinsam geteilte Wertesysteme in der Paarziehung zu vertreten, berücksichtigen. Ob und inwieweit Patienten zu reifer Liebe fähig sind, lässt sich am besten beurteilen, wenn sie in einer Liebesbeziehung sind – oder waren –, die erforscht werden kann.

12.3.1 Sexuelle Freiheit

Wir erwarten, dass Patienten nicht nur sexuell erregungsfähig sind und bei gewöhnlichem Geschlechtsverkehr zum Orgasmus kommen, sondern dass sie es genießen, unbefangen mit Aspekten der polymorphen infantilen Sexualität, voyeuristischen, exhibitionistischen, masochistischen, sadistischen, fetischistischen, heterosexuellen und homosexuellen Phantasien und Aktivitäten zu experimentieren – zumindest so, dass diese Motivationen und entsprechenden Aktivitäten im Kontext freier, intensiver, leidenschaftlicher und spielfreudiger sexueller Beziehungen ausgedrückt werden können, die all diese Elemente der sexuellen Erfahrung unter dem organisierenden Prinzip genitaler Intimität tolerieren.

Ihren Ausdruck findet diese Fähigkeit in der Paarbeziehung im Kontext von Liebesgefühlen. Das heißt, beide Partner erkennen die Persönlichkeit des Anderen an, empfinden Dankbarkeit für die Intimität, können Zärtlichkeit zeigen und den Anderen und seinen Körper idealisieren. Auch die Intensität des sexuellen Interesses, die Häufigkeit des Geschlechtsverkehrs, das häufige Erleben des Zyklus Arousal → Erregung → Orgasmus → Entspannung sowie die Fähigkeit, sich in der Paarbeziehung völlig frei von Scham zu fühlen, sind Ausdruck dieser Fähigkeit. Freiheit von sexuellen Hemmungen ist bei vielen Patienten nicht allzu selten, doch häufig sehen wir, dass diese sexuelle Freiheit komplett dissoziiert ist von der primären Liebesbeziehung, in der Aspekte dissoziierter Konflikte im Zusammenhang mit präödipaler und ödipaler Aggression dominieren. Deshalb muss die sexuelle Freiheit im Kontext der Fähigkeit, mit dem Objekt des sexuellen Begehrens eine intensive Objektbeziehung zu führen, untersucht werden. Sind sexuelle Freiheit und Liebe in der Paarbeziehung lebbar, oder müssen sie infolge unbewusster Konflikte strikt auseinandergehalten werden?

12.3.2 Intensive Objektbeziehungen

Als *intensive Objektbeziehung* bezeichne ich die Fähigkeit zu leidenschaftlicher Liebe; eine Toleranz für ambivalente Gefühle in dem Sinn, dass Frustrationen oder Enttäuschungen, die wütend machen, ausgedrückt werden können, ohne dass Liebe und Hingabe auf dem Spiel stehen; das Interesse an der Persönlichkeit des Partners, den Wunsch, dass das gemeinsame tägliche Leben dem Anderen Freude bereitet, und Glücksgefühle angesichts der Stabilität der Beziehung. In einer solchen intimen Beziehung ist für »Machtspiele« kein Platz. Beide Partner haben das Gefühl, dass Arbeit und Pflichten gerecht verteilt sind und man einander hilft. Sie können die gemeinsame Nähe genießen und Getrenntsein ertragen. Die unvermeidlichen ödipalen Konflikte – mitsamt ihren Triangulierungsängsten und entsprechenden Rachewünschen, der Eifersucht infolge der Angst, dass der Partner jemanden Anderen attraktiver finden können als einen selbst, der Versuchung, in Umkehrung der infantilen Triangulierungserfahrung, ausgeschlossen zu sein, eine parallele Beziehung zu jemand Drittem aufzubauen – sollten toleriert werden können, ohne dass solche Phantasien die Oberhand gewinnen und das Verhalten des Individuums bestimmen (Kernberg 1998 [1995]). All dies ist Teil der Toleranz ambivalenter Gefühle und Ausdruck der Fähigkeit, eine reife, intensive Liebesbeziehung zu führen.

Natürlich sind eine klare sexuelle Identität, die einer stabilen, dominanten Wahl eines heterosexuellen oder homosexuellen Partners als Grundlage dient, eine harmonische Akzeptanz von Verhaltensweisen, die mit der eigenen sexuellen Kernidentität im Einklang steht, und die starke Idealisierung eines anderen Menschen, der die Suche nach dem eigenen ödipalen Ideal befriedigt, ebenfalls Teil der Fähigkeit, sexuelle Leidenschaft zu empfinden. Die emotionale Intensität der Liebe, die Bewunderung der Persönlichkeit des Anderen und die Intensität des erotischen Begehrens verbinden sich also in der Fähigkeit, eine Beziehung aufzunehmen, indem man sich verliebt, und die Verliebtheit in eine stabile, konsolidierte Liebesbeziehung zu transformieren. Der Wunsch, ein Paar zu werden, bringt auch eine unbewusste Identifizierung mit dem Idealbild eines Elternpaares zum Ausdruck, den Mut, sich mit seiner Rolle zu identifizieren oder eine bessere Beziehung zu führen, als die Eltern es taten.

12.3.3 Das gemeinsame Wertesystem des Paares

Der Aufbau eines Wertesystems, das man mit dem Liebespartner teilt, beschränkt sich nicht auf ein Gefühl der Gemeinsamkeit oder Harmonie bezüglich politischer, religiöser oder anderer ideologischer Bindungen. Vielmehr geht es auch um eine grundsätzliche Übereinstimmung in moralischen Prinzipien, die mit einem tiefen Respekt vor den Ideen und Interessen des Anderen zusammenhängen. Der Wunsch, vom Anderen zu lernen und ihn an den eigenen Gedanken teilhaben zu lassen, der Wunsch, das Paar vor einer drohenden Invasion der ungelöst gebliebenen Konflikte der Herkunftsfamilie, vor den Enttäuschungen und Ressentiments, den Schuldgefühlen und Rachegelüsten zu schützen, und die im Grundvertrauen wurzelnde Fähigkeit, zu verzeihen, sind gleichfalls Teil eines gemeinsamen Wertesystems. Henry Dicks (1967) hat betont, dass praktisch alle Paare Aspekte unbewältigter Konflikte aus der Kindheit schultern müssen, Konflikte mit den Elternimagines, die in der Gegenwart unbewusst reaktiviert werden. Beide Partner neigen unbewusst dazu, die Vergangenheit in ihrer aktuellen Beziehung zu reaktivieren, um alte Konflikte durchzuarbeiten und zu lösen, und diese Versuchung kann in Episoden des »privaten Wahnsinns« gipfeln, in irrationalem Verhalten und Krisen. Wenn alles gut geht, ist das Paar in der Lage, sie zu tolerieren und ohne wachsenden Groll zu bewältigen.

Folglich geht es darum, im Rahmen der diagnostischen Erstbeurteilung sehr detailliert die sexuellen Konfigurationen im Leben der Patienten zu explorieren und diese Themen dann während der gesamten Behandlung im Kontext der Aktivierung von Übertragungs-Gegenübertragungsenactments im Blick zu behalten und zu bearbeiten.

12.4 Allgemeine Voraussetzungen, die Therapeuten erfüllen sollten

In die intime sexuelle Welt eines Patienten einzudringen ist ein komplexer und heikler Aspekt der Erforschung seiner Pathologie. Dass der Therapeut keine eigenen sexuellen Konflikte mit sich herumschleppt, trägt maßgeblich zu seiner Fähigkeit bei, die Komplexität des Sexuallebens seiner Patienten zu erfassen. Wir nehmen an, dass die psychoanalytische Ausbildung Kandidaten von groben blinden Flecken befreit und dass der Therapeut seine eigenen sexuellen Schwierigkeiten untersucht und bewältigt hat. Am Personality Disorders Institute des Weill Cornell Medical College aber haben wir in gründlicher, intensiver Supervisionsarbeit mit erfahrenen Psychoanalytikern ebenso wie mit angehenden bzw. relativ jungen Therapeuten festgestellt, dass Gegenübertragungen auf das Sexualleben von Patienten den Therapeuten in seiner Freiheit, diesen komplexen Bereich gewissenhaft zu erforschen, erheblich einschränken können, während bestimmte allgemeine Persönlichkeitseigenschaften u. U. wichtige kompensatorische Faktoren sind, die es dem Analytiker erlauben, über die Einschränkungen seines persönlichen Sexuallebens hinaus offen für die Probleme der Patienten zu bleiben. Nach unserer Erfahrung ist es hilfreich, wenn Therapeuten ein erfülltes Liebesleben haben, einschließlich eines uneingeschränkt befriedigenden Sexuallebens, in dem sich sexuelle Phantasie, Verspieltheit und Neugier im Kontext einer befriedigenden, stabilen Liebesbeziehung entfalten können. Diese Umstände erleichtern es ihnen, den Einschränkungen, die ihre Patienten in diesem Bereich aufweisen, Beachtung zu schenken und sie ohne unangemessene Hemmung oder emotionale Distanz zu untersuchen. Es ist auch hilfreich, wenn Therapeuten sich mit ihren eigenen Reaktionen auf die erotischen Komponenten sämtlicher sozialer Interaktionen und natürlich auch mit den Reaktionen Anderer gut arrangieren können, mit der Wahrnehmung der sexuellen »Schwingungen«, die von Anderen und von ihnen selbst in sozialen Situationen ausgehen oder aber ausbleiben. Manchmal können Patienten ihre Therapeuten durch eine verblüffend intensive bewusste oder unbewusste verführerische »Ausstrahlung« zu einer mehr oder weniger starken erotischen Reaktion veranlassen. Sie kann verstörend wirken, aber sie kann dem Therapeuten auch helfen, die sexuellen Konflikte des Patienten besser zu verstehen.

Im Idealfall sollten Therapeuten mit beiden Polen der von Bataille (1986 [1957]) beschriebenen Dialektik in Verbindung sein – das heißt, sie sollten zwischen Phasen realitätsfundierter, objektiver Arbeit, die sich auf die Aufgaben des täglichen Lebens, Herausforderungen und Interaktionen konzentriert, und anderen Phasen wechseln können, in denen sie unter kontrollierten Bedingungen »loslassen«, um sich einer intensiven, leidenschaftlichen sexuellen Begegnung hinzugeben, einer ekstatischen Reaktion auf ein Kunstwerk, einer Freundschaftserfahrung, einem Zustand religiöser Ekstase oder sogar einer unberechenbaren drogeninduzierten Intoxikation. Um Missverständnissen zuvorzukommen: Ich befürworte, was die Persönlichkeit des Therapeuten angeht, gewiss keinen eingebauten »Psychotizismus«, sondern vielmehr eine Offenheit für ekstatische Erfahrungen sexueller, künstlerischer oder religiöser Art.

Uns hat sich gezeigt, dass es hilfreich ist, bei Patienten mit schweren Persönlichkeitsstörungen in den diagnostischen Erstgesprächen aufmerksam zu prüfen, ob erotische Aspekte der emotionalen Atmosphäre, die sich zwischen Therapeut und Patient entwickelt, auftauchen oder gänzlich ausbleiben, wenn die Patienten über ihr Sexualleben sprechen. Es ist nützlich, wenn Therapeuten in der Lage sind, die konventionelle innere Zurückhaltung zu überwinden und in der Phantasie – unter Berücksichtigung des Geschlechts, des Alters und der Pathologie des Patienten – die erotische Dimension der Beziehung zu untersuchen.

Mit dieser inneren Freiheit gelingt es Therapeuten besser, die Sexualität des Patienten in der Behandlung zu erforschen. Die Barriere gegen eine homosexuelle Beziehung, die zwischen einem homosexuellen Patienten und einem heterosexuellen Psychotherapeuten auftauchen kann, ist für eine spezifische Komplikation verantwortlich, die die Untersuchung des Sexuallebens des Patienten erschwert. Therapeuten sollten fähig sein, sich umfassend mit den Schicksalen des Sexuallebens und der sexuellen Erfahrung aller Patienten zu identifizieren. Dies gilt auch für homosexuelle Therapeuten, die das Sexualleben heterosexueller Patienten erforschen. In der Theorie halten wir dies für selbstverständlich, die klinische Erfahrung aber gibt häufig Einschränkungen, Hemmungen und eine unsichere Fähigkeit von Therapeuten zu erkennen, sich mit den erotischen Erfahrungen ihrer Patienten zu identifizieren. Natürlich ist die Fähigkeit, sich empathisch in andere sexuelle Erfahrungen einzufühlen, für die Beurteilung von Patienten mit organisierten Perversionen relevant.

Im Falle schwerer sexueller Hemmungen oder organisierter Perversionen mit den entsprechenden Fixierungen können im Therapeuten primitive sexuelle Gegenübertragungen auftreten, die nur mühsam zu tolerieren sind und mit Blick auf die Projektionsprozesse des Patienten analysiert werden müssen. Es ist wichtig, dass Therapeuten diese Primitivität auch in ihrem eigenen sexuellen Phantasieleben tolerieren können. Je freier sich der Therapeut in seinem Sexual- und Phantasieleben fühlt, desto leichter fällt es ihm, den Patienten furchtlos auf seine Schwierigkeiten anzusprechen und sexuelle Phantasien und Erfahrungen zu untersuchen, ohne eine verführerische oder eine vom Über-Ich diktierte kritische Haltung zu beziehen. Dies bedeutet zwangsläufig, dass er den Patienten auch mit schmerzvollen Aspekten sexualisierter Übertragungen konfrontiert – anteilnehmend und im Vertrauen darauf, dass dieser in der Lage sein wird, die Haltung des Analytikers zu verstehen.

12.5 Diagnostische Beurteilung

An anderer Stelle (Kernberg 1988 [1984]) habe ich das strukturelle Interview als Methode beschrieben, die für die diagnostische Beurteilung von Patienten mit schweren Persönlichkeitsstörungen besonders hilfreich ist. Daher beschränke ich mich im Folgenden auf die Evaluierung des Sexuallebens im Kontext dieses Interviews. Es ist wichtig, detaillierte Informationen über das Liebesleben des Patienten und seine sexuellen Erfahrungen zu erfragen. Die traditionelle Befürchtung, dass eine detaillierte Anamnese die Entwicklung der Übertragung beeinträchtige, und die Annahme, dass die wichtigen Aspekte der Sexualität und des Liebeslebens des Patenten auf natürliche Weise – statt verzerrt durch eine fokussierte Untersuchung – im Laufe der Behandlung zur Sprache kommen werden, sind nach unserer Erfahrung ungerechtfertigt. Eine detaillierte Erstbeurteilung ermöglicht eine präzisere Diagnostik und Behandlungsindikation und liefert wichtige Informationen, die dem Therapeuten in späteren Behandlungsphasen als Orientierungshilfe dienen können. Dies gilt umso mehr, als die Lebenssituation der Patienten sich im Behandlungskontext verändert und ihre Vergangenheit auf neue Weise verstanden, bearbeitet und durchgearbeitet werden kann.

Uns interessiert die Fähigkeit unserer Patienten, Liebesbeziehungen einzugehen, die sexuellen Aspekte der Beziehung umfassend zu genießen und zusammen mit der Partnerin oder dem Partner gemeinsame Ziele und Wertesysteme zu vertreten. Im Falle einer bestehenden Paarbeziehung erforschen wir die Objektbeziehungsfähigkeit der Patienten im Rahmen des strukturellen Interviews auch im Hinblick auf die Frage, inwieweit sie sich der Persönlichkeit des Anderen bewusst sind.

Die Exploration des Sexuallebens betrifft das Sexualverhalten, die Fähigkeit, sexuelles Interesse und Erregung zu empfinden, die Freiheit, ein Liebesobjekt sexuell zu animieren, die Steigerung der sexuellen Erregung vor dem Geschlechtsverkehr und währenddessen, die Orgasmusfähigkeit, die Häufigkeit sexueller Interaktionen und Orgasmen, die Freiheit, Phantasie und Spiel in die sexuellen Aktivitäten einzubinden, das Freisein von übertriebenen Scham- und Schuldgefühlen im Zusammenhang mit sexueller Intimität sowie das Ausmaß, in dem die innere Freiheit sich in der Fähigkeit äußert, positiv und offen auf diese Exploration zu reagieren. Ebenfalls wichtig sind die Häufigkeit interaktioneller und masturbatorischer sexueller Aktivitäten, das Maß an Befriedigung und die Art der sexuellen Phantasien sowie die Häufigkeit und Beschaffenheit von Träumen sexuellen Inhalts. Masturbationsphantasien, insbesondere häufig wiederholte spezifische Szenarien, gewähren wichtige Einblicke in die Konflikte, die das Sexualleben der Patienten beherrschen. Diese unbewussten, in solch stabilen Szenarien verdichteten Konflikte können in der psychoanalytischen Behandlung geklärt werden.

Die Gegenübertragungsdisposition des Therapeuten ist mit Blick auf die Beurteilung eine weitere Informationsquelle und zugleich eine Reaktion auf die Patientin oder den Patienten, die Aufschluss darüber gibt, ob sie oder er attraktiv ist oder nicht, sexuelle Schwingungen aussendet, auf paranoide, gehemmte, ablehnende, verführerische oder provokative Weise reagiert und sich durch Benehmen, Kleidung oder Haltung als Person präsentiert, die auf Andere einen attraktiven, verführerischen, abstoßenden oder verdächtigen Eindruck macht. Ein wichtiges Element der Gegenübertragung ist u. U. das Widerstreben des Therapeuten, das Sexualverhalten von Patienten, die wesentlich älter oder jünger sind als er selbst, detailliert zu untersuchen. Ältere Therapeuten entwickeln gegenüber Adoleszenten und junge, relativ unerfahrene Therapeuten gegenüber älteren Patienten typischerweise Hemmungen.

Auf der Grundlage der Erstbeurteilung sollte es möglich sein, den Grad an sexueller Freiheit des Patienten einzuschätzen – einschließlich des Ausmaßes, in dem die Sexualität durch Schuld- oder Schamreaktionen gehemmt, in angemessenen Kontexten praktiziert, auf provozierende oder verführerische Weise eingesetzt oder harmonisch in das Denken, Verhalten und Phantasieleben des Patienten integriert wird. Während wir der Art und Weise, wie Patienten ihre Sexualpartner beschreiben, Informationen über die Qualität ihrer Objektbeziehungen entnehmen, achten wir aufmerksam auf jedes Anzeichen einer schweren Identitätsdiffusion. Das Ausmaß, in dem die Fähigkeit zu lieben, die Fähigkeit zu emotionaler Intimität und leidenschaftlicher Hingabe mit sexueller Lust und Freiheit integriert sind – bzw. das Ausmaß, in dem die Liebesfähigkeit einerseits und sexuelle Erregungsfähigkeit und erotisches Interesse andererseits strikt dissoziiert sind –, lässt sich in diesem Zusammenhang diagnostizieren. Es gibt Patienten mit vollentwickelter, intensiver und abwechslungsreicher sexueller Aktivität, die gleichwohl eine traumatische oder narzisstische Beeinträchtigung ihrer Objektbeziehungsfähigkeit aufweisen. Impulsive sexuelle Begegnungen treten hier an die Stelle der Fähigkeit, Liebesbeziehungen zu führen. Andere Patienten sind objektbeziehungsfähig, aber in ihrer sexuellen Freiheit erheblich gehemmt. Das Ausmaß, in dem Komponenten der polymorphen infantilen Sexualität in das erwachsene Sexualleben integriert sind oder Patienten – im Fall der Perversionen – auf einen bestimmten Bereich der infantilen Sexualität fixiert geblieben sind, muss mit der Freiheit oder Eingeschränktheit der Objektbeziehungen, die Patienten aufrechterhalten können, in Verbindung gebracht werden.

Ein wichtiges Element der Erstbeurteilung ist das Funktionieren des Über-Ichs und der Grad, zu dem exzessive Über-Ich-Zwänge in unangemessenen Schuld- und Schamgefühlen Ausdruck finden. Ein vorrangiges Problem im Falle extrem impulsiv und chaotisch ausgelebter sexueller Strebungen ist u. U. das Maß, in dem ein unzulängliches oder defizitäres Über-Ich-Funktionieren am aggressiven Einsatz von sexueller Erregung und verführerischem Verhalten sowie an der Kontrolle, Beherrschung und Ausbeutung Anderer beteiligt ist. Uns interessiert die Fähigkeit zu Anteilnahme und Fürsorge, Verantwortlichkeit, Aufrichtigkeit und respektvoller Behandlung der Sexualpartner – im Unterschied zu sadistischer Beherrschung, Unverantwortlichkeit und Ausbeutung. Vereinfacht wird die Erforschung dieser wichtigen Beziehungsbereiche, wenn Patienten zum Zeitpunkt der Erstbeurteilung eine Liebesbeziehung haben.

12.6 Sexuelle Konflikte auf der Ebene der neurotischen Persönlichkeitsorganisation

Auf sehr vereinfachte Weise lassen sich unbewusste Konflikte auf einer neurotischen Ebene der Persönlichkeitsorganisation von solchen auf einer Borderline-Ebene anhand der Vorherrschaft weiterentwickelter ödipaler Konflikte innerhalb des neurotischen Pathologiespektrums bzw. der Vorherrschaft unbewusster, mit präödipaler Aggression zusammenhängender Konflikte unterscheiden. Letztere verdichten sich im Fall der Borderline-Persönlichkeitsorganisation mit archaischen ödipalen Konflikten. Die Dominanz weiterentwickelter ödipaler Konflikte spiegelt sich in unbewussten Schuldgefühlen wegen ödipaler sexueller Triebstrebungen und charakterlichen selbstbehauptenden und selbstschädigenden Verhaltensweisen wider, in denen sich solche unbewussten Schuldgefühle niederschlagen. Häufig wird die unbewusste Suche nach triangulären Beziehungen als Ausdruck ödipaler Konflikte agiert, insbesondere mit direkten und umgekehrten Triangulierungen, also einer Tendenz, sich aus selbstschädigenden, frustrierenden Affären nicht lösen zu können, und einer unbewussten Intoleranz für glückliche Liebesbeziehungen. Vom Liebesobjekt, das sich für einen Rivalen entscheidet, verlassen zu werden oder jemanden zu lieben, der in einer festen Beziehung ist, entspricht einer *direkten Triangulierung*. Eine *umgekehrte Triangulierung* liegt bei Untreue, parallelen Liebesbeziehungen zu zwei Partnern oder beim racheerfüllten Verlassen eines Liebesobjekts vor. Ödipale Schuldgefühle spiegeln sich häufig in unterschiedlich schweren sexuellen Hemmungen einerseits und in sexueller Freiheit in frustrierenden Beziehungen ohne jede emotionale Intimität andererseits wider. Eine masochistische sexuelle Promiskuität mit entsprechend seriellen unglücklichen Liebesbeziehungen ist zu unterscheiden von narzisstischer sexueller Promiskuität, d. h. einer endlosen Abfolge vorübergehender Idealisierungen und rasch folgender Entwertungen, die sämtliche Beziehungen in überschaubarer Zeit zerstören, oder auch in stabilen, aber oberflächlichen Objektbeziehungen bei dissoziierter sexueller Promiskuität.

Kennzeichen der neurotischen Ebene sexueller Konflikte ist die Fähigkeit, intensive Objektbeziehungen aufrechtzuerhalten, Ambivalenz in verbindlichen, stabilen Liebesbeziehungen zu tolerieren und mit Hingabe ein Liebesleben mit einem anderen Menschen, der tiefes wechselseitiges Verständnis ermöglicht, zu führen. Im Gegensatz dazu spiegelt sich die Vorherrschaft von Spaltungsmechanismen und damit einhergehenden primitiven Abwehroperationen, vor allem projektiven Identifizierungen, im Falle der Borderline-Persönlichkeitsorganisation in chaotischen Beziehungen und in der Unfähigkeit wider, auf realistische und tragfähige Weise sowohl die Persönlichkeit des Partners oder der Partnerin als auch die eigene Persönlichkeit zu respektieren. Zusätzlich erschwert wird diese Grundsituation im Fall der narzisstischen Pathologie. Die mangelnde Fähigkeit, Liebesbeziehungen zu besetzen, schlägt sich in einer charakteristischen chronischen Dissoziation sexueller Interessen von oberflächlichen emotionalen Beziehungen nieder und unter extremen Bedingungen in einer praktisch vollständigen Ersetzung jeder sexuellen Intimität durch fast mechanische sexuelle Begegnungen oder Internetsex. Eine vollständige sexuelle Hemmung kann auch den Verlust jeglichen sexuellen Interesses anzeigen.

Eine intensive, mehrjährige psychoanalytische Psychotherapie oder Psychoanalyse ist eine symbolische Neuauflage der ödipalen Situation, eine intime Beziehung, in der sexuelles Begehren auftauchen und sich auf eine Person – den Therapeuten – richten kann, mit dem sich eine intime Beziehung entwickelt, die durch Offenheit seitens des Patienten insbesondere bezüglich seiner Sexualität geprägt ist, während das absolute implizite Verbot jeglicher sexueller Aktivität die Hemmung des ursprünglichen ödipalen Szenariums repliziert. Der Unterschied zwischen jener ursprünglichen ödipalen Situation und der Behandlungssituation besteht darin, dass letztere es ermöglicht, ödipale Wünsche umfassend zu untersuchen: ihre Frustrationen und damit zusammenhängenden Konflikte, auftauchende Enttäuschungen, den Groll infolge der unumgänglichen Nichtverfügbarkeit des ödipalen Objekts und schließlich die sublimatorische Lösung des Konflikts durch die Offenheit für alternative, realistische Befriedigungen und sexuelle Liebe und intime Verbundenheit in der äußeren Realität.

Die fehlende Bewältigung ödipaler Konflikte auf der Ebene der neurotischen Persönlichkeitsorganisation findet typischerweise Ausdruck in einer pathologischen Reaktion auf Zurückweisung oder Verlassenwerden durch ein Liebesobjekt, die das neurotische Begehrens nicht verfügbarer Objekte und die leidenschaftliche Liebe zu ihnen noch verstärkt. In den Übertragungen neurotischer Patienten mit masochistischer Persönlichkeitsstruktur kann dies zu einem Hauptwiderstand werden. In der Behandlung wiederholt sich so die aus dem äußeren Leben vertraute Versuchung, unmögliche, nicht realisierbare Liebesbeziehungen zu suchen.

Eine defensive aggressive Verschlechterung von Liebesbeziehungen zu verfügbaren, aber unbewusste Schuldgefühle weckenden ödipalen Objekten wiederholt sich, wenn in der Übertragung Feindseligkeit und Rivalität als Abwehr zugrunde liegender erotischer Impulse auftauchen. Im typischen Fall aber entwickeln sich all diese Konflikte im Kontext einer Fähigkeit, intensive Beziehungen zu führen. Aggressive ödipale Rivalität, Rachewünsche oder die Abwehr von Abhängigkeit und intimem Engagement finden im Kontext eines solchen Potenzials für verbindliche, innige Objektbeziehungen Ausdruck.

Hingegen ist die Aktivierung aggressiver Impulse im Falle der Borderline-Persönlichkeitsorganisation Ausdruck einer Verdichtung ödipaler und präödipaler Konflikte. Hierbei dominieren präödipale Aggression und primitive aggressive Strebungen und Abwehroperationen, die gegen frustrierte frühe Abhängigkeitsbedürfnisse in Stellung gebracht werden. Von Beginn des Lebens an herrschen sadomasochistische gegenüber liebevollen Erfahrungen vor. Jede Abhängigkeit wird mit Misstrauen und Grollgefühlen besetzt und ist aufgrund der fehlenden Fähigkeit, sich auf eine realistisch zugängliche Abhängigkeitsbeziehung einzulassen, von einem Bedürfnis nach omnipotenter Kontrolle und Rache geprägt. Im Falle der narzisstischen Pathologie wird diese Dynamik durch das Verlangen, jegliche Abhängigkeit von einem gehassten und beneideten Elternobjekt zu verleugnen, zusätzlich erschwert.

Der folgende Fall illustriert die Art des Konflikts, welche die Unterscheidung zwischen einer neurotischen Struktur auf relativ hohem Niveau und der für die Borderline-Persönlichkeitsorganisation charakteristischen Konfliktverdichtung erleichtert.

Fallbeispiel

Die Patientin, Mitte 40, lebte in einer langjährigen Beziehung zu einem Mann, der sie liebte und im Prinzip bereit war, sie zu heiraten, aber vor dem entscheidenden Schritt aufgrund ihrer eifersuchtsbedingten Gewaltausbrüche zurückschreckte. Tatsächlich war die Patientin auf jede Frau eifersüchtig, die ihnen auf der Straße begegnete und die ihr Mann ansah. Solche Situationen versetzten sie in solche Wut, dass sie ihn verbal und gelegentlich sogar physisch angriff. Auch gegenüber anderen Menschen, die ihren Wünschen zuwiderhandelten, bekam sie Wutanfälle. Ihr Freund aber wurde immer wieder zur Zielscheibe ihrer schlimmsten, destruktivsten Ausbrüche, wann immer sie ihn im Verdacht hatte, sich für eine andere Frau zu interessieren, sie zu betrügen und Geheimnisse vor ihr zu haben. Jede Verspätung weckte ihren Verdacht. Im Anschluss an solche Wutanfälle sah sie ein, dass ihr Verhalten unangemessen war, »verrückt«, und dass es ihre Beziehung beeinträchtigte. Sie war aber völlig unfähig, sich zu kontrollieren.

Die Patientin hatte eine dominante, übergriffige Mutter, die ihr zuredete, niemals einem Mann zu trauen und sich auf keine verbindliche Beziehung einzulassen. Gegen flüchtige sexuelle Affären ihrer Tochter aber hatte sie offenbar nichts einzuwenden. Der Vater der

Patientin war zurückhaltend und passiv. Die Ehe der Eltern war von chronischen Ressentiments erfüllt. Der Vater ließ seine Frau im Haushalt schalten und walten, kümmerte sich um sein Geschäft und wollte mit den Problemen, die seiner Tochter in ihren Liebesbeziehungen zu schaffen machten, nichts zu tun haben.
In der Übertragung entwickelte diese Patientin eine ambivalent besetzte Abhängigkeit vom Therapeuten, dem sie ihren Kummer klagte. Sie flehte ihn an, ihr zu helfen, ihre Wutanfälle unter Kontrolle zu bringen, ignorierte aber systematisch jede seiner Bemühungen, ihr die tieferen Gründe ihres Verhaltens einsichtig zu machen. In der übertragungsfokussierten Psychotherapie, die 18 Monate lang mit zwei Wochensitzungen stattfand, wurde überdeutlich, dass sie den Therapeuten wie eine Neuauflage ihres distanzierten, desinteressierten und schwachen Vaters behandelte und sich selbst unbewusst mit ihrer dominanten Mutter identifizierte. Sie verhielt sich herablassend und inszenierte mit ihren Wutanfällen, die sich gegen ihren Freund richteten, das mütterliche Misstrauen und den Hass auf Männer. Sie unterwarf sich der Mutter, die sie als primitiven inneren Verfolger in ihr Über-Ich inkorporiert hatte, und lebte während dieser Krisen eine pathologische Identifizierung mit ihr aus. Es zeigte sich, dass sie auf einer tieferen Ebene nicht den Mut hatte, mit ihrer Mutter zu rivalisieren, und dass sie sich vor einer besseren Beziehung zu ihrem Freund genauso fürchtete wie vor der Aussicht, mit ihm womöglich eine bessere Ehe führen zu können, als ihre Eltern es vermocht hatten. Als es mit der Beziehung gleichwohl bergauf ging und sie beschlossen, ein Unternehmen, das sie gegründet hatten und das sich gut anließ, gemeinsam zu führen, konnte die Patientin der Versuchung nicht widerstehen, ihre Mutter an der Geschäftsführung zu beteiligen. Die Mutter begann in Windeseile, die Kontrolle zu übernehmen, und zettelte ganz offensichtlich Konflikte zwischen ihrer Tochter und deren Freund an. Die Patientin begann, ihre Mutter mit sehr kritischen Augen zu sehen, war manchmal wütend auf sie und grollte ihr, aber diese Gefühle blieben dissoziiert, denn gleichzeitig verhielt sie sich unterwürfig und intensivierte sogar den Kontakt zur Mutter. Sie ermunterte sie geradezu, sich in die Beziehung zu ihrem Freund einzumischen, und hatte gewaltige Schwierigkeiten, die Widersprüchlichkeit dieser Interaktionen zu erkennen und zu untersuchen. Das gleiche widersprüchliche Verhalten zeigte sie gegenüber dem Therapeuten, indem sie zwischen flehender Abhängigkeit und Unterwürfigkeit einerseits und Opposition und Herablassung andererseits schwankte – ein Hin und Her, das auch ihr Verhalten gegenüber ihrem Freund charakterisierte.

Der Fall, den ich hier natürlich vereinfacht dargestellt habe, um den wesentlichen Konflikt und die entsprechenden Abwehroperationen herauszuarbeiten, illustriert eine starke Dominanz ödipaler Konflikte, die allerdings von einer primitiveren Beziehung zu eine gebrauchten und nicht verfügbaren, aber auch wütenden und kontrollierenden Mutter infiltriert sind. Eine unsichere Bindung und eine tiefe Unfähigkeit zu vertrauen sind unverkennbar. Das Abwehrrepertoire der Patientin umfasste die Verdrängung ödipaler, auf den Vater gerichteter Wünsche und tiefer Schuldgefühle gegenüber der Mutter sowie primitivere Spaltungsmechanismen, die eine Aktivierung widersprüchlichen Verhaltens bezüglich Abhängigkeit und Zurückweisung begünstigten, und die Projektion ihrer eigenen feindseligen Impulse auf ihren Freund, den sie des Betrugs und der Untreue beschuldigte.

Es war erforderlich, in der Übertragung sowohl ihre Identifizierung mit einer primitiven, feindseligen und kontrollierenden Mutter, der sie sich gleichzeitig unterwarf, als auch den Verzicht auf eine gratifizierende Liebesbeziehung, in der ihre erotische Sexualität hätte befriedigt werden können, zu analysieren. Die Patientin konnte intensiven, »wilden« Sex mit ihrem Freund haben, wenn die Beziehung kurz vor dem Aus stand. In Phasen aber, in denen es zwischen ihnen gut lief und sie mit seiner Liebe zu ihr glücklich und zufrieden war, trat eine deutliche Hemmung ihrer sexuellen Reaktionsfähigkeit zutage. Die Aktivierung der dyadischen Beziehung zur Mutter, in der sie, mit der Mutter identifiziert, ihre Selbstrepräsentanz auf den Therapeuten projizierte, um diesen dann wiederum als feindselige Mutter wahrzunehmen, die sie durch Gehirnwäsche gefügig machen wollte und der gegenüber sie sich als hilflos erlebte, erforderte ein ausdauerndes, wiederholtes analytisches Durcharbeiten. Im Laufe dieses Prozesses entwickelten sich sowohl Schuldgefühle als auch eine in höherem Maß ich-syntone Übertragung auf den Therapeuten. Die Patienten überwand ihre ödipalen Schuldgefühle und konnte ihren Hass auf die Mutter, den zu erleben sie nie gewagt hatte, direkt äußern.

Diese Behandlung ging mit der wiederholten Konfrontation der gegen ihren Freund gerichteten Aggression und ihrer destruktiven Ablehnung der Übertragungsanalyse einher sowie mit der Bearbeitung ihrer Verleugnung der äußeren Realität, die in ihrer Kollusion mit dem übergriffigen, destruktiven Verhalten der Mutter gegenüber dem Paar Ausdruck fand. Auch die Reinszenierung all dieser Schwierigkeiten mit dem Therapeuten und die wiederholten Rollenumkehrungen in der Übertragung wurden bearbeitet.

Erotische Entwicklungen in der Gegenübertragung geben zu erkennen, inwieweit die erotischen Konflikte des Patienten verdrängt, unterdrückt, verleugnet, projiziert oder agiert werden. Im Falle einer vorwiegenden Verdrängung erotischer Impulse entwickeln sich lediglich leichte oder gar keine erotischen Gegenübertragungsreaktionen, es sei denn, dass die eigene Übertragung den Therapeuten zu Reaktionen veranlasst, weil die Patientin oder der Patient Eigenschaften aufweist, die für ihn besonders erregend sind. Wenn Patienten ihre erotischen Reaktionen offenkundig verleugnen, sie aber in ihrer äußeren Erscheinung, ihrem Verhalten, ihrer Körpersprache oder ihrer Kleidung in der Sitzung dissoziiert zum Ausdruck bringen, kann die erotische Gegenübertragung ein wichtiges Anzeichen für die Aktivierung solcher erotischen Konflikte in der Übertragung sein und einen Weg zur deutenden Bearbeitung eröffnen. Wenn Patienten im Kontext der Projektion eigener sexueller Impulse konkrete Ängste vor einer sexuellen Verführung durch den Therapeuten unterdrücken, kommt es wahrscheinlich zu einer nur geringfügigen oder zu gar keiner erotischen Gegenübertragung. Wenn sie hingegen in der Übertragung mit bewussten sexuellen Wünschen kämpfen, ohne darüber zu sprechen, können sehr intensive erotische Gegenübertragungsreaktionen die Folge sein. Auch die Dissoziation erotischer Impulse von der Äußerung liebevoller Gefühle und Abhängigkeitswünsche in der Übertragung kann jede erotische Gegenübertragung deutlich reduzieren. Werden erotische Übertragungen in der Behandlungssituation aber direkt agiert, reagiert der Therapeut u. U. mit einer positiven erotischen Gegenübertragung, sofern die Reaktion der Patientin oder des Patienten nicht von aggressiven Implikationen bestimmt ist. Wenn die Verführung die Funktion hat, den Therapeuten zu entwaffnen oder zu kontrollieren oder die Behandlungssituation zunichte zu machen, entwickelt der Therapeut u. U. nicht nur keinerlei erotische Gegenreaktion, sondern empfindet sogar Angst wegen der aggressiven Implikationen des mehr oder weniger unvermutet an die Oberfläche tretenden sexuellen Verhaltens. Im Falle von Patienten mit schweren Persönlichkeitsstörungen erweist sich dies infolge der häufigen Tendenz, zu agieren, als bedeutende Schwierigkeit. Der Therapeut muss ihr beikommen, indem er das sexuelle Verhalten der Patientin oder des Patienten in der Sitzung direkt konfrontiert und es entschlossen, aber respektvoll untersucht, ohne Strafe oder Verführung anklingen zu lassen.

Wie schon erwähnt, zählt zu den typischen Merkmalen neurotischer Strukturen die Fähigkeit, reife emotionale Verbindungen einzugehen und im Kontext eines gewissen Grades an sexueller Hemmung eine Liebesbeziehung mit einem wichtigen Menschen zu führen. Die sexuelle Hemmung wiederum kann sich als direktes sexuelles Symptom äußern, etwa in einer umgrenzten Impotenz beim Mann oder in einer Hemmung des sexuellen Begehrens oder der Erregung und der Orgasmusfähigkeit bei der Frau (hier sind u. U. andere Behandlungsstrategien erforderlich, z. B. eine begleitende Sexualtherapie in minder schweren Fällen). Eine neurotische Struktur kann sich auch als Spaltung zwischen sexueller Freiheit in Beziehungen ohne jede Intimität einerseits und sexueller Hemmung in einer innigen Liebesbeziehung andererseits äußern. Generell gilt, dass sowohl bei Patienten mit sexueller Hemmung und einer Spaltung zwischen Sexualität und Zärtlichkeit als auch bei Patienten mit sexuellen Perversionen das Durcharbeiten ödipaler Konflikte in der Übertragungsbeziehung eine grundlegende therapeutische Wirkung erzielt. Dies ist ein entscheidender Unterschied zu den schweren Persönlichkeitsstörungen, bei denen die Identitätsdiffusion und die damit zusammenhängenden primitiven Objektbeziehungen ein weitgreifendes, komplexes Durcharbeiten archaischer ödipaler Konflikte im Zusammenhang mit präödipaler Aggression erfordern.

Den typischsten Ausdruck sexueller Schwierigkeiten auf neurotischer Organisationsebene repräsentieren möglicherweise masochistische Szenarien und Äußerungen der masochistischen Charakterpathologie in der Übertragung. Bei relativ einfachen Fällen haben die Patienten erotische Gefühle für den Therapeuten u. U. unterdrückt, so dass diese nonverbal zum Ausdruck kommen. Sie können intensive erotische Gegenübertragungen hervorrufen, die den Therapeuten daran hindern, die Übertragungen des Patienten zu konfrontieren, weil er fürchtet, dass dieser eine solche Konfrontation als aggressive Zurückweisung oder als Verurteilung erleben würde.

Ein treffendes Beispiel ist eine Patientin Ende 20, die wegen gravierender Schwierigkeiten in ihren Beziehungen zu Männern einen Therapeuten konsultierte. Aus ihr unbekannten Gründen war sie von mehreren Männern zurückgewiesen oder verlassen worden, obwohl sie die Beziehung für durchaus gelungen hielt. Es zeigte sich, dass sie ein masochistisches Verhaltensmuster agierte, indem sie die Männer unbewusst dazu provozierte, sie zu verlassen. In den Sitzungen präsentierte sie sich auf immer gleiche Weise. Sie trug graue, ungeschickt zusammengestellte Kleidungsstücke. Sie schien keinen Wert auf ihr äußeres Erscheinungsbild zu legen, trug eine Frisur, die irgendwie nicht zur Form ihres Gesichts passte, und scherte sich nicht um Zigarettenasche auf ihrer Kleidung. Dennoch gab es einen hochsignifikanten erotisierten Aspekt, denn die Patientin zeigte stets ein üppiges Dekolleté, das auf ihren Therapeuten in verstörendem Maß erregend wirkte. Bei der Untersuchung ihrer tiefen Ängste, von ihm kritisiert zu werden, kam dieser Aspekt ihrer Art, sich zu präsentieren, in den Sitzungen nie zur Sprache. Die Patientin musste die Behandlung abbrechen, weil sie aus beruflichen Gründen ins Ausland ging. Nun schrieb sie dem Therapeuten einen langen Brief, in dem sie ihm mitteilte, wie sehr sie sich von Anfang an zu ihm hingezogen gefühlt und wie sehr sie darunter gelitten hatte, dass sie ihn so häufig sah, sich ihm so nahe fühlte und dennoch so grausam von ihm frustriert wurde. Die in der Übertragung inszenierte masochistische Liebesbeziehung hatte sich nicht voll entfalten können und war nicht durchgearbeitet worden. Dem Therapeuten war es nicht gelungen, mit den Informationen, die seine Gegenübertragung enthielt, zu arbeiten und die entsprechende Übertragungssituation zu deuten.

Häufiger ist ein anderes masochistisches Szenarium. Die Patienten kommen in Behandlung und klagen über eine aktuelle, extrem unbefriedigende Beziehung. So berichtete eine Frau, dass ihr Freund sie wie eine Sklavin behandele, ihre Wünsche ignoriere und sie »nur mitschleppe« und seinem Computer größere Aufmerksamkeit widme als ihr selbst. Wenn er mit ihr geschlafen und die Nacht bei ihr verbracht hatte, wandte er sich seinem Alltagsleben wieder zu, in dem für sie kein Platz war. Ihre Schilderung ließ auf die Karikatur einer sadomasochistischen Beziehung schließen, über die sich die Patientin bitterlich beklagte, ohne den Mann jedoch zur Rede zu stellen oder sich von ihm zu trennen. In der Übertragung erlebte sie den Therapeuten zunächst als sehr hilfreich, weil er ihren Klagen empathisch zuhörte, doch dann wurde er zum »Feind«, der ihre Beziehung zu jenem Freund, der angeblich »alles« war, was sie brauchte, zerstören wollte. Die Übertragung wurde feindselig und aggressiv, und der Therapeut deutete, dass die Patientin es vorzog, von einem »bösen« Objekt abhängig zu bleiben und das, was sie von einem »guten« Objekt bekommen könnte, abzulehnen und zu zerstören. Die systematische Untersuchung dieser negativen Übertragung und die Entwicklung negativer therapeutischer Reaktionen – zurückzuführen auf unbewusste Schuldgefühle wegen der Hilfe, die sie empfing – ermöglichten es der Patientin nach und nach, sich tiefer Ängste bewusst zu werden, die mit ihrer sexuellen Beziehung zu ihrem Freund zusammenhingen. Unbewusst hatte sie die Phantasie, durch eine wirklich befriedigende Beziehung zu einem Mann die Beziehung zu ihren Eltern zu verlieren. Auf einer tieferen Ebene unterwarf sie sich einem sadistischen Elternpaar und identifizierte sich mit ihm. Dies konnte in der Übertragung erforscht werden.

Häufig verbirgt sich ein solches masochistisches Szenarium hinter regressiv abhängigen Übertragungsreaktionen, die im Therapeuten »Rettungsphantasien« wecken. Jede noch so geringfügige Frustration seitens des Therapeuten wird dann von der Patientin im regressiven Modus als massive Zurückweisung fehlinterpretiert. Die Folge sind übertriebene Ansprüche, so dass in der Übertragung die frustrierende Beziehung zum Freund wiederholt wird. Dies kann mit der Beendigung der schlechten Beziehung einhergehen, wobei sich die Patientin aber auf selbstschädigende Weise weiter isoliert und diese negative Beziehung in der Übertragung aktiviert. Masochistische Szenarien können Therapeuten zu einer übertrieben stützenden Einstellung verleiten – bis hin zur Verletzung der Behandlungsstrukturen, indem er der Patientin oder dem Patienten die Liebe zuteilwerden lässt, die mutmaßlich niemand außer ihm gewähren kann.

Literatur

Baranger, W., und M. Baranger (1969). Problemas del Campo Psicoanalitico. Buenos Aires (Kargieman).

Bataille, G. (1986 [1957]). Der heilige Eros. Übers. von M. Hölzer. Frankfurt am Main, Berlin (Ullstein).

Dicks, H. V. (1967). Marital Tensions. New York (Basic Books).

Green, A. (2010). Illusions et Désillusions du Travail Psychanalytique. Paris (Odile Jacob).

Kernberg, O. F. (1988 [1984]). Schwere Persönlichkeitsstörungen. Theorie, Diagnose, Behandlungsstrategien. Übers. von H. Steinmetz-Schünemann. Stuttgart (Klett-Cotta).

Kernberg, O. F. (1998 [1995]). Liebesbeziehungen. Normalität und Pathologie. Übers. von C. Trunk. Stuttgart (Klett-Cotta).

Laplanche, J. (2014 [1970]). Leben und Tod in der Psychoanalyse. Übers. von P. Stehlin. Gießen (Psychosozial-Verlag).

Laplanche, J. (2011 [1987]). Neue Grundlagen für die Psychoanalyse. Übers. von H.-D. Gondek. Gießen (Psychosozial-Verlag).

Laplanche, J. (1999). Essays on Otherness. New York (Routledge).

Stein, R. (2008). The otherness of sexuality: excess. J Am Psychoanal Assoc 56(1): 43–71. PMID: 18430702.

13 Erotische Übertragung und Gegenübertragung bei Patienten mit schweren Persönlichkeitsstörungen

13.1 Teil II: Therapeutische Entwicklungen

13.1.1 Übertragungs- und Gegenübertragungsentwicklungen bei Borderline-Patienten

Charakteristisch für die Übertragungsentwicklungen bezüglich des Sexuallebens von Borderline-Patienten, wie in Kapitel 12 erläutert, ist eine Dynamik, in der sich ödipale und ödipale Elemente verdichten und präödipale Aggression dominiert. Es kommt zu häufigem und mitunter dramatischem Agieren, so dass es wichtig ist, die Therapie zu strukturieren, um den Patienten, den Therapeuten und die Behandlung an sich vor gefährlicher Destruktivität zu schützen. Die dominante Übertragung gibt die Unreife oder gravierende Schädigung internalisierter Objektbeziehungen zu erkennen, die zur Folge hat, dass diese Patienten keine befriedigende Liebesbeziehung führen können. Ihre Beziehungen fallen durch die gespaltene Äußerung von Liebe und Aggression auf, aus der Unbeständigkeit, Konflikt und Chaos, denkbar schlechte Objektwahlen und unrealistische Beurteilungen des Partners resultieren. Aufgrund der Schwierigkeit der Patienten, die Verbindlichkeit ihres Gegenübers realistisch einzuschätzen, fällt ihre Wahl häufig auf Personen mit unzulänglicher Beziehungsfähigkeit, so dass es viele Gründe gibt, weshalb diese Patienten immer wieder in unbefriedigende Beziehungen hineingeraten. Eine offensichtliche sexuelle Freiheit, Freude an der sexuellen Beziehung zum Partner und eine größere erotische Freiheit als die für neurotische Strukturen typische sind als günstiger prognostischer Indikator zu betrachten. Extrem kranke Borderline-Patienten weisen u. U. eine primäre Hemmung sämtlicher Aspekte der Sexualität auf und sind unfähig, sich erotisch auf jemanden einzulassen; sie können keine Hauterotik genießen, nicht masturbieren, keine sexuelle Erregung empfinden und keinen Orgasmus bekommen. Diese Patienten haben eine sehr negative Prognose, und ihre Behandlung bringt besondere Komplikationen mit sich. Die extreme sexuelle Gehemmtheit bis hin zum Fehlen jeder Sexualität ist keine Folge der Verdrängung wie im Fall der neurotischen Strukturen, sondern resultiert aus einer fehlenden Stimulation des primären erotischen Affektsystems. Die Aktivierung des erotischen Affekts wurde durch das Überwiegen ausgeprägt negativer, von Aggression beherrschter Interaktionen mit primären Objekten verhindert. Im Gegensatz dazu haben sexuell promiskuitive Patienten mit einem chaotischen Sexualleben, die den Sex genießen und über ein allgemeines erotisches Potenzial verfügen, eine ungleich bessere Behandlungsprognose.

Häufig zu beobachten ist bei Borderline-Patienten eine Verdichtung von erotischen Wünschen, Ängsten und Konflikten in Bezug auf eine primitive Abhängigkeit. Sie zeigt sich typischerweise in einem erotischen Verhalten, das die Befriedigung von Abhängigkeitsbedürfnissen im Kontext eines tiefen Misstrauens oder sogar Unglaubens an die Möglichkeit sucht, jemanden zu finden, der sich unabhängig von sexuellem Begehren und sexueller Erregung für sie interessieren könnte. Vermeintliche sexuelle Freiheit kann hier als verzweifelter Versuch dienen, sich eine Liebesbeziehung zu bewahren, die andernfalls durch die tiefe Spaltung zwischen Momenten der Idealisierung und Aggressionsausbrüchen bedroht würde. Selbst wenn dies nicht die Hauptursache für plötzlich aufwallende sexuelle Intimität ist, können Liebesbeziehungen und ihre erotische Komponente mit derart massiven Ansprüchen auf ununterbrochene, absolute Hingabe verbunden werden, dass die feindseligen Bemühungen, den Sexualpartner zu kontrollieren und zu beherrschen, diesen forttreiben und die Patienten sich dann abermals abgelehnt und im Stich gelassen fühlen, ohne den Grund dafür zu verstehen.

Die sexuelle Promiskuität von Borderline-Patienten, insbesondere solchen mit infantiler oder histrionischer Persönlichkeitsstruktur, ist von einer narzisstischen Promiskuität zu unterscheiden. Dies zeigt sich deutlich, wenn man die Unfähigkeit narzisstischer Persönlichkeiten, intensive Liebesbeziehungen über längere Zeit aufrechtzuerhalten, betrachtet. Ihre Bedürfnisse nach Grandiosität führen zu einer vorübergehenden, überschwänglichen Verliebtheit, auf die sehr rasch die Entwertung des Liebesobjekts folgt. Patienten mit infantiler oder Borderline-Persönlichkeit verfügen hingegen über eine größere Fähigkeit zu längerfristigen, wenngleich konflikthaften Beziehungen.

Borderline-Patienten können einen gewissen Grad an Über-Ich-Schwäche aufweisen, der sich z. B. in mangelnder Verantwortlichkeit, fehlender Selbstfürsorge oder Sorge um den Partner äußert. Dennoch entwickeln sie u. U. Schuldgefühle, wenn ihnen dieses aggressive Agieren und die schlechte Behandlung, die sie ihren Partnern zumuten, bewusst werden.

Sexuell traumatisierte Patientinnen und Patienten, die zu Beginn ihrer Therapie phobisch auf die Aussicht reagieren, frühere traumatische Erfahrungen zu untersuchen, weil sie sich vor einer sexuellen Retraumatisierung fürchten, stellen den Behandler vor eine besondere Herausforderung. Diese Patienten lehnen es mitunter aggressiv ab, über erlittene Traumatisierungen zu sprechen. Es kommt zu Affektstürmen im Kontext paranoider Reaktionen auf den Therapeuten, wenn in der Übertragung eine solche sexuelle Traumatisierung reproduziert wird. Diese Fälle müssen von Patienten mit einer posttraumatischen Belastungsstörung unterschieden werden, die nicht lange vor den Erstgesprächen (wenige Monaten bis zu drei Jahren) eine schwere sexuelle Traumatisierung erlitten haben, aber keine schwere Persönlichkeitsstörung aufweisen. Bei Patienten mit PTBS ohne die Komplikation einer Persönlichkeitsstörung gilt es, die traumatische Situation in der Sicherheit bietenden Atmosphäre der therapeutischen Situation nach und nach umsichtig durchzuarbeiten. Dies unterscheidet sich erheblich von der Behandlung von Patienten mit sexueller Traumatisierung. Diese stellt einen ätiologischen Faktor für eine schwere Persönlichkeitsstörung dar und tritt entweder zu Beginn der Behandlung oder erst im Laufe der Psychotherapie zutage. Im letzteren Fall ist von einer Inkorporation der traumatisierenden Erfahrung in die Charakterstruktur auszugehen, und das heißt, von einer unbewussten Doppelidentifizierung der Patienten mit dem Opfer und mit dem Täter. In der Übertragung wird diese Beziehung zwischen Opfer und Täter durch wiederholte Umkehrungen der Rollen inszeniert. Der Therapeut muss dem Patienten daher helfen zu erkennen, dass dieser selbst seine Rolle als Opfer eines sexuellen Übergriffs inszeniert und dem Therapeuten die Rolle des Täters zuschreibt, während er gleichzeitig unbewusst mit dem Täter identifiziert ist und die Opfer-Selbstrepräsentanz auf den Therapeuten projiziert. Diese innere Struktur muss in der Übertragung analysiert und aufgelöst werden. Weil die unbewusste Identifizierung mit dem Täter und die sie begleitende starke Aktivierung von Aggression in der Übertragung dissoziiert oder verdrängt werden, besteht die Gefahr, einen Patienten unter diesen Umständen ausschließlich als das Opfer einer sexuellen Traumatisierung zu behandeln. Auf diese Weise bleibt er in der Opferhaltung gefangen. Die Reprojektion der Täterrolle verhindert eine umfassende Bearbeitung des sexuellen Traumas und ruft fortgesetzte Schwierigkeiten in seinem Sexualleben hervor.

Das Sexualverhalten von Borderline-Patienten enthält eine große Bandbreite polymorpher infantiler Elemente: die Freiheit der Phantasie, Verspieltheit und Lust am Ausleben sadistischer, masochistischer, voyeuristischer, exhibitionistischer und fetischistischer Elemente sowie wechselnde heterosexuelle und homosexuelle Identifizierungen im Liebesleben. Dies ist insofern prognostisch günstig, als diese Patienten, sobald ihre internalisierten Objektbeziehungen durchgearbeitet werden können und abgespaltene oder primitive Beziehung zu Partialobjekten sich zu reifen Objektbeziehungen entwickeln (Integration positiver und negativer Eigenschaften), die Fähigkeit erwerben, in ihren Beziehungen Tiefe, Interesse, Besorgnis und Wechselseitigkeit aufzubauen. Vor diesem Hintergrund können sie die polymorphe sexuelle Aktivität in die Sexualität einer reifen, leidenschaftlichen Beziehung integrieren. Voraussetzung für die Bewältigung ihres chaotischen Sexualverhaltens ist somit nicht etwa die spezifische Analyse der unbewussten Signifikanz dieser sexuellen Partialstrebungen, sondern die erfolgreiche Bearbeitung der Charakterpathologie in der Übertragungsbeziehung.

Wenn hingegen eine Perversion (Paraphilie) sicher diagnostiziert werden konnte – d.h. wenn die sexuelle Erregungs- und die Orgasmusfähigkeit an ein spezifisches polymorphes infantiles Element gebunden sind –, muss diese spezifische perverse sexuelle Beziehung aktiviert, untersucht und in der Übertragung durchgearbeitet werden, damit die eigentliche Perversion überwunden werden kann. Sehr häufig entwerten solche Patienten in den Frühphasen ihrer Behandlung gewöhnliche sexuelle Beziehungen, weil sie ihre Perversion absolut idealisieren. Versuche, ihnen diese eng umgrenzte Idealisierung »auszureden«, sind nutzlos. Der Schlüssel zur Veränderung sind vielmehr die Aktivierung und Auflösung dieses spezifischen Verhaltens in der Übertragung. Dies setzt die Bereitschaft des Therapeuten voraus, sich in seiner Gegenübertragung empathisch in die polymorph-perversen Erfahrungen des Patienten einzufühlen, um das perverse Szenarium in der Übertragung analysieren zu können. Der Therapeut muss also willens und fähig sein, sich z. B. in sadistische, masochistische oder exhibitionistische Impulse des Patienten einzufühlen und diese primitiven Regressionen in seiner Gegenübertragung zu tolerieren.

Ich habe beispielsweise einmal eine Frau behandelt, die sich selbst am ganzen Körper Schnittwunden zufügte und den Anblick des Blutes erregend fand. Irgendwann in der Behandlung überkamen mich Abscheu und zugleich Erregung, als ich mich an einen Film erinnerte, den ich kurz zuvor gesehen hatte. Es ging um einen sadistischen Mörder, der die Kehle einer Frau in dem Augenblick durchschnitt, als sie zum Orgasmus kam. Ich schob diese Erinnerung, die ich als abstoßend und schockierend empfand, beiseite und begriff erst einige Wochen später, dass meine Gegenübertragungsentwicklung mit der Phantasie der Patientin, sich von mir erschießen zu lassen, korrespondierte. Sie glaubte, in meinen Gedanken und Gefühlen für immer gegenwärtig zu bleiben, wenn ich sie tötete, und dass sie in der Vorstellung, für den Rest meines Lebens mit mir verbunden zu bleiben, glücklich sterben würde.

Die starke Tendenz von Borderline-Patienten, die Übertragung zu agieren, kann für die Durchführung der Behandlung problematisch werden. Es kommt vor, dass Patienten ihre Therapeuten sexuell angreifen. So versuchte eine unserer Patientinnen, ihren Therapeuten zu küssen und ihm das Hemd vom Leib zu reißen. Der Therapeut musste sie physisch auf Distanz halten, ohne es zu einem Ringkampf kommen zu lassen oder verbal aggressiv zu werden. Es gelang ihm tatsächlich, diese Sitzung auf respektvolle und neutrale Weise, aber im Besitz der Kontrolle, zu beenden. Eine andere Patientin, die mit einem früheren Therapeuten eine sexuelle Affäre gehabt hatte und auf langjährige masochistische heterosexuelle Beziehungen zurückblickte, tauchte in einer Sitzung ohne Unterwäsche auf und wurde, als sie die Beine spreizte, darauf hingewiesen, dass die Behandlung innerhalb der üblichen, sozial angemessenen Grenzen durchgeführt werden müsse.

Geschlecht und Alter der Patienten sowie die Art ihrer Pathologie beeinflussen die klinischen Besonderheiten der Aktivierung erotischer Übertragungen. Patientinnen entwickeln rascher intensive erotische Übertragungen auf männliche Therapeuten und wiederholen dabei in gewisser Weise das soziale Gefälle der traditionellen patriarchalischen Kultur, d. h. die Beziehung der abhängigen Frau zu einem kontrollierenden, mächtigen Mann. Männlichen Patienten, die bei Frauen in Behandlung sind, fällt es schwerer, der idealisierten Therapeutin ihre sexuellen Gefühle vorbehaltlos einzugestehen. Sie inszenieren das Problem das kleinen Jungen, der den sexuellen Implikationen der idealisierten Mutterfigur nicht gerecht zu werden vermag. Der sexuelle Konflikt wird in diesem Fall häufiger agiert, indem das erotische Verhalten auf andere Menschen verschoben wird, und muss in der Übertragungsanalyse untersucht werden. Heterosexuelle männliche Therapeuten haben im Allgemeinen größere Schwierigkeiten mit der sexualisierten Übertragung homosexueller Patienten, während heterosexuelle Therapeutinnen die sexuellen Übertragungen homosexueller Frauen, die sich gewöhnlich mit starken Elementen der oralen Abhängigkeit verdichten, besser tolerieren. Ältere männliche Therapeuten haben u. U. größere Probleme als ältere Therapeutinnen mit der in der Übertragung aktivierten Sexualität heranwachsender Mädchen. Wir werden zudem sehen, dass die Situation bei Patienten mit narzisstischer Pathologie völlig anders aussieht, weil ein anderer Umgang mit erotischen Übertragungen und mit der Aktivierung sexueller Konflikte das Bild bestimmt.

Wie in Kapitel 12 erwähnt, sind die erotische Gegenübertragungsdisposition des Therapeuten auf die Aktivierung und Intensität erotischer Impulse in der Übertragung sowie die entsprechenden Gegenübertragungsphantasien wichtige diagnostische Indikatoren und therapeutische Instrumente. Die sexuelle Freiheit und Reife des Therapeuten – seine Fähigkeit zu leidenschaftlicher Liebe – erweisen sich in der Behandlung als therapeutisch bedeutsam. Erfahrene Analytiker und psychoanalytische Psychotherapeuten haben sich an ihre Gegenübertragungsreaktionen zumeist gewöhnt und handhaben sie mit größerer Gelassenheit. Dieses Element des Lernens aus Erfahrung wird zusätzlich dadurch bereichert, dass die Behandlung von Patienten und die analytische Erforschung ihres Sexuallebens die Möglichkeit neuer Lebenserfahrungen mit sich bringen, die über das gewöhnliche Sexualleben von Analytikern und Therapeuten hinausreichen. Diese Pathologie zu behandeln bedeutet, das breite Spektrum menschlicher Sexualität kennenzulernen. Für den Therapeuten birgt dies ein Wachstumspotenzial. Auch das durch die Behandlung angeregte Agieren von Patienten mit schweren Hemmungen der Fähigkeit, Konflikte in ihrem Sexualleben kreativ zu bearbeiten, kann für Therapeuten zu einer Quelle neuer Lebenserfahrung werden. Mitunter ist es schwierig, die Grenze zwischen einer wichtigen neuen Lebenserfahrung und dem Agieren der Übertragung zu bestimmen.

13.2 Liebesbeziehungen von Patienten mit narzisstischer Persönlichkeitsstruktur

Das auffälligste Problem der narzisstischen Persönlichkeitsstörung ist die Liebesunfähigkeit der Betroffenen (Kernberg 1998 [1995]). Sie versuchen, dieses Defizit durch primiskuöse sexuelle Eroberungen zu regulieren, die durch einen endlosen Kreislauf flüchtiger Vernarrtheit mit rasch folgender Enttäuschung und Entwertung charakterisiert sind. Traditionell beobachten wir dieses Muster vorwiegend bei männlichen Narzissten. Die kulturelle Doppelmoral der patriarchalen Sozialstrukturen, die Männern sexuelle Freiheit einräumt und Frauen auf tugendhafte Häuslichkeit reduziert, ist ein wesentlicher Grund für diese unterschiedliche Äußerungsform der narzisstischen Pathologie. In der Vergangenheit fand die narzisstische Pathologie von Frauen ihren Ausdruck weit eher im Bereich des Familienlebens, doch mit der Frauenbewegung und der allmählichen Angleichung gesellschaftlicher Funktionen, wachsender sexueller Freiheit und Beteiligung am Arbeitsmarkt tauchen diese sexuellen Muster mittlerweile auch bei Frauen häufiger auf. Ähnliche kulturelle Einflüsse wirken auch auf andere Persönlichkeitsstörungen ein, und die herrschenden kulturellen Konventionen sind prägend für Charakterbildung und pathologische Persönlichkeitseigenschaften. Während beispielsweise Frauen häufiger zu masochistischen Liebesbeziehungen neigen als Männer, ist die Prävalenz der masochistischen sexuellen Perversion (Paraphilie) bei Männern höher als bei Frauen. Dass Männer sich im beruflichen und Arbeitskontext chronisch frustrierenden und schmerzlichen Situationen unterwerfen, ist häufiger als parallele masochistische Tendenzen bei Frauen.

Der Schweregrad der Unfähigkeit narzisstischer Patienten, stabile Objektbeziehungen zu führen, begünstigt beiläufige sexuelle Begegnungen – sexuelle Erregung und Befriedigung sind oft ihre einzige Möglichkeit, Umgang mit anderen Menschen zu pflegen. Es gibt Patienten, die, unter einem konventionellen Blickwinkel betrachtet, stabile Paarbeziehungen führen, manchmal mit einem narzisstischen Partner, der mit diesem Arrangement zufrieden und an realer emotionaler Innigkeit und einem gemeinsamen Sexualleben wenig interessiert ist. Das steigende Angebot an »Internetsex« und der leichte Zugang zu Pornographie kommen dem Bedürfnis nach sexueller Erregung und masturbatorischer Gratifikation entgegen, ohne dass es nötig wäre, sich von einer menschlichen Beziehung »abhängig« zu machen, die man womöglich als Einschränkung der persönlichen Freiheit erlebte. Relativ oft lässt sich bei narzisstischen Persönlichkeiten eine umgekehrte Triangulierungskonstellation beobachten. Das heißt, sie stabilisieren ihr Liebesleben, indem sie über ausgedehnte Zeiträume zwei oder mehr parallele Beziehungen führen, weil dieses Arrangement sie davor schützt, sich ganz und gar auf eine einzige Person einzulassen und sich dadurch eingeschränkt zu fühlen. Die parallelen Beziehungen vermitteln ihnen das Gefühl, die Kontrolle zu besitzen, und dienen zugleich als Vergeltung für die ödipale Traumatisierung, als Kind von der Beziehung zwischen den Eltern ausgeschlossen worden zu sein. Mithin erfährt der für die Borderline-Organisation typische, unbewusst motivierende Konflikt – die Verdichtung ödipaler und präödipaler Elemente im Zeichen der frühen Aggression – eine Neuauflage in diesem relativ häufig anzutreffenden Triangulierungsmuster, das Paaren innerhalb der Grenzen dieses Arrangements als vermeintliche Stabilisierung dienen kann.

Die Entwicklung von Perversionen ist im Fall narzisstischer Persönlichkeitsstrukturen potenziell schwerwiegender und gefährlicher als im Fall nicht-narzisstischer Borderline- und neurotischer Störungen. Die intensiven sadistischen Impulse, die mit exzessivem Neid als dominanter Psychodynamik der Entwicklung des pathologischen Größenselbst zusammenhängen und mitunter einen wichtigen Aspekt narzisstischer Persönlichkeiten ausmachen, können in gefährlichen sadistischen Perversionen Ausdruck finden, die das Über-Ich nicht hinreichend zu kontrollieren vermag und die im schlimmsten Fall, nämlich dem des malignen Narzissmus, für potenzielle Partner in sadomasochistischen Inszenierungen zu einer objektiven Gefahr werden.

In diesem Zusammenhang dürfen wir nicht vergessen, dass Patienten mit pathologischem Narzissmus auf einem breiten Spektrum unterschiedlichen Schweregrades funktionieren – von Patienten mit sehr hohem Funktionsniveau und scheinbar guter Impulskontrolle, stabiler Arbeitsfähigkeit und normalem sozialem Leben, deren narzisstische Pathologie sich lediglich in Schwierigkeiten mit sexueller Intimität äußert, bis hin zu arbeitsunfähigen Patienten, die kein soziales Leben mehr führen und ihr Sexualleben nicht mit einer Objektbeziehung verbinden können (siehe Kapitel 9, »Die Behandlung der schweren narzisstischen Pathologie – eine Übersicht«). Mehr als alles andere bestimmt der Schweregrad der narzisstischen Pathologie die Prognose der spezifischen Probleme im Liebesleben dieser Patienten. Unter ihnen gibt es solche, deren sexuelle Erregbarkeit und Fähigkeit zu Geschlechtsverkehr und Orgasmus infolge eines unbewussten Misstrauens und der projizierten Aggression, die sie daran hindern, sich verbindlich auf potenzielle Partner einzulassen, gravierend gehemmt sind. Narzisstische Männer entwickeln u. U. unterschiedliche Syndrome der vorzeitigen oder gehemmten Ejakulation, narzisstische Frauen wiederum mehr oder weniger schwere sexuelle Hemmungen. Bei Frauen wie auch bei Männern aber ist die häufigste Situation der Erhalt der sexuellen Erregungs- und Orgasmusfähigkeit bei gravierend eingeschränkter Objektbeziehungsfähigkeit – das heißt, einer Unfähigkeit zu Liebe und leidenschaftlicher Verbundenheit. Bei den extremsten Fällen des pathologischen Narzissmus, für die deren Über-Ich-Funktionen in sozialen Interaktionen vollständig versagen, handelt es sich oft um Patienten, deren völlig unkontrollierte »sexuelle Freiheit« mit der Gefahr lebensbedrohlicher sexueller Perversionen einhergeht. Einer unserer Patienten mit einer antisozialen Persönlichkeitsstruktur empfand sexuelle Erregung und kam zum Orgasmus, wenn er, masturbierend, von einem Hausdach aus Ziegelsteine auf vorübergehende Frauen warf.

In diagnostischen Interviews pflegen Patienten mit narzisstischer Persönlichkeit ihre Unfähigkeit zu lieben nicht zu verhehlen. Sie räumen ein, nie verliebt gewesen zu sein, sondern lediglich flüchtige Schwärmereien erlebt zu haben. Die Untersuchung ihrer unbewussten Dynamik deckt intensive, mit Neid und Entwertung zusammenhängende Konflikte auf, die auch in bewussten Neidreaktionen, exzessiver Rivalität und Entwertung anderer Menschen, die ihr Sexualleben beeinträchtigen könnten, Ausdruck finden. So fragen sich diese Patienten mit einer gewissen Häufigkeit beunruhigt, ob der Geschlechtsverkehr womöglich dem Partner oder der Partnerin mehr Lust bereitet als ihnen selbst. Es ärgert sie, wenn der Sex für den Anderen lustvoller zu sein scheint als für sie selbst oder wenn sie den Verdacht haben, dass der Partner oder die Partnerin im Bett »besser« ist als sie selbst. Für diese Patienten wäre die Abhängigkeit von einem Liebesobjekt Zeichen einer demütigenden Minderwertigkeit und ist deshalb unerträglich. Unter der Kontrolle eines pathologischen Größenselbst hängen ihr Sicherheitsgefühl und ihr Wohlergehen davon ab, dass sie sich jederzeit überlegen fühlen können und keinen Neid empfinden müssen, weil sie das, was Andere sind oder haben, erfolgreich entwerten. Ihre Unfähigkeit, sich von jemand Anderem abhängig zu fühlen, geht Hand in Hand mit der Unfähigkeit, einem anderen Menschen die Möglichkeit einzuräumen, sich voll und ganz auf sie zu verlassen: Sie ertragen es nicht, dass sich ein Anderer auf sie verlässt, weil das bedeuten würde, dass der Andere minderwertig ist. Dies würde sie selbst herabsetzen, und darüber hinaus würden sie sich ausgenutzt fühlen. Sie projizieren die eigene Tendenz, Andere gierig auszubeuten, auf den Partner oder die Partnerin und nehmen jede Abhängigkeit des Anderen als gefährliche Beschneidung der eigenen Freiheit und als Ausbeutung wahr. Der Partner darf ihnen nicht unterlegen sein, denn dies würde sie selbst herabsetzen, aber er darf ihnen genauso wenig überlegen sein, weil sie dann neidisch würden. Der Partner muss ihnen in gewisser Weise ebenbürtig sein und sich dennoch ihrer omnipotenten Kontrolle unterwerfen. Eine sich entwickelnde Beziehung gerät durch dieses Erfordernis unter solchen Druck, dass von der anfänglichen Schwärmerei sehr rasch nichts übrigbleibt.

In der Übertragung wiederholen sich diese Probleme in der Unfähigkeit narzisstischer Patienten, sich auf Therapeuten oder Analytiker zu stützen. Indem sie sich in der therapeutischen Beziehung emotionslos objektiv und innerlich unbeteiligt geben, vermitteln sie den Eindruck, als tauchte bei ihnen gar keine Übertragung auf. Gerade damit aber liefern sie den aussagekräftigsten Hinweis auf die Entwicklung einer gravierend narzisstischen Übertragungsbeziehung. Diese Patienten können die therapeutische Beziehung oberflächlich als »Lernerfahrung« idealisieren, die sie inkorporieren möchten, um ihre Probleme eigenständig zu lösen. Letztlich kommt ihre Unfähigkeit, sich vom Analytiker abhängig zu fühlen, in ihrem Versuch zum Ausdruck, sich dessen Wissen anzueignen, ohne eine Abhängigkeit anerkennen oder Dankbarkeit empfinden zu müssen. Deutungen werden von ihnen entweder ignoriert oder als Teil eines »Lernprozesses« absorbiert, der das, was sie bekommen haben, nicht vertieft und sie auch nicht zu einer Selbsterforschung im Lichte der erhaltenen Deutung anregt. Der unbewusste Neid auf den Analytiker spiegelt sich auch in einer spezifischen negativen therapeutischen Reaktion wider: Immer dann, wenn diese Patienten das Gefühl haben, dass ihnen spürbar geholfen wurde, geht es ihnen schlechter – eine paradoxe Entwicklung, die sie davor schützt, den Analytiker um seine Fähigkeit, ihnen zu helfen, zu beneiden. Im Allgemeinen fällt es narzisstischen Patienten erheblich schwerer, ihren Neid auf den Analytiker anzuerkennen, als die neidischen Reaktionen einzugestehen, die all ihre anderen Beziehungen prägen.

Das verführerische Verhalten narzisstischer Patienten ist besitzergreifend und kontrollierend. Sie versuchen, sich ein potenzielles Liebesobjekt, das sie als erregend und begehrenswert erleben und zunächst idealisieren, anzueignen. Sobald sie aber spüren, dass die neue Partnerin oder der neue Partner sie wirklich liebt und sich ihnen vorbehaltlos hingeben möchte, macht ihre innere Entwertung all dessen, was zuvor ihre Bewunderung und ihren Neid weckt, die Attraktivität des begehrten Objekts zunichte. Auf einer zutiefst unbewussten Ebene beneiden narzisstische Persönlichkeiten das andere Geschlecht, weil sie sämtliche Fähigkeiten und Attribute beider Geschlechter besitzen möchten. Diese Dynamik kann bei manchen homosexuellen narzisstischen Patienten von Belang sein. Zudem gibt es Patienten mit narzisstischer Pathologie, die insbesondere auf das Bedürfnis konzentriert sind, ihren Neid auf das andere Geschlecht zu verleugnen. Auf der Ebene der schweren narzisstischen Pathologie kann sich die aggressive Besitzgier und Entwertung des Partners in unverhohlen sadistischen Verhaltensweisen äußern, einem ständigen Versuch, die Freiheit des Anderen zu entwerten und zu beschneiden, der häufig mit malignem Narzissmus einhergeht.

Ein Patient schlug seiner Frau, die er um ihre rasante berufliche Weiterentwicklung und ihren vermeintlichen höheren Sozialstatus zutiefst beneidete, eine offene Ehe vor. Bei einem Gruppensextreffen richtete er es so ein, dass sie gleichzeitig mit fünf verschiedenen Männern sexuell verkehrte, während er zusah und sie im Laufe der Aktivitäten vollständig entwertete – sie wurde in seinen Augen zu einem »Stück Fleisch«. Auf einen brutalen Scheidungsprozess folgte das Aus der Ehe. In vielen Fällen verlangsamen sich die repetitiven Zyklen aus Idealisierung und rasch folgender Entwertung der sukzessiven Partner im Laufe der Jahre. Die genussfreudige Playboy- und Playgirl-Haltung, die das dritte und vierte Lebensjahrzehnt bestimmte, weicht im fünften und sechsten zunehmend einer Langeweile und Gleichgültigkeit. Diese Entwicklung kann zu einem kompletten Zusammenbruch sexueller Intimität und zum Verlust jeglichen sexuellen Interesses führen, so dass keinerlei Versuche mehr unternommen werden, irgendeine Form der sexuellen Intimität mit einem Partner zu entwickeln.

Das erste Hindernis in der Behandlung narzisstischer Persönlichkeiten sind natürlich die Analyse und das Durcharbeiten des pathologischen Größenselbst, das es zu dekonstruieren gilt, damit die internalisierten realen und idealen Selbst- und Objektrepräsentanzen herausgearbeitet werden können. Nach und nach tritt dann die zugrundeliegende Borderline-Struktur zutage, die tiefe Spaltung zwischen idealisierten und verfolgenden Objektbeziehungen, die die Verdichtung von präödipalen und ödipalen Konflikten direkter widerspiegeln. Bei günstiger Entwicklung beansprucht die Analyse der narzisstischen Übertragungen einen Großteil der gesamten Analyse oder psychoanalytischen Psychotherapie, und die konkreten sexuellen Phantasien und Konflikte der Patienten können nur im Kontext der Übertragungsanalyse verstanden und erfolgreich durchgearbeitet werden.

Eine häufige, aber nicht auf die narzisstische Pathologie beschränkte Entwicklung ist das *Syndrom der Perversität* – d. h. die unbewusste Transformation von etwas Gutem und Wertvollem, das der Patient in der Behandlung erhalten hat, in ein aggressives, gegen Andere gerichtetes Agieren. Es ist ein weiterer Ausdruck des unbewussten Neides, der im Laufe des psychotherapeutischen Prozesses auftaucht – eine Form der negativen therapeutischen Reaktion, die intensive negative Gegenübertragungsreaktionen auslösen kann. Auch diese Manifestation der mit unbewusstem Neid zusammenhängenden Konflikte muss in der Behandlung durchgearbeitet werden.

13.3 Scheinbar vollständige Auslöschung der Sexualität

Hierbei geht es um Fälle, in denen jede sexuelle Aktivität, sexuelle Phantasien und Beziehungen der Patienten vollständig fehlen, so dass ihr soziales Leben u. U. praktisch nicht mehr existiert. Jeder einzelne dieser Fälle erfordert eine sorgfältige Differenzialdiagnose. Zum Beispiel gibt es ein Syndrom, das bei den schwersten Fällen der Borderline-Persönlichkeitsorganisation, aber ohne narzisstische Persönlichkeit im eigentlichen Sinn, auftritt und durch eine primäre, vollständige Hemmung jeden erotischen Potenzials charakterisiert ist. Bei dieser schweren, temperamentlichen negativen Prädisposition und einer überwältigend negativen Affektaktivierung im Kontext einer traumatisierenden Umwelt hat keinerlei Erotisierung der Körperoberfläche und der erotisch stimulierenden Aspekte einer normalen Bindung stattgefunden (Laplanche 2014 [1970]). Negative, insbesondere aggressive Affekte schließen die Möglichkeit primärer erotischer Stimulation aus. Einzig im Behandlungskontext, in dem chaotische Beziehungen, selbstverletzendes Verhalten, sadomasochistische Beziehungen, der Zusammenbruch des Soziallebens und das Fehlen der Fähigkeit zu Intimität aktiviert werden, kann die typische Verdichtung ödipaler und präödipaler Probleme der Borderline-Patienten in der Übertragung durchgearbeitet werden. Unter diesen Umständen können nach und nach die erotischen Impulse zutage treten, die in den ersten Lebensjahren fast ausgelöscht worden sind. Bei diesen Patienten tauchen nach einer langen Phase mitunter primitive sadomasochistische Phantasien in den Sitzungen auf, die Einblick in archaischen idealisierten und verfolgenden frühen Beziehungen mit entsprechenden sexuellen Implikationen der körperlichen Penetration, Inkorporation und Zerstörung gewähren.

Ich habe bereits jene Patientin erwähnt, die die lebhafte erotische Phantasie hegte, sich von mir erschießen zu lassen, um dann, vermittelt durch meine Schuldgefühle, für den Rest meines Lebens mit mir zu verschmelzen. Eine andere Patientin phantasierte in einer fortgeschrittenen Behandlungsphase, nackt auf einer Bühne inmitten eines Stadions zu liegen, das zu einem Kloster gehörte und bis auf den letzten Platz besetzt war von Nonnen, die dabei zusahen, wie sie selbst von der Mutter Oberin mit einem riesigen Metallpenis penetriert wurde. Die zuschauenden Nonnen wurden sexuell erregt, und dies wiederum war für die Patientin erregend. Sie kam mithilfe dieser Phantasie zum ersten Mal in ihrem Leben masturbierend zum Orgasmus. Eine andere Patientin entwickelte im Laufe ihrer Behandlung die Fähigkeit, zu masturbieren, während sie auf einem mit einer Gummiunterlage bedeckten Bett lag. Sie urinierte beim Masturbieren und kam mit der Phantasie zum Orgasmus, von ihrem Vater, der sie liebevoll wusch und dabei ihre Genitalien berührte, gebadet zu werden. Wenn in einer fortgeschrittenen Behandlungsphase sexuelle Phantasien im Kontext solcher sadomasochistischen Szenarien auftauchen, ist es sehr wichtig, das Sexualleben der Patienten in der Übertragung umfassend zu erforschen. Möglicherweise können dadurch grundlegende Veränderungen in Gang gesetzt werden.

Bei manchen Patienten mit vollständiger Hemmung der erotischen Responsivität kann die begleitende Sexualtherapie durch einen psychodynamisch versierten Therapeuten, der mit dem Behandler kooperiert, signifikante Veränderungen herbeiführen.

Ein zweiter Patiententypus mit praktisch vollständigem Verlust der erotischen Reaktionsfähigkeit ist der Patient – oder die Patientin – mit narzisstischer Persönlichkeit, der nach langen Jahren sexueller Promiskuität jedes sexuelle Interesse verliert und im Grunde kein Sexualleben mehr besitzt. Hier sollte die Analyse der narzisstischen Persönlichkeitsstruktur das erotische Potenzial der Patienten reaktivieren und die Fähigkeit zu sexueller Erregbarkeit und Orgasmus wiederherstellen.

Ein dritter Fall ist das Syndrom der »toten Mutter«. Es handelt sich um Patienten mit einer hochgradig narzisstischen Persönlichkeitsstruktur, bei denen der Abbau sämtlicher internalisierten Objektbeziehungen einschließlich des Selbstkonzepts so beherrschend geworden ist, dass sie ihre innere Fähigkeit, emotionale Beziehungen zu führen, scheinbar gänzlich verloren haben. Diese Patienten, die von André Green (1993) zum ersten Mal beschrieben wurden, haben in ihren ersten Lebensmonaten oder -jahren eine Mutter mit schwerer, chronischer Depression erlebt und sind unbewusst mit dieser Mutter, die sie als lebloses Bild wahrnahmen, identifiziert. Sie versuchen, die Beziehung zu ihr zu erhalten oder wiederherzustellen, indem sie sich ihr in dieser emotional toten Vereinigung anschließen. Ein auffallendes Charakteristikum dieser Patienten ist ihr bewusst wahrgenommenes fehlendes Interesse am Leben. Da sie keinerlei Motivation verspüren, empfinden sie das Leben lediglich als Belastung. Auf den ersten Blick wirken ihre sozialen Beziehungen durchaus angemessen, doch bei genauerem Hinsehen erweisen sie sich als extrem distanziert und hohl: Die gesamte Aggression wurde in die Zerstörung ihres inneren Lebens investiert. Manchen dieser Patienten kann man helfen, ihre sehr frühen Konflikte mit einer zutiefst frustrierenden Mutter zu rekonstruieren, so dass ihre Wut darüber, ignoriert und im Stich gelassen worden zu sein, in der Übertragung reaktiviert wird. Wenn sich diese Behandlungsphase erreichen lässt, bessert sich die Prognose. Andere Behandlungen enden mit schmerzlicher Frustration und Enttäuschung beider Beteiligter, wenn es sich als schlechterdings unmöglich erweist, eine regressive Übertragungsbeziehung zu aktivieren.

Unter all diesen Umständen kann es bei der beschriebenen Auslöschung der Sexualität auch in der Gegenübertragung des Therapeuten zu einem scheinbaren Verschwinden erotischer Elemente kommen. Darüber hinaus zeigt sich eine Tendenz, sämtliche erotisch gefärbten Gedanken und Gefühle in Bezug auf den Patienten zu meiden. Der Therapeut muss dieses Problem eines völligen Fehlens erotischer Elemente in seinen eigenen Reaktionen aufmerksam im Blick behalten und es ggf. nutzen, um zusammen mit dem Patienten dessen entsprechendes Defizit als eine Schwierigkeit, die es zu bearbeiten und nach Möglichkeit zu lösen gilt, zu untersuchen. Dies ist genauso wichtig wie die Arbeitsfähigkeit des Patienten und seine Fähigkeit, Freundschaften zu schließen und ein soziales Leben zu führen. In solchen Fällen muss der Therapeut jeden noch so vagen Hinweis auf eine Aktivierung der Erotik wahrnehmen. Sie wird, wie schon erwähnt, nur im Kontext der Aktivierung stark sadomasochistischer Elemente erfolgen, die in dieser Situation bereits von Vorteil sind. Andere Patienten geben in ihrer Reaktion auf Kunstwerke oder andere kulturelle Hervorbringungen das Aufleben einer erotischen Komponente zu erkennen, wenn sie das Gefühl in sich wahrnehmen, dass sich ein langersehnter Raum öffnet, in dem sie »aus sich herausgehen« können. Auch hier haben wir es mit dem Grunddilemma des Lebens zu tun, dem

Oszillieren zwischen dem rationalen und dem ekstatischen Aspekt der Existenz, das ich in Kapitel 12 im Zusammenhang mit Batailles Werk erwähnt habe (Bataille 1986 [1957]).

Literatur

Bataille, G. (1986 [1957]). Der heilige Eros. Übers. von M. Hölzer. Frankfurt am Main, Berlin (Ullstein).

Green, A. (1993). On Private Madness. Madison, CT (International Univ. Press).

Kernberg, O. F. (1998 [1995]). Liebesbeziehungen. Normalität und Pathologie. Übers. von C. Trunk. Stuttgart (Klett-Cotta).

Laplanche, J. (2014 [1970]). Leben und Tod in der Psychoanalyse. Übers. von P. Stehlin. Gießen (Psychosozial-Verlag).

TEIL V Verleugnung der Realität, Trauer und die Ausbildung von Psychotherapeuten

14 Realitätsverleugnung

Im Folgenden untersuche ich eine Komplikation, der wir nicht nur in der psychoanalytischen Psychotherapie schwerer Persönlichkeitsstörungen häufig begegnen, sondern auch in der Analyse von Patienten mit einer Erkrankung dieses Schweregrades, wenn sie Phasen einer tiefen Regression durchlaufen. Während der Analytiker aufmerksam den freien Assoziationen der Patienten folgt und die Manifestationen unbewusster Abwehroperationen und Impulse in ihren Phantasien beobachtet, taucht womöglich in ihrer Rede ein bizarres, inkongruentes oder bizarres Element der äußeren Realität auf, das von den Patienten selbst aber offenbar ignoriert oder dermaßen beiläufig erwähnt wird, dass seine Bedeutsamkeit dem Analytiker leicht entgehen kann.

Die Analyse der »Gesamtsituation der Übertragung« berücksichtigt sowohl die Übertragungsäußerungen in den Entwicklungen der Behandlungsstunde als auch die parallelen Entwicklungen im äußeren Leben der Patienten, die sich mitunter unverkennbar im Agieren oder auch in Somatisierungen zeigen. Doch der Therapeut muss diese fragmentierten, bizarr wirkenden oder ignorierten Realitätsaspekte still für sich zusammensetzen, indem er seinen gesunden Menschenverstand benutzt, und jenen Aspekt der äußeren Realität des Patienten, den dieser noch nicht zu begreifen vermag, dann in Worte fassen. Anders formuliert: Ein bestimmter Aspekt der Übertragung wird solcherart agiert, dass eine erfolgreiche Verleugnung des Patienten den Analytiker zu einer außergewöhnlichen Anstrengung nötigt, um etwas zu verstehen, das in des Patienten Schilderung der äußeren Realität kaum wahrnehmbar anklingt. Bisweilen stellen sich dem Therapeuten neue Fragen hinsichtlich merkwürdig erscheinender Aspekte dieser Realität, und nur die direkte Befragung des Patienten ermöglicht es ihm, einen vollständig verleugneten, hochsignifikanten Prozess zu durchschauen, der sich außerhalb der Sitzungen entwickelt hat.

Normalerweise hört der Analytiker seinen frei assoziierenden Patienten zu, weil er in die tieferen Schichten ihres Fühlens und Denkens vordringen und mit den unbewussten Konflikten, die im Hier und Jetzt agiert werden, in Verbindung kommen möchte. In den oben erwähnten merkwürdigen Situationen aber müssen die Nachfragen des Therapeuten darauf abzielen, Aspekte des äußeren Lebens des Patienten zu klären und aufzudecken, die dieser durch seine Verleugnung der äußeren Realität erfolgreich aus seinem bewussten Gewahrsein verbannt hat. Im Folgenden illustriere ich diese Entwicklungen anhand mehrerer Beispiele:

Fallbeispiel
Eine Patientin Anfang 30, Wissenschaftlerin, leitete in einer renommierten, weitverzweigten Forschungseinrichtung ein Forscherteam, das Teil eines umfassenderen Projekts war. Alte Konflikte mit Autoritätspersonen, die auf ihre starke Ambivalenz gegenüber einem bewunderten, aber gefürchteten Vater zurückgingen, belasteten ihre Beziehung zu Män-

nern. Im Zentrum der Übertragungsanalyse standen ihre Idealisierung mächtiger Männer, denen sie sich zunächst unterordnete, und ihre anschließende Auflehnung und zurückweisende Haltung. Mehrere Beziehungen waren auf schmerzhafte Weise und letztlich infolge einer masochistischen Intoleranz einer guten sexuellen Beziehung in die Brüche gegangen.

Inmitten einer stürmischen Beziehung zu einem scheinbar sehr sympathischen Mann erwähnte sie gegenüber dem Therapeuten ihre Verärgerung darüber, dass die Finanzabteilung der Forschungseinrichtung ein Mitglied ihres Teams ihrer Meinung nach schlecht behandelte. Sie hatte sich wegen des Finanzierungsproblems bei ihrem Projektleiter beschwert, aber keine zufriedenstellende Reaktion erhalten. Im Laufe mehrerer Wochen erwähnte sie immer wieder einmal Gespräche, die sie mit den übrigen Teammitgliedern über das Problem geführt hatte. Diese schienen ihre Ansicht zu teilen und sich über die mangelnde Flexibilität der Bürokratie genauso zu ärgern wie sie. Die vorherrschende affektive Übertragungssituation war von der Phantasie der Patientin geprägt, dass der Therapeut sich ganz selbstverständlich eher den Ansichten ihres Freundes als ihrer eigenen Meinung anschließen würde: »Der typische Schulterschluss starker Männer.«

Dem Therapeuten fielen die gelegentlichen, ironischen oder verärgerten Erwähnungen der Forschungseinrichtung zunächst gar nicht besonders auf. Er war es gewohnt, dass sich die Patientin über soziale Ungerechtigkeiten ausließ. Irgendwann erwähnte sie eher beiläufig, sie habe beschlossen, um einen Termin bei dem Institutsdirektor zu bitten. In einer weiteren Sitzung verkündete sie triumphierend, einen kurzfristigen Termin erhalten zu haben. Zu betonen ist hier, dass es sich bei all den relevanten Äußerungen in der Sitzung um eher isolierte Informationsbruchstücke handelte, die im Strom der freien Assoziationen auftauchten, aber keinerlei innere Kontinuität zu erkennen gaben.

Der Therapeut erschrak, als er später über die Sitzung nachdachte und ihm die Terminvereinbarung mit dem Institutsdirektor einfiel. Handelte es sich abermals um ein typisches Agieren der Rebellion gegen Autoritäten, womöglich mit durchschlagender, unbewusster masochistischer Implikation? Er fragte die Patientin also, mit welcher Absicht sie sich an die höchste Autorität jener großen Forschungseinrichtung zu wenden gedenke. In den folgenden Sitzungen stellte sich heraus, dass sie vorhatte, sich über das mangelhafte Finanzmanagement zu beschweren, über den Projektleiter, der diese Situation nicht zur Kenntnis nahm, über den Direktor des Gesamtprogramms, in das ihr Projekt eingebettet war, und den Direktor der Abteilung, in der diese gesamte Entwicklung stattgefunden hatte. Der Therapeut fragte sie, ob sie die Situation gegenüber all diesen Vorgesetzten thematisiert, ihre Unzufriedenheit zum Ausdruck gebracht und sie über die nächsten Schritte, die sie plante, informiert habe. Dies war nicht der Fall.

Dem Therapeuten bereitete das bevorstehende Gespräch der Patientin mit dem Direktor der Forschungseinrichtung größte Sorge: Sie hatte vor, ihren Protest unter Umgehung von drei höheren Ebenen an höchster Stelle vorzutragen, und setzte damit womöglich ihre Zukunft in dieser streng hierarchischen Organisation aufs Spiel. Ihre Aussichten waren eigentlich gut, aber sie zählte zum Nachwuchs ohne Garantie auf eine feste Anstellung. Nun konnte die Gesamtsituation im Kontext ihres Verhaltensmusters erforscht werden. Ihr rebellischer Protest war Ausdruck tieferer masochistischer Strebungen, die wiederum mit einem unbewussten Verbot einer befriedigenden sexuellen Beziehung zu einem begehrenswerten Mann zusammenhingen – ein ödipaler Konflikt.

Fallbeispiel

Ein weiteres Beispiel betrifft die psychoanalytische Behandlung eines Patienten mit schwerer narzisstischer Persönlichkeitsstörung. Er hatte eine Lehramtsstelle in einer sehr exklusiven High-School bekommen, in der herausragend begabte Jugendliche unterrichtet wurden. Die Schule stellte sehr hohe Erwartungen an die Lehrer, die alle zunächst nur für ein Jahr angestellt wurden – »zum gegenseitigen Kennenlernen«. Dieses Probejahr konnte in eine Festanstellung münden oder auch nicht. Der Patient war ein hochbegabter, charismatischer Lehrer. Er wusste um seine Fähigkeit, Jugendliche zu begeistern, und war sich sicher, für die Schule genau der Richtige zu sein. Er hinterließ überall einen sehr guten Eindruck, fühlte sich in seinem Job sicher und begann nach und nach, gegenüber Vorgesetzten und Kollegen eine subtile, aber unverkennbare Arroganz und Herablassung zu zeigen, indem er vermeintlich humorvolle Bemerkungen machte oder Rücksichtslosigkeit an den Tag legte. Die daraus resultierenden Zusammenstöße erwähnte er in seinen freien Assoziationen als amüsante Illustrationen seiner Überlegenheit. Der Analytiker begann, sich um die berufliche Zukunft des Patienten zu sorgen, doch dieser schlug seine Bedenken ungerührt in den Wind und gab zu verstehen, dass er das Schulsystem ungleich besser kenne als der Analytiker. Dieser deutete, dass der Patient seine eigenen Unterlegenheitsgefühle und seine Angst, zu versagen, auf ihn projiziere, mochte aber seiner Gesamteinschätzung der gefährlichen Situation, in der sich der Patient befand, nicht recht trauen. So unterließ er es, bestimmte Vorkommnisse eingehend zu klären, negative Interaktionen in der Schule, die ihn und den Patienten – unter dem Blickwinkel sozialer Alltagsintelligenz betrachtet – auf gefährliche Konsequenzen hätten hinweisen müssen. Als der Patient gegen Ende des Jahres erfuhr, dass sein Vertrag nicht verlängert werden würde, war er schockiert und niedergeschlagen. Erst jetzt stellte sich heraus, dass die Arbeitsbedingungen an jener Schule dermaßen vorteilhaft waren, dass er sie wahrscheinlich nirgendwo anders würde finden können. Seine omnipotente Kontrolle hatte es dem Analytiker verwehrt, sich seine eigenen Bedenken vollauf bewusst zu machen und die soziale Situation des Patienten realistisch einzuschätzen.

Fallbeispiel

Ein drittes, auf den ersten Blick simpleres Beispiel betrifft einen Analytiker, der seinen gesunden Menschenverstand nicht einschaltete, als seine Patientin ihm ihre Entscheidung mitteilte, ihre Arbeitsstelle in einer Sozialhilfeeinrichtung zu kündigen, weil der Job sie »langweile«. Sie war noch nicht lange in Analyse, und der Analytiker wusste, dass sie seit vielen Jahren eine wichtige Position in jener Einrichtung bekleidete. Ihre kategorische Aussage, sie habe sich zur Kündigung entschlossen, weil die Arbeit sie »langweile«, überraschte ihn zwar, doch er hielt es für klug, sich nicht näher nach den Gründen zu erkundigen. Ihm war nicht klar, inwieweit diese Entscheidung durch Übertragungsentwicklungen beeinflusst wurde. Ihm kam auch nicht in den Sinn, sie zu fragen, was sie mit »Langeweile« meine. Zum Beispiel hätte er etwa fragen können, was sie nun langweilig fände, wie sich ihre Langeweile äußerte oder weshalb die Arbeit all die Jahre zuvor offenbar nicht langweilig gewesen sei. Er hielt es für geraten, all diese Fragen nicht zu stellen, weil er der Meinung war, dass direkte Fragen in einer Analyse grundsätzlich zu vermeiden seien und dass vor allem diese Patientin, die sehr empfindlich auf Kritik reagierte, jede solcher Fragen als Vorwurf empfinden würde.

Mehrere Monate später verkündete sie, dass sie einen neuen Job in einer Einrichtung für sozial schwache Familien gefunden habe und hoffe, dass diese Arbeit weniger belastend sein werde als die frühere Tätigkeit. Weitere Wochen vergingen, bis sie darüber klagte, dass man hinter ihrem Rücken über sie spräche und dass sich leider genau das Gleiche wiederhole, was sie in ihrem alten Job erlebt habe: Auch dort hätten alle über sie gelästert, bis es unerträglich für sie geworden sei. Nun wurde klar, was sich hinter »Langeweile« verbarg, nämlich eine starke paranoide Reaktion auf Mitarbeiter, insbesondere auf Mitarbeiterinnen. Auch trat ein direkter Zusammenhang mit paranoiden Entwicklungen in der Übertragung zutage. Man mag dieses Beispiel für trivial halten, weil die plötzliche Entscheidung der Patientin, zu kündigen, vom Analytiker nicht als ein mögliches Agieren untersucht wurde. Es hängt dennoch mit den übrigen Beispielen zusammen, weil in allen Fällen der gesunde Menschenverstand bei der Deutung der Situation nicht zum Zug kam und die Patienten mit der Realitätsverleugnung, die in ihrem Verhalten impliziert war und die die Analytiker in ihrer Gegenübertragung wahrnahmen, nicht konfrontiert wurden.

Gemeinsam ist allen drei Fällen eine Verzerrung der Realität, die von den Patienten vollständig ignoriert und dermaßen beiläufig oder bruchstückhaft geschildert wird, dass es dem Therapeuten schwerfällt, sich ein Bild zu machen. Häufig geht dies Hand in Hand mit der Abspaltung von Realitätsaspekten, die mitunter oder in der Theorie anerkennt werden, in anderen Situationen aber vom Gefühlsleben der Patienten abgeschnitten bleiben. Ein Patient mit hochgradig narzisstischer Persönlichkeitsstruktur beispielsweise hatte sich in der Vergangenheit mit seiner Ehefrau darauf geeinigt, eine »offene Ehe« zu führen. Damals galt dies in bestimmten sozialen Kreisen als ein fortschrittlicher kultureller Schritt der »Befreiung«. Der Patient hatte seine eigene sexuelle Promiskuität offensichtlich genossen und seiner Frau rein theoretisch die gleichen Rechte zugestanden. Emotional aber war er davon überzeugt, dass sie sich nie für einen anderen Mann interessieren würde, weil er selbst viel zu attraktiv sei, als dass ein Anderer sie in Versuchung führen könnte. Dann aber ging sie eine außereheliche Affäre ein, die sich zu einer intensiven Liebesbeziehung entwickelte. Der Patient war schockiert: Er hatte sich über ihre empörte Reaktion auf seinen Vorschlag einer offenen Ehe einfach hinweggesetzt, was von ihr als Ausdruck seiner mangelnden Verbindlichkeit interpretiert worden war. Sie hatte die Beziehung daraufhin grundsätzlich infrage gestellt. Die Grandiosität des Patienten, seine Entwertung seiner Ehefrau und seine Verleugnung ihrer realen emotionalen Reaktionen hatten zur Folge, dass ihre Entscheidung, die Ehe zu beenden, für ihn traumatisch war.

Mitunter wirken winzige Informationsbröckchen, die den Schilderungen des Patienten zu entnehmen sind, zwar sonderbar, aber dennoch allzu unwichtig, um die Aufmerksamkeit des Analytikers auf sich zu ziehen. Sie sollten als mögliche Hinweise auf einen Realitätsaspekt betrachtet werden, den der Patient verleugnet, als Teil eines breiteren Bildes, das die Abwehrorganisation, die er gegen seine Realität in Stellung bringt, widerspiegelt. Nicht selten verdeckt eine solche Realitätsverleugnung chronisches selbstdestruktives Verhalten, das sich im Laufe der Zeit akkumuliert und schließlich als unerwartete traumatische Situation oder sogar als Katastrophe zutage tritt. Erst im Rückblick zeigt sich, dass all die vereinzelten Informationen Material waren, das auf eine folgerichtige, gefährliche Entwicklung in der äußeren Realität hätten schließen lassen können. Manchmal wird ein zentraler Realitätsaspekt unterdrückt, ein offensichtlich nebensächliches Bindeglied einer Kette hervorgehoben, und erst sehr viel später, manchmal zu spät, gibt sich das Gesamtbild zu erkennen.

Aus all dem geht hervor, dass die freien Assoziationen bei einer schweren Psychopathologie unbewusst und im Dienst einer Verleugnung der äußeren Realität verzerrt werden können. Es ist die Aufgabe des Analytikers, diese Realitätsverleugnung als affektiv dominantes Thema der Sitzungen zu deuten. Dies setzt allerdings voraus, dass der Analytiker sich eine Vorstellung von der Realität machen kann, die über die Darstellung des Patienten hinausreicht, eine Realitätskonstruktion, die es ihm ermöglicht, wichtige Verleugnungsmechanismen, die in den Kommunikationen des Patienten am Werk sind, aufzudecken. Er muss also dessen Realität Aufmerksamkeit widmen, indem er über das, was der Patient von seiner Realität berichtet, von ihr wahrnimmt und versteht, hinausdenkt, und er muss fähig sein, dessen bedeutungshaltige Blindheit als Teil der Abwehroperationen zu untersuchen. Wenn die Realitätsverleugnung mit einem signifikanten Agieren außerhalb der Sitzungen einhergeht, das die Aufmerksamkeit auf das Geschehen im äußeren Leben des Patienten lenkt, ist die Aufgabe paradoxerweise einfacher, als wenn ein auffälliges Agieren ausbleibt und in den freien Assoziationen lediglich hier und da vereinzelte merkwürdige Geschehnisse, denen keine größere Bedeutung zuzukommen scheint, auftauchen. Diese Formen der Verleugnung findet man häufig bei Patienten mit Borderline-Organisation, bei denen Spaltungsmechanismen dominieren. Sie geben die defensive Verwendung des freien Assoziierens zu erkennen, die den Patienten vor dem Bewusstwerden nicht lediglich seiner inneren, sondern auch der äußeren Situation schützen soll.

Unter diesen Umständen gehen die deutenden Interventionen des Psychoanalytikers mit einer speziellen Schwierigkeit einher. Wie das geschilderte Fallmaterial zeigt, können die Klärung dessen, was Patienten in ihren Kommunikationen verbergen oder subtil verzerren, die Konfrontation der Implikationen, die die von ihnen verleugneten Informationen besitzen, und die tiefe Deutung der Gesamtsituation, die sie geschaffen haben, wie ein Übergriff auf ihr äußeres Leben erscheinen. Unter diesem Blickwinkel sieht es so aus, als verstoße der Analytiker gegen die technische Neutralität oder agiere womöglich sogar seine Gegenübertragung. Tatsächlich haben wir am Personality Disorders Institute des Weill Cornell Medical College die Erfahrung gemacht, dass diese Bedenken eine veritable Schwierigkeit für Therapeuten darstellen, die analytisch mit schwerkranken Patienten arbeiten. Weil sie eine technisch neutrale Haltung bewahren und ein Agieren von Gegenübertragungsreaktionen auf die Verleugnung wesentlicher Realitätsaspekte durch den Patienten unbedingt vermeiden wollen, widerstrebt es Analytikern und Therapeuten, zu intervenieren, indem sie die Verleugnung der Realität deuten.

Ein entscheidender Unterschied darf nie in Vergessenheit geraten, nämlich der zwischen einer stützenden oder re-edukativen Haltung, in der sich ein Agieren von Gegenübertragungsproblemen äußern kann, und einer notwendigen, systematischen Abklärung einer äußeren Realität, deren motivierte Verleugnung durch den Patienten gedeutet werden muss. Dass diese Unterscheidung so schwierig sein kann, ist möglicherweise darauf zurückzuführen, dass man nicht versteht, dass Interventionen, die von einer Position außerhalb der inneren Konflikte des Patienten aus erfolgen – also neutral sind, was die dynamischen, einander zuwiderlaufenden Kräfte in seiner Psyche betrifft –, technisch neutrale Interventionen sind. Eindringliche, ja sogar kategorische Aussagen, die eine Realität abklären, können technisch neutral sein. In anderen Situationen hingegen sind sehr vorsichtig und nachdenklich formulierte Deutungen, die Stellung beziehen, was die inneren Kämpfe des Patienten betrifft, keineswegs neutral. Manchmal wird es dem Analytiker widerstreben, eine ganze Reihe einschlägiger Fragen zu stellen, um einen undurchschaubaren Aspekt zu klären. Er empfindet eine solche Befragung als Eindringen in die Realität des Patienten, als Agieren der eigenen Neugier oder seiner eigenen Interessen, kurz, als Preisgabe der technischen Neutralität.

In analytischen Kreisen geht man im Allgemeinen davon aus, dass die analytische Technik umso reiner oder eleganter sei, je weniger direkte Fragen der Analytiker zu stellen genötigt ist, weil seine Deutungen der relevanten Probleme den Patienten zum intensiven Nachdenken anregen. Man nimmt auch an, dass viele Fragen – so etwa die triviale, aber häufig zu hörende: »Und was fühlen Sie dabei?« – von fehlendem technischen Geschick zeugen (Busch 2014).

Die Verleugnung der Realität kann als Element einer breiteren Realitätsspaltung in ganz und gar widersprüchliche Erfahrungssegmente eine massive projektive Identifizierung des intrapsychischen Konflikts auf die Wahrnehmung der Außenwelt zu erkennen geben. Wenn der Prozess allerdings dermaßen auswuchert, dass er sich als die Gegenposition eines idealisierten bzw. eines verfolgenden Erfahrungsaspekts manifestiert, sind die Spaltungsoperationen so deutlich erkennbar, dass sie gedeutet werden können. Die subtileren Aspekte der Realitätsverleugnung, die ich hier beschreibe, dienen gewöhnlich weitgreifenden Maskierungsbemühungen insbesondere extrem selbstdestruktiven Zwecks. Bleiben sie unerkannt, können sie gravierende Folgen für das Leben des Patienten haben. In sehr schweren Fällen muss der Analytiker zusätzlich zu seiner Aufgabe, verbales und nonverbales Verhalten, die Gegenübertragung und die subtilen Aspekte des analytischen Feldes aufmerksam zu beobachten, noch eine besondere Funktion erfüllen: Es ist auch seine Aufgabe, die Umwelt des Patienten zu »scannen« und sich ein Bild von einer äußeren Welt zu machen, die vom Patienten aufgrund seiner Abwehrbedürfnisse und seines unbewussten Agierens verzerrt dargestellt wird. Für gewöhnlich ist dies natürlich ein stumm bleibender Aspekt des analytischen Zuhörens in der Behandlung von Patienten mit einem besser funktionierenden Ich und integrierten Repräsentanzen wichtiger Anderer, also Patienten auf dem neurotischen Organisationsniveau, in deren Fall die analytische Beurteilung ihrer psychosozialen Realität als selbstverständlich vorausgesetzt werden kann. Deshalb taucht dieses Problem in Standardanalysen neurotischer Patienten relativ selten auf. Einzig in der schweren Borderline-Pathologie und bei schwerem pathologischem Narzissmus wird es zu einer maßgeblichen Schwierigkeit, die die Aufmerksamkeit des Analytikers einfordert.

Aktive Aufmerksamkeit für die Lebensrealität des Patienten scheint mit dem von Bion (1967) postulierten Prinzip, »ohne Erinnerung und Wunsch« zu deuten, nicht vereinbar zu sein. Vielleicht ist hier der Ort, um einmal mehr zu klären, dass die Deutung »ohne Erinnerung und Wunsch« keineswegs bedeutet, für die Geschichte des Lebens, der Probleme und der Beschaffenheit der äußeren Welt unserer Patienten blind zu sein. Es bedeutet vielmehr, sich in jede Sitzung mit vorbehaltloser Offenheit hineinzubegeben, die affektiven Themen, die die therapeutische Gesamtsituation beherrschen, auf sich einwirken zu lassen und als Orientierungshilfe zu benutzen. In dieser evokativen Situation aber tauchen mit der Aktivierung der unbewussten Realität des Patienten und seiner unbewussten Konflikte in der Gegenübertragung des Analytikers auch einschlägige Erinnerungen und Wünsche auf, und dieses Material muss verstanden, analytisch durchgearbeitet und für die Deutungen nutzbar gemacht werden.

Eine gründliche, systematische Anamnese und analytische Untersuchung der gegenwärtigen Realität des Patienten zu Behandlungsbeginn, der Realität seines Berufsleben, seines Liebeslebens und seiner Sexualität, seines Soziallebens und seiner Kreativität sowie die Erforschung der in all diesen Bereichen jeweils dominanten Konflikte liefern grundlegende Erstinformationen, die sich irgendwann in der Behandlung als hilfreich erweisen werden, wenn sie dem Analytiker in den Sitzungen wieder einfallen. Traditionell sind Psychoanalytiker darauf eingestellt, eine solche potenzielle Vision von der Säuglingszeit und der Kindheit des Patienten zu haben, doch wir haben gelernt, dass dieses Bild auf seine gegenwärtige Realität – mitsamt ihren Komplikationen, Möglichkeiten und Gefahren – erweitert werden muss, weil in ebendieser Realität die unbewussten Konflikte und die Übertragung in Szene gesetzt werden. Dies zu wissen, schärft das Bewusstsein des Therapeuten für die Realitätsverleugnung, die wir hier untersuchen, und seine Aufmerksamkeit.

Die Interventionen, die zur Klärung eines undurchschaubaren und verleugneten Segments der Realität des Patienten beitragen sollen, bringen das Risiko mit sich, das freie Assoziieren zu beeinträchtigen und die Einfälle vorübergehend in einen therapeutischen Gesprächsbeitrag zu verwandeln, den der Patient ebenfalls zu Abwehrzwecken nutzt. Die Austragung von Meinungsverschiedenheiten, die in den Analysestunden zutage treten, verweist u. U. nicht nur auf ein Übertragungs- und Gegenübertragungsagieren, sondern kann auch die defensiven Bemühungen des Patienten gratifizieren, der Regression auf tiefere Ebenen seiner unbewussten Konflikte in der Übertragung auszuweichen. Dies ist ein Risiko, das durch allzu viele Fragen seitens des Analytikers noch erhöht wird, weil sie das Denken des Patienten auf die Realitätsaspekte jener undurchsichtigen Realitätsbereiche lenken, die der Analytiker gern klären möchte. Die Deutung der defensiven Realitätsverleugnung muss folglich sparsam erfolgen und sich im Interesse des Schutzes sowohl des Patienten als auch der Behandlung auf Bereiche schwerer potenzieller Selbstdestruktivität richten.

Dem Blick des Analytikers auf das gesamte gegenwärtige Leben des Patienten kommt auch dann eine besondere Bedeutung zu, wenn ein zentrales Lebensproblem auf derart chronische Weise in den Alltag des Patienten eingebaut und dermaßen regelmäßig mit sekundären defensiven, die Gesamtsituation stabilisierenden Rationalisierungen ausgedrückt wird, dass der Analytiker für das Problem blind wird. Schwierigkeiten können beispielsweise bei Patienten auftauchen, die in chronischer Distanz zum Ehepartner oder Sexualpartner leben und Kompromisslösungen für das gemeinsame Leben gefunden haben, die beiden Beteiligten auf einer praktischen Ebene entgegenkommen, aber eine unbewusste Kollusion darstellen, jede emotionale Intimität zu vereiteln, das Sexualleben zu unterdrücken oder ein fundamental unterschiedliches Verständnis der persönlichen Werte, Interessen oder ethischen Verpflichtungen zu verleugnen.

Manche Patienten begeben sich in Behandlung, weil sie mit ihrem Leben ganz allgemein unzufrieden sind. Schon in der Erstbeurteilung zeichnen sich deutlich bestimmte Bereiche ab, die durch unbewusste Konflikte gehemmt oder gelähmt sind und während der Behandlung immer wieder hinter einem Muster aus Gewohnheit und Routine verschwinden. Folglich können sie einer unbewussten Kollusion zwischen Patient und Analytiker Vorschub leisten, einer unbewussten, stillschweigenden Vereinbarung, den entsprechenden Problemen nicht auf den Grund zu gehen. Dies ist ein Beispiel für die von Baranger und Baranger (1969) beschriebenen, durch unbewusste Kollusionen konstituierten Bastionen. Akute Konflikte, Symptome und traumatische Entwicklungen im Leben des Patienten können diese zugrundeliegenden, langjährigen Probleme, die in den Erstgesprächen erwähnt wurden, aber danach nie wieder zur Sprache kamen, verdecken. Der Analytiker muss in der Lage sein, innerlich den Überblick über das Leben des Patienten zu behalten und sich insbesondere zu fragen, wie eine optimale Lebenssituation für diesen individuellen Patienten aussehen könnte – eine Lebenssituation, deren Realisierung ihm, vielleicht sogar ohne dass ihm bewusst ist, was ihm fehlt, durch seine Erkrankung verwehrt wurde.

Die sorgfältige Untersuchung der äußeren Lebenssituation fördert im Laufe der Behandlung nicht nur Probleme ans Licht, die mit der Realitätsverleugnung des Patienten zusammenhängen, sondern beleuchtet die gesamte Entwicklung seiner sich wandelnden Beziehung zu Arbeit und Beruf, Liebe und Sexualität, sozialem Leben und Kreativität. Oft stellt sich der Therapeut im Stillen die Frage: »Gibt es weitere oder andere oder bessere Möglichkeiten für diesen Patienten, um seine Lebenserfahrung zu bereichern?« Freilich können Gegenübertragungsreaktionen, Schuldgefühle und Rettungsphantasien des Therapeuten im Spiel sein, ebenso wie eine projektive Gegenidentifizierung mit den dissoziierten oder schuldbesetzten Wünschen des Patienten selbst, seine Lebenserfahrung zu erweitern. Aber auch soziale und politische Zwänge können den Horizont des Patienten verengen, während der Therapeut vielleicht Möglichkeiten sieht, die der Patient ignoriert.

Ich habe eine Übertragungsfokussierte Psychotherapie mit einer 27-jährigen Afroamerikanerin aus einem der ärmsten Viertel New York Citys durchgeführt. Sie litt an einer infantilen-histrionischen Persönlichkeitsstörung in Verbindung mit Drogenmissbrauch, sexueller Promiskuität und verantwortungslosem Verhalten in beruflichen Situationen, die mit gravierenden interpersonalen Problemen zusammenhingen. Gemeinsam mit ihrer Mutter und sechs Geschwistern lebte sie in einer heruntergekommenen Wohnung. Der Vater hatte die Familie verlassen, als die Patientin vier Jahre alt war. Die augenblickliche häusliche Situation war chaotisch. Trotzdem hatte diese Patientin es geschafft, die High-School mit durchweg sehr guten Noten abzuschließen – was von keinem ihrer Familienangehörigen auch nur zur Kenntnis genommen wurde. Sie lebten in extremer Armut. Irgendwann kam mir in den Sinn, dass die Patientin in Anbetracht ihres guten High-School-Abschlusses und ihrer finanziellen Situation für ein College-Stipendium infrage käme, wodurch sich ihre langfristigen beruflichen Möglichkeiten beträchtlich verbessern würden. Ich brachte das Thema zur Sprache, während wir mit der Untersuchung wichtiger masochistischer Aspekte ihrer Beziehung zu Männern, ihrer selbstentwertenden und impulsiven Lebensweise beschäftigt waren. Sie erhielt tatsächlich ein Stipendium, studierte erfolgreich an einem städtischen College und fand eine Stelle in der örtlichen Industrie, die sich positiv auf ihre Weiterentwicklung auswirkte und durch die sie Zugang zur gebildeten Mittelschicht fand. Ihre Lebenssituation verbesserte sich beträchtlich, und einhergehend mit ihrer wachsenden Fähigkeit, intensive Objektbeziehungen zu führen, stiegen auch ihre Chancen, Männer kennenzulernen, die zu ihr passten.

Die Haltung der technischen Neutralität kann durch eine solche Intervention des Therapeuten gefährdet werden, aber es sollte möglich sein, die Konsequenzen eines solchen vorübergehenden Abrückens von der technisch neutralen Position zu untersuchen und zu deuten. Fragen, die darauf zielen, etwas zu klären, was der Analytiker nicht verstanden hat und dessen Klärung der Patient ausweicht, sind Ausdruck der authentischen, aufgabenorientierten Neugier des Therapeuten und somit Bestandteil seiner diagnostischen und therapeutischen Funktion. Ein genuines Interesse daran, das Wohlergehen des Patienten zu fördern und ihm durch die Behandlung zu helfen, seine Lebenserfahrung zu erweitern und seine Lebensumstände zu verbessern, ist ein wichtiger, objektiv notwendiger Aspekt der analytischen Arbeit. Gleiches gilt für die aktive Untersuchung der gesamten Lebenssituation des Patienten, die der Analytiker im Stillen vornimmt, die Sichtung verleugneter Realitätsaspekte, die gedeutet werden müssen, und das Lebenspotenzial, das der Patient nicht verwirklicht, selbst wenn es seiner Wahrnehmung nicht durch sein Unbewusstes entzogen wird. Ein aktiv engagierter Analytiker kann gleichwohl technisch neutral bleiben.

Die kreative Vorstellungskraft, mit der Therapeuten sich ein besseres Leben für Patienten mit schweren Persönlichkeitsstörungen ausmalen können, die unbewusst selbstzerstörerisch agieren, spielt für die laufende Beurteilung der äußeren Realität eine wichtige Rolle. In den ersten Evaluierungsgesprächen ist es hilfreich, sich vorzustellen, selbst in der Situation des Patienten, in seiner Haut und in seinen konkreten Lebensumständen zu stecken und mit seinen Schwierigkeiten konfrontiert zu sein. Was würden wir in einer derartigen Situation tun, um uns freizukämpfen und die Barrieren einer Psychopathologie, die uns einengt, zu durchbrechen? Solche imaginären Szenarien können den Horizont der therapeutischen Ziele über die Erwartungen des Patienten hinaus erweitern und dem Therapeuten dabei helfen, sich durch dessen selbstdestruktive Tendenzen nicht verunsichern zu lassen. Eine solche Haltung des Therapeuten ist mit der Position der technischen Neutralität uneingeschränkt vereinbar.

Kurzum, die Verleugnung der Realität geht sowohl mit einer Verleugnung des potenziellen selbstdestruktiven Agierens einher als auch mit der Blindheit für ein gesundes Wachstums- und Entwicklungspotenzial. Die technische Neutralität ist der vollen Entfaltung der Übertragung zuträglich, erleichtert die Übertragungsdeutung und wird ihrerseits durch konsequente Analyse der Gegenübertragung geschützt. Die Kombination dieser behandlungstechnischen Instrumente ermöglicht es, die Realitätsverleugnung zu diagnostizieren und deutend aufzuheben – eine Entwicklung, die im Fall der schweren Persönlichkeitsstörungen ganz besonders wichtig ist. Auch unter diesen herausfordernden Umständen kann die technische Neutralität gewahrt werden.

Denkbar wäre z. B., dass ein Patient darauf verzichtet hat, sein kreatives Potenzial auszuleben. Im Laufe der Zeit stellt sich womöglich heraus, dass dieses Opfer sinnlos und unnötig war und dass es mit seinen selbstdestruktiven Strebungen zusammenhing. Vielleicht ist der Patient sich seines Opfers gar nicht bewusst oder nicht mehr bewusst, dennoch beeinträchtigt es ihn. Oder eine Frau begibt sich wegen ihrer sexuellen Gehemmtheit in Behandlung, rationalisiert diese aber beständig als logisches Resultat einer langjährigen Ehe, in der sich die romantischen Aspekte einer Paarbeziehung verloren haben. Darüber hinaus macht sie geltend, dass ihr Mann sexuell nicht mehr an ihr interessiert sei, zumal sie seit langem auf seine einschlägigen Bemühungen nicht mehr eingehe. Vielleicht nimmt ein Patient eine Analyse mit der Begründung auf, ein bestimmtes Problem lösen zu wollen. Dieses Problem wird dann viele Monate lang nicht mehr erwähnt, und dem Patienten gelingt es unbewusst, auch die Aufmerksamkeit des Analytikers davon abzulenken. Gerade in Phasen, in denen die freien Assoziationen über Trivialitäten nicht hinausgelangen, in den Sitzungen scheinbar nicht zu passieren scheint oder der Patient lediglich über die äußeren Realitäten seines Alltags spricht, nimmt der Analytiker womöglich auffällige Gegenübertragungsreaktionen in sich wahr: Er ist unkonzentriert und ihm kommen Dinge in den Sinn, die scheinbar nichts mit dem Patienten zu tun haben. In Wirklichkeit aber reagiert er auf etwas, das zwar nicht in der verbalen, auf das freie Assoziieren fokussierten Interaktion, sehr wohl aber im intersubjektiven Feld aktiv ist. In solchen Situationen kann es hilfreich sein, sich innerlich die Gesamtsituation des Patienten zu vergegenwärtigen: Welche wichtigen Schwierigkeiten beeinträchtigen dessen Leben, ohne dass er sie in den Sitzungen zur Sprache bringt? Besteht eine Diskrepanz zwischen der scheinbaren Unaufgeregtheit und affektiven Oberflächlichkeit seinen Kommunikationen, den Auswirkungen dieser Atmosphäre auf die Gegenübertragung des Analytikers und dem abgespaltenen, weiterhin ungelösten Problem?

Diese Situation unterscheidet sich von der spezifischen, fokussierten Realitätsverleugnung, die wir zuvor erörtert haben. Hier ist es die gesamte Lebenssituation des Patienten, der die Sorge des Analytikers gilt, so dass man fragen kann: »Welche Beziehung besteht zwischen jenem gewichtigen ungelösten, chronischen Problem und der ›Trivialität‹, die die Sitzungen augenblicklich bestimmt?« Wenn der Analytiker diese Fragen still für sich zu beantworten versucht, verändert sich oft die Beschaffenheit des intersubjektiven Feldes. Der Analytiker nimmt mit geschärfter Aufmerksamkeit wahr, dass ein vernachlässigtes Thema auf subtile

Weise in den Übertragungs- und Gegenübertragungsgedanken und -gefühlen auftaucht. Dieses Thema kann sich als affektiv dominantes Thema der Sitzungen erweisen, wenn es mit anderen Aspekten der Übertragungs- und Gegenübertragungsentwicklungen in Verbindung gebracht werden kann. Ich halte dies für eine zusätzliche Erweiterung von Betty Josephs Konzept der »Übertragung als Gesamtsituation«, das auch schmerzliche psychische Realitäten miteinbezieht, die in den Sitzungen keinen direkten Ausdruck finden, sondern durch die Analyse der Gesamtbeziehung zwischen der Behandlung zu diesem bestimmten Zeitpunkt und dem äußeren Leben des Patienten aufgedeckt werden müssen.

Deutende Interventionen, die dieses Thema in den Inhalt der Therapiesitzungen einbringen, können von Patienten als traumatischer Übergriff und als Beeinträchtigung ihres augenblicklichen Gleichgewichts erlebt werden. Es ist wichtig, dass sie zweifelsfrei jenen wichtigen Problemen im Leben der Patienten entsprechen, deren Lösung ihre Leistungsfähigkeit und ihr Wohlergehen verbessern wird. Es darf also nicht passieren, dass der Therapeut dem aktuellen Gleichgewicht der Patienten seine eigenen ideologischen Annahmen bezüglich vermeintlich perfekter Lebensarrangements überordnet.

Meine Erläuterungen der Realitätsverleugnung des Patienten sowie des anteilnehmenden Interesses des Analytikers an dessen gesamter Lebensrealität sollten gezeigt haben, dass zwischen unserem Anliegen, dem Patienten eine bessere Lebenserfahrung zugänglich zu machen, und unserer Respektierung des Gleichgewichtes, in dem er sich selbst eingerichtet hat, eine heikle Balance besteht. Für den Analytiker kann sich daraus ein Konflikt zwischen Verpflichtung und Diskretion ergeben, doch er darf sich keinesfalls von einem Furor sandandi leiten lassen. Vielmehr gehört es zu seiner analytischen Aufgabe, dem Patienten zu helfen, sein Leben über die Bemeisterung seiner ursprünglichen Symptome und Schwierigkeiten hinaus zu verbessern. Häufig ist dieses erweiterte Ziel nicht zu erreichen, doch allein die Tatsache, dass es manchmal gelingt, unterstreicht das Potenzial dieses analytischen Ansatzes.

Die technische Modifizierung, die ich in diesem Kapitel im Rahmen der Übertragungsfokussierten Psychotherapie befürworte, bedeutet, dass der Analytiker merkwürdige oder bizarre Informationsbruchstücke aktiv und gezielt hinterfragt, weil sie möglicherweise Hinweise auf ein stummes oder verborgenes, schweres Agieren selbstdestruktiver Tendenzen geben. Unbewusst könnte der Patient versuchen, den Therapeuten daran zu hindern, seine Vorbereitung oder Ausführung gefährlichen selbstdestruktiven Verhaltens bewusst wahrzunehmen. Aus ebendiesem Grund ist es notwendig, die Verleugnung der Realität zu klären, zu konfrontieren und zu deuten. Auch die Grenzen, die der Patient sich selbst auferlegt oder mit Blick auf seine Erwartungen, Wünsche und Ziele im Leben inszeniert, sind eine zwar weniger fokussierte, subtilere, aber eminent wichtige Äußerung selbstschädigender Tendenzen, die der Therapeut zu gegebenem Zeitpunkt hinterfragen muss. Auch sie sind Teil der Realitätsverleugnung.

14.1 Schluss

Man könnte annehmen, dass die in diesem Kapitel erörterten fragenden und konfrontierenden Interventionen Vorteile wie auch Nachteile aufweisen. Zu den Nachteilen zählt neben einer möglichen Beeinträchtigung des freien Assoziationsprozesses vielleicht auch eine vorübergehende Umwandlung der therapeutischen Arbeit in einen Dialog zwischen Patient und Therapeut – den der Patient womöglich zu Abwehrzwecken ausnutzt. Das aktive Nachfragen des Therapeuten könnte auch eine Intentionalität zum Ausdruck bringen und somit die Position der technischen Neutralität beeinträchtigen, und schließlich könnten Fragen dem Agieren einer Gegenübertragungsposition Vorschub leisten. All dies ist auf der Negativseite zu verbuchen.

Auf der positiven Seite ist festzuhalten, dass Fragen in dem beschriebenen Zusammenhang das Untersuchungsfeld erweitern, indem sie dem Agieren von Übertragungsentwicklungen in der äußeren Realität Rechnung tragen. Diese Erweiterung reicht sogar über das von Betty Joseph (1994 [1985]) beschriebene Feld hinaus. Indem der Therapeut dem Patienten fokussierte Fragen bezüglich eines Bereichs gefährlichen selbstdestruktiven Agierens stellt, kann er Zeit gewinnen und den Patienten vor nicht wiedergutzumachendem Schaden bewahren. Das Hinterfragen von Lebenszielen innerhalb allzu eng gezogener, das Selbst einschränkender Grenzen kann das Leben letztlich bereichern. Und schließlich ist dieses Vorgehen mit der Übertragungsfokussierten Psychotherapie, die für »Ungeduld« in der einzelnen Sitzung und unerschütterliche Geduld auf längere Sicht eintritt, vereinbar.

Literatur

Baranger, W., und M. Baranger (1966). Insight and the analytic situation. In: Psychoanalysis in the Americas. Hg. von R. Litman. New York (International Univ. Press), S. 56–72.

Bion, W. R. (2002 [1967]). Anmerkungen zu Erinnerung und Wunsch. In: E. Bott Spillius (Hg.). Melanie Klein Heute. Bd. 2. Übers. von E. Vorspohl. Stuttgart (Klett-Cotta), S. 22–28.

Busch, F. (2014). Creating a Psychoanalytic Mind: A Psychoanalytic Method and Theory. London (Routledge), S. 78–87.

Joseph, B. (1994 [1985]). Übertragung – die Gesamtsituation. In: dies., Psychisches Gleichgewicht und psychische Veränderung. Übers. von E. Vorspohl. Stuttgart (Klett-Cotta), S. 231–248.

15 Die langfristigen Auswirkungen des Trauerprozesses[6]

In einem früheren Beitrag (Kernberg 2014 [2010]) habe ich Aspekte des Trauerprozesses erläutert, die in der Literatur meines Erachtens vernachlässigt worden sind. Ich habe die Ansicht vertreten, dass die Trauer einen permanenten Prozess darstellt, der die psychischen Strukturen, die Objektbeziehungen und die Fähigkeit, das Verständnis eigenen und fremden subjektiven Erlebens zu vertiefen, erheblich beeinflusst. Der Trauerprozess, so schrieb ich, gipfelt in der Konsolidierung einer permanenten Beziehung zu dem verlorenen Objekt; mit ihm einher geht die Internalisierung von Eigenschaften des Objekts in das Selbsterleben. Diese Entwicklung verweist auf den zweigleisigen Prozess der Internalisierung: die Verinnerlichung von Aspekten des verlorenen Objekts ins Selbst und die Etablierung einer permanenten dyadischen Beziehung zwischen einer Repräsentanz des Selbst und der Repräsentanz des verlorenen Objekts. Diese Entwicklung innerhalb des Ichs fällt mit neuen Entwicklungen im Ich-Ideal, durch welche die Über-Ich-Funktionen modifiziert werden, in eins. So erfolgt eine Internalisierung des Lebensprojekts des verlorenen Objekts, eine Identifizierung im eigenen Ich-Ideal mit Zielen, die der verstorbene Mensch in seinem Leben erreichen wollte, mit dem, was er gesagt oder getan, wie er reagiert oder empfunden hätte, was er von sich selbst erwartet und für den Trauernden erhofft hätte. Die Organisation des internalisierten Wertesystems, die Integration des reifen Über-Ichs, wird in diesem Prozess modifiziert und bereichert.

Gleichwohl setzt sich der Trauerprozess als wiederkehrender Schmerz über den Verlust fort, so dass das verlorene Objekt zu einer permanenten, schmerzlichen »abwesenden Präsenz« wird. Verbunden mit dieser Erfahrung ist die Reaktivierung von Schuldgefühlen, weil man das verlorene Objekt, solange es lebte, nicht genügend gewürdigt und ihm Enttäuschungen zugefügt hat. Je ambivalenter die Beziehung zu ihm war, umso schmerzvoller sind diese Schuldgefühle, und im Extremfall ist die Trauer durch eine erhebliche Pathologie charakterisiert. Die Verzweiflung ob der Unmöglichkeit, reale oder phantasierte Schuld wiedergutzumachen, findet nun in einer depressiven Symptomatik Ausdruck, u. U. bis hin zu Suizidwünschen als Ausdruck des Bedürfnisses, die tief empfundene Schuld zu sühnen. An dieser Dynamik kann die Phantasie mitwirken, dass die guten Selbstanteile durch die Selbstauslöschung überleben können, während all die bösen Selbstanteile, welche die negativen Gefühle einschließlich des Hasses auf das verlorene Objekt als Teil des Selbst in sich enthalten, zerstört werden. Unter extremen Umständen wird die Verzweiflung über die Unwiderruflichkeit des Verlus-

6 Vortrag auf dem Winter Meeting of the American Psychoanalytic Association, 20. Januar 2013.

tes als eine ewige Verdammnis empfunden, treffend symbolisiert durch die Worte über dem Eingang der Dante'schen Hölle: »Ihr, die ihr hier eintretet, lasst alle Hoffnung fahren«.

In diesem Kapitel geht es jedoch darum, den Trauerprozess unter den optimalen Bedingungen zu beschreiben, d. h. bei weniger stark ausgeprägter – erst recht nicht extremer – Ambivalenz. Dieser Trauerprozess reaktiviert die Trauer, die Freud (1916–17 g) und Melanie Klein (2000 [1940]) als normal beschrieben haben und die von Klein als Reaktivierung und Durcharbeiten der depressiven Position verstanden wurde.

Knapp fünf Jahre nach meinen ersten Begegnungen mit den Personen, die ich in meinem früheren Beitrag auf der Grundlage ausführlicher Gespräche, die ich mit ihnen führen durfte, beschrieben habe (Kernberg 2010) – sie hatten ihren Partner bzw. ihre Partnerin nach Jahrzehnten des gemeinsamen Lebens verloren und sich später wiederverheiratet –, nahm ich erneut Kontakt zu ihnen auf und fragte sie, welche Veränderungen sie in der Zwischenzeit an sich beobachtet hatten. (Ich konnte die meisten Interviewten erreichen, und habe darüber hinaus Patientenmaterial gesichtet und mein eigenes Erleben erforscht, nachdem ich selbst ein ähnliches Schicksal erlitten hatte.)

Zunächst ist festzuhalten, dass dieselben Prozesse, die ich in jenem früheren Beitrag als zentrale Vorgänge beschrieben habe, nach wie vor abliefen. Auch in den zweiten Interviews lebten Trauerreaktionen wieder auf, und die Befragten berichteten von Erfahrungen, die denen, die sie in den ersten Gesprächen fünf Jahre zuvor geschildert hatten, ähnelten. In manchen Fällen war die Trauer vielleicht weniger verzweifelt, konnte aber durch alltägliche Lebenssituationen im Zusammenhang mit Erinnerungen an frühere Erlebnisse urplötzlich mit allem Schmerz erneut aufbrechen. Zudem traten neue Elemente zutage, die zuvor weniger deutlich erkennbar gewesen waren.

Erstens stellte ich fest, dass sich die Einstellung dieser Menschen gegenüber der Möglichkeit, schwer zu erkranken und zu sterben, ganz allgemein verändert hatte. Das Auftreten von Symptomen einer womöglich todbringenden Erkrankung bereitete ihnen weniger Angst – sowohl wenn sie selbst betroffen waren als auch im Falle ihnen nahestehender Menschen. Diese verringerte Angst vor dem Sterben und dem Tod überraschte meine Gesprächsteilnehmer mitunter selbst. Sie machten Bemerkungen wie: »Wenn er/sie das durchstehen konnte, werde ich es auch schaffen« – Ausdruck der Vorstellung, von dem geliebten Verstorbenen im Sterben begleitet zu werden, und der Phantasie, ihn vielleicht wiederzusehen. Diese Vorstellung brachten auch Menschen ohne religiöse Neigungen oder Überzeugungen zum Ausdruck. Der Gedanke an den Tod als Wiederbegegnung erfüllte für sie eine wichtige Funktion in Bezug auf ihre Einstellung zum eigenen Tod, vor allem wenn sie zutiefst überzeugt waren, dass der verstorbenen Partner sie geliebt hatte. Unter einem analytischen Blickwinkel betrachtet, kann man dies auf ödipale und präödipale Erfahrungen zurückführen, auf die Gewissheit, von der inneren Mutter-Imago auf ewig geliebt zu werden. Gesprächspartner, die religiöse Überzeugungen vom Leben nach dem Tod hegten und sich wiederverheiratet hatten, dachten darüber nach, wie es ihnen nach ihrem Tod mit der rivalisierenden Liebe zu zwei Partner, dem verstorbenen und dem gegenwärtigen, ergehen würde. Dieselbe Frage untersuchte Clive Staples Lewis (2009 [1961]) in seinem packenden autobiographischen Essay »Über die Trauer«, in dem er für sich die Antwort fand, dass in der Liebe Gottes sämtliche Konflikte aufgehoben würden. Unter einem dynamischen Blickwinkel könnte man über die Projektion ödipaler Triangulierungen in die phantasierte Welt nach dem Tod und die entsprechenden Bemühungen spekulieren, Konflikte im Zusammenhang mit direkter und umgekehrter Triangulierung defensiv zu verleugnen oder sublimierend zu lösen (Kernberg 2014 [2012], S. 237 f.).

Beeindruckt hat mich, dass sich all meine Gesprächspartner durch eine Art genereller Konflikttoleranz auszeichneten, die nicht nur mit einem vertieften Verständnis der Standpunkte anderer Menschen, mit denen sie einen gravierenden Konflikt erlebt hatten, einherging, sondern auch mit einer besseren Fähigkeit, den Mitmenschen, von denen sie enttäuscht oder feindselig behandelt worden waren, zu verzeihen. Diese Fähigkeit ging Hand in Hand mit einer Toleranz für die widersprüchlichen Gefühle, die menschlichen Beziehungen innewohnen, einer größeren Neugier auf die Erfahrungen und Motivationen Anderer und einem Gefühl, andere Trauernde besser zu verstehen und ihnen eher helfen zu können. Während diese Veränderungen vielleicht zum Teil auf die allgemeine emotionale Reifung und Vertiefung der Selbstreflexion zurückzuführen und Ausdruck der Weiterentwicklung grundsätzlich normaler Individuen sind, brachten die Interviewten die Intensität dieses Vorgangs in unserem zweiten Gespräch mit einem laufenden, subtilen, langandauernden Prozess der Trauer um ein verlorenes Objekt in Verbindung.

Die erhöhte Toleranz beeinflusst u. U. auch die Phantasien über das verlorene Objekt. So erleben Trauernde, die unter tiefen Schuldgefühlen leiden, den Verstorbenen u. U. als nachsichtiger und versöhnlicher, und zwar auch in ihrer Phantasie einer ersehnten Wiederbegegnung nach dem eigenen Tod. Zu einer gegenteiligen Entwicklung kommt es bei der *pathologischen Trauer:* Im Kontext einer depressiven Symptomatik kann die furchterregende Phantasie auftauchen, bei einer solchen Wiederbegegnung nach dem Tod zurückgewiesen zu werden. Die Verlassenheitspanik wird dadurch verstärkt.

Kehren wir zu den Interviews zurück. Praktisch all meine Gesprächspartner hatten die Erfahrung gemacht, dass ihnen vermehrt Gedanken über andere Verluste, die sie erlitten hatten, in den Sinn kamen, Erinnerungen an fast beiläufige, kaum bewusste Trauerprozesse im Zusammenhang mit dem Verlust von ferner stehenden Menschen, aber natürlich auch von engen Verwandten und Freunden und vor allem Eltern, Kindern oder Geschwistern. Dieser Rückblick auf frühere Trauererfahrungen ging zumeist mit einem Auftauchen verlorener Liebesobjekte in manifesten Trauminhalten einher. Sehr oft waren es die eigenen, längst verstorbenen Eltern in Szenen aus der frühen Kindheit oder Adoleszenz, in denen die Träumenden selbst sowohl als Kind wie auch als Erwachsene in einer lebendigen Beziehung zu dem verlorenen Objekt auftraten. In der Trauminteraktion wurden alte Konflikte in Verbindung mit der Äußerung neuer Einsichten durchlebt, so dass sich in der Traumerfahrung eine eindrückliche Wiederholung der

Vergangenheit mit aktuellen Reflexionen verdichtete. Häufig erwähnten die Interviewten lebhafte Träume von außerordentlich realistischen Erfahrungen mit dem verlorenen Partner, auf die ein schmerzliches Erwachen folgte.

Einer der Interviewten erzählte mir, er habe das Gefühl gehabt, in zwei Welten zu leben: einer Alltagswelt, in der er in der Realität der ihn umgebenden menschlichen Welt versank, und einer Welt seiner Träume, in denen seine verstorbene Frau auf eine ganz natürliche Weise an seinem aktuellen Erleben beteiligt und in das Netzwerk seiner engen Beziehungen eingebunden war – ein Szenarium, das in seinen Träumen absolut realistisch wirkte.

Parallel zu den bislang beschriebenen Prozessen entwickelte sich offenbar auch eine erhöhte Sensibilität für die Schattierungen enger Beziehungen und Freundschaften in der Gegenwart, ein vertieftes Verständnis und eine größere Anerkennung der Bedeutung solch vertrauter Beziehungen und Freundschaften. Octavio Paz hat Freundschaften einmal als »die Blätter am Baum des Lebens« bezeichnet, berichtete mir einer meiner Gesprächspartner, ein Bild, das er durch die ganz konkrete Erfahrung der Bereicherung seines eigenen Lebens bestätigt sah.

Auch wenn wir alle mit zunehmendem Alter den Eindruck haben, als verginge die Zeit immer schneller, ist diese Beschleunigungserfahrung bei Menschen, die nach einer langjährigen vertrauten Beziehung jemanden verloren haben, offenbar besonders intensiv ausgeprägt. Der normale Kontrast zwischen den Kinder- und frühen Erwachsenenjahren, in denen die äußere Realität stabil wirkt, während das Individuum selbst Phasen rasche Veränderungen durchläuft, und dem späteren Leben, in dem Veränderungen der äußeren Realität uns die Vergänglichkeit vor Augen führen, scheint durch einen schweren Verlust noch verstärkt zu werden und unsere Sensibilität für Veränderungen, für die Flüchtigkeit unseres Erlebens, zu schärfen. Beziehungen werden daher umso intensiver wahrgenommen und ebenso wie die Komplexität der eigenen Persönlichkeit wie auch der Persönlichkeit anderer Menschen als umso kostbarer erlebt. Manche meiner Gesprächspartner nahmen auch Kunstwerke eindringlicher wahr oder suchten im Bereich der Ethik und Ästhetik nach überdauernden Werten. Eine Gesprächspartnerin erwähnte Dalis berühmte Skulptur des mit einer geschmolzenen Uhr gesattelten, gehetzt und panisch blickenden Pferdes als Bild der Vergänglichkeit unserer Erfahrung. Ein anderer sagte treffend, dass die Beziehung zu Menschen, die man liebt, die einzige konstante Realität in einer Welt permanenter Veränderung sei. Persönliche Konflikte, Ängste und Herausforderungen üben zweifellos Einfluss aus auf die große Bandbreite unserer Reaktionen auf den Fortgang der Zeit, doch die Intensität, mit der wir ihr Vergehen wahrnehmen, scheint mit dem langwierigen Trauerprozess zusammenzuhängen.

Im Gegensatz zu dem geschärften Gewahrsein der Vergänglichkeit, die sowohl unsere Erfahrungen als auch Teile der äußeren Realität charakterisiert, berichteten mehrere meiner Gesprächspartner von unerwarteten Reaktionen auf Gegenstände, die ganz konkret mit dem betrauerten Menschen zu tun hatten. Dingen, die dem verstorbenen Menschen lieb und wert waren – einem Schmuckstück, einem Gemälde, einem Lied, einem Kunstgegenstand oder literarischen Werk –, wuchsen vermehrte Bedeutung und Wirkungskraft zu, so dass sie kurze, aber eindringliche Trauerreaktionen auszulösen vermochten. Sie wirkten wie »Felsen der Erinnerung« in einem unablässig sich wandelnden Meer der Realität. Die meisten meiner Gesprächspartner wurden von der Intensität dieser plötzlichen Trauerreaktionen, die die Begegnung mit einem solchen Gegenstand in ihnen auslöste, überrascht. Ein Mann erwähnte Paul Klees Bild eines Engels, das Klee in der letzten Phase seiner Krankheit gemalt hatte. Seine Frau hatte es ihm wenige Monate vor ihrem Tod geschenkt. Es hing in seinem Büro an der Wand und diente ihm als Brücke, über die er unmittelbar mit ihr in Kontakt treten konnte. Das Bild erinnerte ihn an die gemeinsamen Gespräche über Klees Kunst und Leben und stiftete eine stumme Gemeinschaft zwischen ihm und seiner verstorbenen Frau.

Eine intensive persönliche Trauererfahrung kann die Fähigkeit von Psychoanalytikern und psychoanalytischen Psychotherapeuten, auf Trauerprozesse ihrer Patienten zu reagieren, verbessern, so dass sie eher verstehen, dass diese einen offenen Raum brauchen und auf die Fähigkeit des Therapeuten angewiesen sind, sie in ihrem Leid und Kummer vorbehaltlos anzunehmen und zu begleiten, ohne beschwichtigend auf sie einzuwirken oder den Prozess voreilig abschließen zu wollen. Die optimale Möglichkeit, Patienten an diesem Punkt zu helfen, besteht darin, ihnen Gelegenheit zu geben, sich zu öffnen, damit sie dem Therapeuten von dem Menschen, den sie verloren haben, erzählen und sich das abwesende Objekt in den Sitzungen vergegenwärtigen können. Dadurch erwacht es im emotionalen Erleben beider Beteiligter zum Leben, so dass seine psychische Permanenz für den Patienten, dessen Erinnerungen in der therapeutischen Begegnung zu einer gemeinsam geteilten Realität werden, immer deutlicher spürbar wird.

Wenn Therapeuten die Unfähigkeit ihrer Patienten, den Trauerprozess zu tolerieren, sensibel wahrzunehmen vermögen, fällt es ihnen leichter, paranoide Regressionen – Schuldzuweisungen an Andere, die für den Tod verantwortlich gemacht werden, und damit einhergehende Wut sowie Rachewünsche – und pathologische Trauerreaktionen in Form schwerer, unrealistischer Schuldgefühle und Selbstvorwürfe mit depressiver Symptomatik und potenziell suizidalen Impulsen zu diagnostizieren. Das analytische Durcharbeiten dieser Manifestationen der Unfähigkeit, normale Trauer zu ertragen, kann dem Patienten helfen. Die größte therapeutische Herausforderung besteht unter solchen Umständen vielleicht in einer vorherrschenden Verleugnung von Trauerprozessen als Teil der narzisstischen Pathologie. Die scheinbare Gleichgültigkeit gegenüber einem – von außen betrachtet – schweren Verlust kann intensive negative Gegenübertragungsreaktionen auslösen. Das tiefe Wissen des Therapeuten, dass der Patient zusammen mit der unbewussten Entwertung des verlorenen Objekts auch sein eigenes inneres Leben verarmen lässt, kann es ihm erleichtern, seine Gegenübertragungsreaktion zu tolerieren und durchzuarbeiten. Eine solche radikale Gleichgültigkeit darf freilich nicht mit einer hypomanischen Abwehrreaktion gegen nicht zu ertragende Trauergefühle verwechselt werden, einer Verleugnung der Depression, die offenbar einfacher zu integrieren und durchzuarbeiten ist.

Wenn im Grunde alles Lernen schmerzvoll ist, so zählt das Lernen aus den Langzeitfolgen eines Trauerprozesses wahrscheinlich zu den schmerzvollsten Einsichten in intime menschliche Beziehungen und deren Beitrag zum Reichtum des Lebens überhaupt. Die zugrundeliegenden Mechanismen umfassen neben der Internalisierung einer ungemein bedeutsamen Objektbeziehung, die im Kontext der über den Hass dominierenden Liebe ins Ich und ins Über-Ich aufgenommen wird, auch die Fähigkeit, die depressive Position zu ertragen, statt die für narzisstische und paranoide Strukturen oder für das pathologische Trauern typischen regressiven Abwehrmechanismen zu aktivieren, sowie die Fähigkeit, die depressive Position durchzuarbeiten und die innere Beziehung zu internalisierten guten Objekten wiederherzustellen und zu vertiefen.

Literatur

Freud, S. (1916–17 g). Trauer und Melancholie. G. W., Bd. 10, S. 428–446.

Kernberg, O. F. (2014 [2020]). Bemerkungen zum Trauerprozess. In: ders., Liebe und Aggression. Eine unzertrennliche Beziehung. Übers. von P. Holler. Stuttgart (Schattauer), S. 171–193.

Kernberg, O. F. (2014 [2012]). Liebe und Aggression. Eine unzertrennliche Beziehung. Übers. von P. Holler. Stuttgart (Schattauer).

Klein, M. (1996 [1940]). Die Trauer und ihre Beziehung zu manisch-depressiven Zuständen. Übers. von E. Vorspohl. In: dies., Gesammelte Schriften. Bd. I,2. Hg. von R. Cycon. Stuttgart-Bad Cannstatt (frommann-holzboog), S. 159–199.

Lewis, C. S. (1999 [1961]). Über die Trauer. Der Begleiter für schwere Stunden. Übers. von A. Kuoni. Frankfurt am Main (Insel).

16 Vorschlag für eine Erneuerung der psychoanalytischen Ausbildung[7]

In diesem Kapitel vertrete ich die Ansicht, dass die psychoanalytische Ausbildung sich in zwei scheinbar widersprüchliche, in Wirklichkeit aber miteinander zusammenhängende und einander auf unverzichtbare Weise ergänzende Richtungen weiterentwickeln muss. Zu entwickeln sind:

1. Ein klares, präzises, wissenschaftlich fundiertes Theoriekorpus, das seinen spezifischen Beitrag zur psychologischen Wissenschaft und ihren Anwendungen deutlich herausstreicht und sich darin unmissverständlich von einer »ökumenischen« Toleranz unbewiesener paralleler oder gegensätzlicher Überzeugungssysteme unterscheidet. Dieses wissenschaftliche Verfahren muss auch auf ein therapeutisches Interventionssystem anwendbar sein, das konzise, präzise und umfassend ist und empirisch in wissenschaftlichen Studien getestet werden kann.
2. Eine aufrichtige, offene, schamfreie subjektive und existenzielle Erforschung emotionaler Reaktionen und Interaktionen in der Behandlungssituation, die man als eine romantische Einstellung gegenüber dem, was in der therapeutischen Begegnung lebendig – oder tot – ist, innerhalb dieses technischen Rahmens bezeichnen kann. Im Folgenden erläutere ich Schritte in Richtung dieser Ziele.

16.1 Erneuerung der Struktur der psychoanalytischen Ausbildung

Meiner Ansicht nach sind die Stagnation der psychoanalytischen Ausbildung und die ihr zugrundeliegende autoritäre Struktur zu einem Großteil auf das heutige System der Lehranalyse zurückzuführen, das ich für eine entscheidende Ursache der Hemmung des Ausbildungsprozesses halte. In früheren Arbeiten (Kernberg 2006a, 2007) habe ich erläutert, dass die defensiv-konservative Einstellung zu Veränderungen unserer Ausbildungsmethodik, das dogmatische Verständnis der konzeptuellen Aspekte von Theorie und Technik sowie die nicht lösbare, nicht analysierbare Idealisierung des Lehranalytikers als Kombination aus exzellentem Kliniker, idealem Supervisor und Seminarleiter sowie Mitglied der Institutionsleitung aufs engste miteinander zusammenhängen. Die schüt-

7 Diesem Kapitel liegt ein Vortrag zugrunde, den ich am 9. Oktober 2014 auf der International Psychoanalytic Conference in Reykjavík, Finnland, gehalten habe.

zende Absonderung der psychoanalytischen Institute von ihren wissenschaftlichen und universitären Pendants, die Restriktion der Dozentenschaft, die Lehrende aus benachbarten Disziplinen von der Teilnahme an dem zentralen Ausbildungsprojekt ausschließt, die Infantilisierung der Kandidaten, deren Idealisierung ihrer Lehranalytiker nur unvollständig überwindbar ist, das Misstrauen gegenüber alternativen Ideen und Denkschulen, die mit der vorherrschenden Richtung des jeweiligen Instituts nicht auf einer Linie sind – all dies sind ernste Symptome des Systems der Lehranalyse, die in den vergangenen Jahren verhältnismäßig gründlich analysiert und dokumentiert wurden.

Ich trete dafür ein, durch die Einführung eines psychoanalytischen Fachgremiums ähnlich den für die Fachärzteprüfung zuständigen Gremien in der Medizin eine realistische Kontrolle der Qualität der Arbeit graduierter Psychoanalytiker zu gewährleisten. Ein solches Gremium würde alle Graduierten nach einem bestimmten Zeitraum (vermutlich nach rund fünf Jahren) zertifizieren, so dass die Graduierten vom Zeitpunkt ihrer Graduierung an gerechnet eine weitere »Generation« fortgeschrittener oder abgeschlossener Psychoanalysen durchgeführt hätten. Auch wenn wir dringend auf Studien über objektive Kriterien zur Beurteilung der Kompetenz, psychoanalytische Behandlungen durchzuführen, angewiesen sind, sollte es in der Praxis möglich sein, die Kompetenz aller Graduierten zu evaluieren. Im Rahmen der Entwicklung von Methoden zur Auswahl von Lehranalytikern haben wir in den vergangenen Jahren empirische Erfahrung mit der Evaluierung der technischen Expertise, Patienten psychoanalytisch zu behandeln, gesammelt. Diese Erfahrung sollte es in Verbindung mit dem relativ einfach zu beurteilenden Stand ihres theoretischen Wissens ermöglichen, die Fachkompetenz zu evaluieren – sofern man es ernsthaft versucht. Körner (2002) hat überzeugend dargelegt, dass psychoanalytische Kompetenz auf der Grundlage von Theoriekenntnis, technischer Expertise und psychoanalytischer Haltung evaluiert werden kann. Instrumente zur Beurteilung des theoretischen Wissens zu entwickeln sollte nicht weiter schwierig sein. Zudem liegen empirische Daten vor, die zeigen, dass auch das Niveau der technischen Erfahrung in der psychoanalytischen Psychotherapie gemessen werden kann (Mullen et al. 2002). Was eine psychoanalytische Haltung betrifft, so hat Tuckett (2005) überzeugend eine Evaluierungsmethode erläutert, die auf das intuitive Verständnis des Materials des Patienten durch den Analytiker fokussiert, auf dessen Fähigkeit, innerlich eine entsprechende Formulierung zu konzipieren, und auf seine Fähigkeit, diese in Form angemessener Interventionen zu kommunizieren. Diese Methode ergänzt sich mit der gegenwärtigen Praxis der Evaluierung von Kandidaten für den Lehranalysestatus, die darin besteht, dass sie ausgewählte Sitzungen aus ihrer analytischen Arbeit vorstellen und in diesem Kontext in der Lage sind, die Dynamik des Patienten und ihr Verständnis sowie ihre Interventionen zu diskutieren.

Die Erwartung, dass Zertifizierungskandidaten im Laufe von, sagen wir, fünf Jahren nach ihrer Graduierung genügend analytische Arbeit geleistet haben, bezieht alternative Möglichkeiten des Erwerbs klinischer Kompetenz mit ein. Zu solchen Möglichkeiten zählen – neben psychoanalytischen Behandlungen im strengen Sinn – Erfahrungen mit der Durchführung psychoanalytischer Psychotherapien, psychoanalytisch beeinflusste Publikationen und Forschungsinteressen, die zeigen, dass der Graduierte seine psychoanalytische Ausbildung nach wie vor benutzt, um sein Wissen und sein Verständnis unbewusster Konflikte und ihres motivationalen Einflusses auf die Persönlichkeit und das psychische Funktionieren zu vertiefen, und dass er seine Kenntnisse in psychoanalytisch fundierten Behandlungen anzuwenden weiß.

Zwar müssen wir anerkennen, dass wir in der Operationalisierung von Kriterien der analytischen Kompetenz wenig Fortschritte erzielt haben, so dass willkürliche Entscheidungsprozesse in diesem Zusammenhang nicht gänzlich ausgeschlossen werden können. Dennoch sollte die Kombination von Wissen, behandlungstechnischem Können und analytischer Haltung zusammen mit den Interessen, die Graduierte in den Jahren nach ihrer Graduierung entwickelt haben, ermöglichen, die Expertise des Psychoanalytikers so verlässlich zu bestätigen, das die Zertifizierung und damit auch die Berechtigung, Kandidaten zu analysieren, gerechtfertigt ist.

Die Supervisionsfunktion wäre in diesem Modell vollständig abgetrennt von der psychoanalytischen Zertifizierung des Klinikers. Das Talent begabter Supervisoren, das sich z. B. in ihren kreativen, klärenden Beiträgen in Gruppenseminaren zeigt, fände schon in ihren Ausbildungsjahren Anerkennung und könnte zum Zeitpunkt der Graduierung mit der Ernennung von Assistenzsupervisoren weitergehend beurteilt werden. Supervisoren können auch aus anderen Quellen rekrutiert werden, z. B. wenn sie in Studiengruppen der Gesellschaft Supervisionsfunktionen ausgeübt oder in klinischen psychologischen oder psychiatrischen Einrichtungen psychoanalytische Psychotherapien supervidiert haben.

Der Druck, der auf der Evaluierung wissenschaftlicher Produktivität und Forschung psychoanalytischer Institute lastet, ist ein Thema, das von der Beziehung zwischen den psychoanalytischen Instituten und der Universität nicht zu trennen ist. Ich habe mich ihm an anderer Stelle eingehend gewidmet (Kernberg 2014 [2011]) und fasse hier lediglich die wichtigsten Schlussfolgerungen zusammen. Meiner Ansicht nach sind Wissenschaft und Forschung eine Voraussetzung für das Überleben der Psychoanalyse als Profession und als Wissenschaft. Langfristig wird der objektive Druck auf psychoanalytische Institute, sich erneut in universitären Settings zu etablieren, wachsen. Für eine solche Beziehung gibt es bereits mehrere alternative Modelle einschließlich eines psychoanalytischen Instituts in den Fachbereichen Psychiatrie oder klinische Psychologie oder psychoanalytischer Institute als Teil von »Psychoanalysezentren« mit verschiedenen Ablegern oder Einrichtungen in der gesamten Universität oder auch als eigenständiges Universitätsinstitut in enger Verbindung mit mehreren Universitätskollegien (Ferrari 2009; J. Körner, persönl. Mitteilung, 2009; Levy 2009). All diese verschiedenen Integrations- oder Wiederannäherungsmodelle kämen der Forschung zugute, indem sie die professionellen und klinischen Ressourcen der psychoanalytischen Institute mit der Forschungsexpertise und den finanziellen Ressourcen der universitären Strukturen kombinieren und auf diese Weise gemeinsame Forschungsprojekte, die für Theorie, Technik und Anwendungen der Psychoanalyse relevant sind oder sie repräsentieren, fördern.

Als eine weitere signifikante Veränderung sieht das von mir vorgeschlagene Modell der psychoanalytischen Ausbildung vor, dass die Analytiker der Kandidatinnen und Kandidaten nicht länger automatisch eine Position in der Organisationsstruktur und Leitung des jeweiligen Instituts bekleiden. Gemäß dem vorgeschlagenen Modell bestünde die Institutsleitung aus Repräsentanten der Supervisoren, der Seminarleiter, des Forschungsgremiums und der Auszubildenden. Das gesamte Dozentenkollegium wäre an der Auswahl einer Institutsdirektorin oder eines Institutsdirektors beteiligt. Dieser wäre berechtigt, die Leitung der verschiedenen Komitees zu benennen, und hätte sich gegenüber dem Lehrkörper, der psychoanalytischen Gesellschaft und/oder ggf. auch der universitären Einrichtung, der das psychoanalytische Institut angehört, zu verantworten. Zwischen der Institutsleitung und der Dozentenschaft insgesamt sind verschiedene Arrangements denkbar; das hier beschriebene Modell aber betont – zusätzlich zur »demokratischen« – die »funktionale« Auswahl von Supervisoren, Forschungsgremien, Seminarleitern und Kandidatenvertretern als Mitglieder des Leitungskomitees des psychoanalytischen Instituts.

Die Seminarleiter wiederum würden unabhängig vom Zertifizierungsprozess ernannt. Theoretische, klinische und Forschungsthemen sowie Themen der angewandten Psychoanalyse sind von anerkannten Experten zu unterrichten, darunter auch Nicht-Analytiker, die sich für die psychoanalytische Theorie und ihre Relevanz für Nachbardisziplinen interessieren, sowie Experten der Forschungsmethodik.

Wiederholt erwähnt habe ich die Beteiligung einer aus Analytikern und Nicht-Analytikern bestehenden Forschungsgruppe an sämtlichen Ausbildungsaktivitäten und am organisatorischen Aufbau des Instituts. Eine spezifische Forschungsabteilung innerhalb eines jeden psychoanalytischen Instituts ist ein ausgesprochen wünschenswertes Ziel, das eigentlich nicht allzu schwierig zu verwirklichen ist, sobald man die fundamentale Bedeutung der Generierung neuen Wissens als einen unverzichtbaren Bestandteil der psychoanalytischen Ausbildung anerkennt. Eine Forschungsgruppe, die in sämtlichen Komitees des Instituts einschließlich der Institutsleitung repräsentiert ist, ganz gleich, ob es sich bei den Forschungsexperten um Psychoanalytiker handelt oder nicht, sollte die Seminarleiter dabei unterstützen, wichtige, für die Forschung interessante Fragen zu stellen und Kandidaten sowie Dozenten einzuladen und zu ermutigen, an spezifischen Forschungsprojekten mitzuwirken. Darüber hinaus wäre es ihre Aufgabe, bei solchen Projekten beratend tätig zu sein, Kandidaten zu beraten, Mentorenfunktionen für speziell an der Forschung interessierte Kandidaten zu übernehmen und optionale Spezialseminare über Forschungsmethodik anzubieten (Kernberg 2006b).

Das vorgeschlagene Modell sieht auch die Auswahl wissenschaftlich interessierter und motivierter Kandidaten und die Förderung ihrer wissenschaftlichen Laufbahn parallel zu ihrer psychoanalytischen Ausbildung vor. Dies steht in krassem Gegensatz zu der bekannten Tendenz vieler Institute, eine praktisch exklusive Konzentration auf die psychoanalytische Ausbildung und die Praxis zu unterstützen – einhergehend mit der Idealisierung des »Lehranalytikers« als einzig wünschenswerte Karriere, die der Ausbildungskandidat anstrebt.

Eine weitere wichtige, zurzeit aber unterentwickelte Funktion der psychoanalytischen Institute bestünde darin, Lehre und Forschung in der Anwendung der psychoanalytischen Theorie und Technik auf ein breites Spektrum psychoanalytisch fundierter Psychotherapieverfahren zu etablieren. Ich denke an die Einzel-, Paar-, Familien- und Gruppenpsychotherapie, kurzum, an die Entwicklung eines breiten Spektrums psychotherapeutischer Verfahren und entsprechender Expertise, die die Relevanz der Psychoanalyse in der psychischen Gesundheitsversorgung erhöht. Eine natürliche Konsequenz dieser Bemühungen bestünde darin, die Effektivität unterschiedlicher Behandlungsverfahren sowie ihre Indikationen und Gegenindikationen zu untersuchen und auf diese Weise dem heute zu verzeichnenden Widerspruch zwischen einer psychoanalytischen Ausbildung, die nahezu ausschließlich die Technik der Standardpsychoanalyse vermittelt, und der täglichen Praxis aufzuheben, in der Psychoanalytiker überwiegend ebenjene psychoanalytischen Psychotherapien praktizieren, die nicht oder nur am Rande gelehrt und in der traditionellen psychoanalytischen Ausbildung eher unterbewertet werden.

16.2 Ein modernes Verständnis der psychoanalytischen Theorie

Ich trete dafür ein, in der Ausbildung die klassische psychoanalytische Theorie, repräsentiert durch Freuds definitive theoretische Formulierungen, zu lehren, allerdings in Verbindung mit den heutigen Modifizierungen, Fragen und Kontroversen, die sich bezüglich sämtlicher Aspekte dieser Formulierungen ergeben haben. Dazu zählen u. a. die Kontroversen zwischen dem ich-psychologischen Verständnis und den Schulen der Kleinianer, der britischen Unabhängigen, der relationalen Psychoanalyse und der Lacanianischen Schule. Zu untersuchen wären in diesem Zusammenhang die Theorie des psychischen Apparates, seine Motivation, Struktur und Entwicklung, die Beschaffenheit unbewusster Prozesse, die topische Theorie sowie das gesamte Spektrum der Abwehrmechanismen. Die Strukturtheorie, die Triebtheorie, der Ödipuskomplex und die Beschaffenheit des Es stünden, insbesondere mit Blick auf die infantile Sexualität, zu einer Neubewertung an. Gleiches gilt für die Rolle der Aggression. Die Untersuchung der Struktur und der Funktionen des Ichs hat die Identität und die Theorie des Selbst sowie die Rolle des Über-Ichs in Normalität und Pathologie zu berücksichtigen.

Ich möchte betonen, dass gemäß dem von mir befürworteten Modell all diese Ausbildungsbereiche die alternativen, ergänzenden oder Zweifel aufwerfenden Theorien, die in den Nachbarwissenschaften entwickelt wurden, zu berücksichtigen hätten. Das heißt, dass die psychoanalytische Theorie laufend unter dem Blickwinkel der neurobiologischen Entwicklungen, der Evolutionspsychologie,

Entwicklungspsychologie, experimentellen Psychologie, Sozialpsychologie und des für verschiedene Grundannahmen der psychoanalytischen Theorie relevanten heutigen Kenntnisstandes der Soziologie und Kulturanthropologie kritisch zu prüfen wäre. Es versteht sich von selbst, dass ein Großteil dieses Curriculums von Spezialisten zu vermitteln wäre. Da sie in einer rein psychoanalytischen Dozentenschaft nicht vertreten sind, müssen diese Experten rekrutiert werden. Kurzum, es gilt, die psychoanalytische Theorie im Kontext der modernen Entwicklungen unserer Nachbarwissenschaften auf den Prüfstand zu stellen.

Lassen Sie mich dies an einem Beispiel, nämlich der zeitgenössischen Analyse von Freuds dualer Triebtheorie, die ihrerseits in den verschiedenen psychoanalytischen Schulen umstritten ist, illustrieren. Die Triebtheorie wirft Fragen hinsichtlich der Beziehungen zwischen dieser Theorie und dem sich weiterentwickelnden neurobiologischen Wissen über die Motivationssysteme auf, insbesondere was das Verhältnis zu den Entdeckungen über den *neurobiologischen* Ursprung, die Struktur und das Funktionieren der Affekte als primäre Motivationssysteme und den von Beginn des Lebens an stattfindenden Interaktionen zwischen *genetischen* Dispositionen, Hirnstrukturen und Umwelteinflüssen betrifft (Kernberg 2012). Die affektive Neurowissenschaft muss, um es kurz zu sagen, im Kontext einer Analyse der Triebtheorie erforscht werden. In klinischen Studien über psychische Mechanismen, vor allem über die Beziehung zwischen Impuls- und Abwehrstrebungen, wurden affektgesteuerte Bedürfnisse und gegenläufige Mechanismen, die auf ihre Kontrolle, Unterdrückung oder Verdrängung hinarbeiten, psychoanalytisch erforscht. Zum Beispiel haben wir den Mechanismus der projektiven Identifizierung empirisch untersucht und zu Studien über die affektive Kommunikation, die Rainer Krause und andere durchgeführt haben, in Beziehung gesetzt. Die Erforschung früher kognitiver und affektiver Interaktionen und ihrer Beziehungen zu primitiven Abwehroperationen, zumal die Bindungsforschung, ist ein weiteres Beispiel für parallele und mitunter sogar kombinierte Studien unter einem psychoanalytischen, verhaltenspsychologischen und neurobiologischen Blickwinkel. Entwicklung und Psychopathologie sind umfangreiche Gebiete, auf denen die psychoanalytische klinische Beobachtung und Theorie in ihrer und durch ihre Interaktion mit Nachbarwissenschaften bereichert, verglichen und weiterentwickelt werden kann.

Ein zentrales, einendes Konzept aller psychoanalytischen Verfahren ist die Theorie des dynamischen Unbewussten und seiner Beeinflussung des bewussten Lebens. Die empirische Evidenz für die Operationen des dynamischen Unbewussten ist hinreichend überzeugend, um der psychoanalytischen Theorie eine Schlüsselfunktion in der modernen Erforschung unterschiedlicher Bewusstseinszustände und der Beziehung zwischen deklarativem und prozeduralem Gedächtnis einzuräumen. Mithin geht es darum, die allgemeine psychoanalytische Theorie, die Entwicklungstheorie und die Theorie der Psychopathologie zur Forschung der Nachbardisziplinen in Beziehung zu setzen. Was die Psychopathologie betrifft, so sind psychoanalytische Depressionstheorien mit dem neuen Wissen über die Neurobiologie der Depression zusammenzuführen. Entsprechendes gilt für die psychoanalytische Theorie der Charakterpathologie und die sich mehrenden Kenntnisse über neurobiologische und psychosoziale Einflüsse auf die Entwicklung von Persönlichkeitsstörungen. Die Psychoanalyse kann, wie erwähnt, grundlegende Beiträge zu anderen Wissenschaften leisten. Bislang blieben sie ungenutzt und wurden lediglich als Hypothesen oder Annahmen formuliert, die unter den heutigen Umständen von den anderen wissenschaftlichen Disziplinen nicht ernst genommen werden, weil psychoanalytische Ausbildungsinstitute es versäumt haben, empirische und interdisziplinäre Studien in Angriff zu nehmen und in die Forschung zu investieren.

16.3 Die psychoanalytische Technik und ihre Anwendung

Ich halte die fehlende Lehre und Berücksichtigung der psychoanalytischen Technik und ihrer Anwendung auf psychoanalytisch basierte Psychotherapien für ein eklatantes Manko der psychoanalytischen Ausbildung. Es ist bezeichnend und auffällig zugleich, dass die psychoanalytische Technik bis heute in keinem Text erschöpfend dargelegt wurde! Da die kompetente Beherrschung der psychoanalytischen Behandlungstechnik als objektives Kriterium für die Graduierung des Analytikers und sein Fortkommen in seinem Institut betrachtet wird, ist es nicht überraschend, dass dieser Prozess dermaßen mystifiziert wurde, dass wir vor einem weiten Feld der Ungewissheit und Unklarheit stehen, wenn wir uns die Kriterien ansehen, anhand deren diese Kompetenz beurteilt und die grenzenlose Subjektivität dieser Beurteilungen innerhalb des »Lehranalytikersystems« konserviert wird.

Meiner Ansicht nach reicht die Evidenz für die basale Gemeinsamkeit psychoanalytischer Behandlungsprinzipien der verschiedenen Schulen aus, um eine klare, gemeinsam geteilte, basale psychoanalytische Technik anzunehmen und zu definieren, wie sich die jeweiligen psychoanalytischen Richtungen in ihrer Anwendung der zentralen Techniken voneinander unterscheiden. Ich werde dieses hier nicht detailliert analysieren, bin aber überzeugt, dass Deutung, Übertragungsanalyse, technische Neutralität und Gegenübertragungsanalyse die Grundbestandteile des psychoanalytischen Behandlungsverfahrens ausmachen und dass eine Kombination dieser vier Techniken dann auf andere Aspekte der psychoanalytischen Situation angewandt wird, etwa die Charakteranalyse, die Traumanalyse, die Analyse des Agierens, des Enactments, des Wiederholungszwangs, des Durcharbeitens und der Beendigung (siehe Kapitel 4 u. 6 in diesem Buch). Voraussetzungen für die Praktizierung dieses technischen Verfahrens in der Behandlung sind die Befolgung der Grundregel des freien Assoziierens seitens des Patienten und die gleichschwebende Aufmerksamkeit des Analytikers. Eine eindeutige Definition dieser vier Grundtechniken ermöglicht es, ihre spezifischen Modifizierungen durch alternative psychoanalytische Schulen zu definieren. Auf diesem Gebiet verfügen wir über aussagekräftige empirische Belege der Effektivität, die zu einem Großteil nicht nur aus der Erforschung psychoanalytischer Psychotherapien stammen, in denen diese Techniken mit spezifischen

Modifizierungen praktiziert wurden, sondern auch aus der klinischen Forschung über die Psychoanalyse im strengen Sinn und aus Vergleichen zwischen Psychoanalyse und psychoanalytischer Psychotherapie. Zur Verfügung stehen auch mehr und mehr Forschungsergebnisse, die für die Ausbildungsprozesse im Zusammenhang mit der Vermittlung der psychoanalytischen Technik in psychoanalytischen Instituten relevant sind.

Wir wissen heute, dass die Anwendung moderner Ausbildungstechniken, die auch mit computerbasierten Analysen des Inhalts psychoanalytischer Sitzungen und mit direkten Studien über therapeutische Interaktionen mittels Audio- und Videografie – Methoden, die bis vor wenigen Jahren von psychoanalytischen Ausbildungsinstituten noch entschieden abgelehnt wurden – arbeiten, den analytischen Prozess keineswegs beeinträchtigt. Die spezifischen Wirkungen der Deutung – im Unterschied zu supportiven psychodynamischen psychoanalytischen Verfahren – ist zweifelsfrei belegt. Die systematische Übertragungsanalyse hat sich als wichtiges therapeutisches Instrument zur Behandlung schwerer Persönlichkeitsstörungen bewährt, während psychoanalytische Theoretiker mit Ausnahme der Kleinianer bis vor etwa 30 Jahren noch davon ausgingen, dass die psychoanalytische Arbeit mit solchen sehr schweren Fällen riskant und zumeist auch kontraindiziert sei. Mittlerweile liegen Studien über Indikationen und Kontraindikationen unterschiedlicher psychoanalytischer Psychotherapien für verschiedene schwere Persönlichkeitsstörungen vor.

Es ist ein durchaus realistisches Ziel, präzise Techniken der psychoanalytischen Psychotherapie und supportiver Therapieverfahren zu entwickeln, die sich auf ein psychoanalytisches Verständnis und auf psychoanalytische Prinzipien stützen. Bislang sträubten sich unsere Ausbildungsinstitute, diese Verfahren zu unterrichten, weil sie eine psychoanalytische Technik »in Reinkultur« bewahren wollten – gegen alle Evidenz für die Möglichkeit, zwischen diesen Verfahren zu differenzieren, und trotz der aussichtsreichen Erweiterung der Anwendung psychoanalytischer Prinzipien auf einen große Anzahl von Erkrankungen, bei denen eine Psychoanalyse nicht durchführbar oder nicht indiziert ist. Diese Situation führte zur Gründung *psychotherapeutischer* Institute, die sich auf diese Behandlungstechniken spezialisiert haben. Sie machen der psychoanalytischen »Reinkultur« Konkurrenz, und auch das soziale Chaos in diesem Bereich trägt zu dem Prestigeverlust der Profession bei, den wir erleben.

16.4 Erhalt und Bereicherung der subjektiven, intersubjektiven und existenziellen psychoanalytischen Behandlungsverfahren

Das Haupthindernis, das einer Synergie zwischen der Psychoanalyse und anderen wissenschaftlichen Disziplinen entgegensteht, resultiert aus der Annahme, dass jede psychoanalytische Situation eine einzigartige Beziehung zwischen zwei Individuen darstelle und deshalb nicht mit objektiven wissenschaftlichen Messungen evaluiert werden könne. Weit verbreitet ist die naive Annahme, dass der

Analytiker mit gleichschwebender Aufmerksamkeit zuhöre oder sich »ohne Erinnerung und Wunsch« in jede Behandlungsstunde hineinbegebe, um sich ganz der Reverie über das Material des Patienten zu öffnen. Dies wird als wesentliche und exklusive Voraussetzung betrachtet, auf die sich Deutungen und psychoanalytisches Verständnis stützen. In meinen Augen ist diese Annahme Ausdruck einer Voreingenommenheit, die aus einem fehlenden Verständnis dessen, was ein klares, präzises technisches Verfahren ausmacht, resultiert. Der intuitive Eindruck dessen, was in der Sitzung zwischen Patient und Therapeut vorgeht, dient offenkundig als Grundlage allen Verstehens und aller psychoanalytischen Arbeit. Der Inhalt freier Assoziationen, die verbale Kommunikation des Patienten und seine Affektäußerungen, die nonverbale Manifestation seines Verhaltens und die affektive Tönung dieser Kommunikation – all dies übt Einfluss auf den Analytiker aus und fundiert sein intuitives Verstehen. Die Kombination von verbaler Mitteilung, nonverbaler Mitteilung und Gegenübertragung bildet das Rohmaterial, auf das er seine Deutungen und die Übertragungsanalyse stützt. Die Gegenübertragungsanalyse dient als wichtige Informationsquelle, und die Intervention des Analytikers, die von einer Position der technischen Neutralität aus erfolgt – einer anteilnehmenden Objektivität, die nicht mit Gleichgültigkeit oder Distanziertheit verwechselt werden darf –, erschließt das Feld, in dem sich eine spezifische emotionale Erfahrung des Patienten entfalten kann. Die Offenheit des Analytikers für diese Erfahrung steht nicht im Widerspruch zu einem klaren Verständnis, wie er zu ihrer Kenntnis gelangen und dieses Wissen dann verwerten kann, um es in neues Verständnis zu übersetzen und dieses dem Patienten mitzuteilen. Fred Busch (2014) hat erläutert, dass alle jüngeren psychoanalytisch fundierten Methoden darauf zielen, der in der Übertragung im Hier und Jetzt in Szene gesetzten Objektbeziehung und der Transformation des vom Analytiker intuitiv erfassten Materials in ein repräsentationales Bewusstsein des Patienten die primäre Aufmerksamkeit zu widmen. Dieses repräsentationale Bewusstsein spiegelt wider, was der Patient zuvor nicht bewusst wahrnehmen und be-denken konnte. Meiner Ansicht nach betrifft die Kontroverse über die Frage: »Was ist eine korrekte Deutung?«, zumeist das genetische Element dessen, was inszeniert wird. Hier übt die Theorie zweifellos Einfluss auf die analytische Technik aus und sollte daher detailliert ausbuchstabiert und der empirischen Prüfung unterzogen werden. Ich denke dabei an die Frage, ob Konflikte aus einer präverbalen Entwicklungsphase herrühren oder aus archaischen oder aber späteren ödipalen Ebenen und ödipaler Dominanz. Ein optimales Verständnis der unbewussten Prozesse, die sich in der Interaktion im Hier und Jetzt entwickeln, ermöglicht es seit jeher, die Frage nach den genetischen Ursprüngen zu beantworten. Mein Punkt ist, dass ein offenes, intuitives Gewahrsein der aktuellen psychoanalytischen Situation im Rahmen der eigenen theoretischen Orientierung nicht nur unverzichtbar ist, sondern dass es auch eingehend untersucht werden kann. Theoretische Differenzen sollten uns nicht daran hindern, die klinische und die angewandte Psychoanalyse zu erforschen. Die Theorie gibt den Ausschlag, was die Wissenschaftlichkeit der psychoanalytischen Theorie der Persönlichkeit, Entwicklung, Psychopathologie und Behandlung anlangt, und ihre wissenschaftliche Evaluierung sowie die Evaluierung der Techniken therapeutischer Interventionen, und von ihrer theoretischen Basis wird die Zukunft der Profession wie auch der Theorie selbst abhängen.

Literatur

Busch, F. (2014). Creating a Psychoanalytic Mind: A Psychoanalytic Method and Theory. London (Routledge).

Ferrari, H. (2009). IUSAM-APdeBA: a higher education institute for psychoanalytic training. Int J Psychoanal 90(5): 1139–1154. PMID: 19821859.

Kernberg, O. F. (2006a). The coming changes in psychoanalytic education: part I. Int J Psychoanal 87(6): 1649-1673. PMID: 17130087.

Kernberg, O. F. (2006b). The pressing need to increase research in and on psychoanalysis. Int J Psychoanal 87(4): 919-926. PMID: 16877244.

Kernberg, O. F. (2007). The coming changes in psychoanalytic education: part II. Int J Psychoanal 88(1): 183–202. PMID:17244574.

Kernberg, O. F. (2014 [2011]). Psychoanalyse und Universität: Ein schwieriges Verhältnis. In: ders., Liebe und Aggression. Eine unzertrennliche Beziehung. Übers. von P. Holler. Stuttgart (Schattauer), S. 279–294.

Körner, J. (2002). The didactics of psychoanalytic education. Int J Psychoanal 83(6): 1395–1405. PMID: 12521538.

Levy, S. T. (2009). Psychoanalytic education then and now. J Am Psychoanal Assoc 57(6): 1295–1309. PMID: 20068242.

Mullen, L. S., R. O. Rieder, R. A. Glick et al. (2004). Testing psychodynamic psychotherapy skills among psychiatric residents: the psychodynamic psychotherapy competency test. Am J Psychiatry 161(9): 16538–1664. PMID: 153337657.

Tuckett, D. (2007 [2005]). Ist wirklich alles möglich? Über die Arbeit an einem System zur transparenteren Einschätzung psychoanalytischer Kompetenz. Forum Psychoanal 23: 44–64.

Sachverzeichnis

A

Abhängige Persönlichkeitsstörung 19, 187
Abhängigkeit 8, 35, 39
Abwehr(mechanismen/-operationen)
- adaptive, Stärkung 121
- aggressive Impulse, projizierte 6
- Analyse 75
- antisoziale 160
- Charaktereigenschaften 6
- charakterliche 77
- depressive 75
- effektive 140
- Kompromissbildung, adaptive 63
- narzisstische, Assoziieren, freies, Verzerrungen 165
- paranoid-schizoide 75
- primitive 9, 34, 47, 64, 75, 121
  - Borderline-Persönlichkeitsstörung 38
  - Deutung 39
  - narzisstische Persönlichkeitsstörung 140, 175
  - sexuelle Konflikte 205
  - Supportive psychodynamische Psychotherapie (SPP) 125
- supportive Psychotherapie 121
- vorherrschende 74

Adoleszenz, Entpersönlichung, Abstrahierung und Individualisierung des Über-Ichs 12
Affekte 3
- affiliative 33
- Äußerung, aggressive/sexuelle 7
- aversive 33
- basale 7
- Hirnstrukturen 28
- Intensivierung, niedrige 11
- kognitive Kontextualisierung 36
- Kontrolle 24
- libidinöse 28
- negative 7, 29, 35
  - Aktivierung 11
  - Dominanz 13
  - Kindheitstraumata, schwere 37
- Neurobiologie 27, 197
- Neurotransmitter 28
- positive 29, 35
- primäre 28
  - negative/positive 5
- Reaktionen, Modulierung 14
- relativ gedämpfte 33
- Verhaltensmotivatoren, primäre 27

Affektive Dominanz 74, 80, 98, 127, 134
- Informationen 125
- Supportive psychodynamische Psychotherapie (SPP) 135
- Themen 79
- therapeutische Sitzung 51
- Übertragungsfokussierte Psychotherapie (TFP) 135

Affektive Neurowissenschaft 250
Affektive Reaktivität 5
Affektiver Fokus, interpersoneller 102
Affektive Störungen, expressiv-supportive Psychotherapie 102
Affektsysteme
- affiliative 28
- aversive 28
- basale 27
- Entwicklung 14, 28
- erotische 197, 212
- Integration 28
- neurobiologische 5
- primäre 47, 197
  - Aktivierung 7
- primitive 40

Aggression 12, 39, 197
- Bedürfnisse, primitive 10
- gegen das Selbst 140, 146
- Größenselbst, pathologisches 141
- infantile 8
- libidinöse Besetzungen 157
- Narzissmus 140
  - maligner 183
- nicht anerkannte 86
- paranoide Abwehr, Hypochondrie 88
- präödipale 204 ff., 212
- Über-Ich-Funktionen, fehlende 159

Aggressive Impulse 13, 46, 91
- Identitätsdiffusion 12
- primitive 7
- projizierte, Abwehr 6
Aggressives Verhalten 149, 179 ff.
Agieren (acting out) 74, 80 f.
- Analyse 251
Akkretion, Bedeutungen 80
Ambivalenz 34
Amygdala 29 f.
- Hyperaktivität
  - Affekte, negative 7, 29 f.
  - Borderline-Persönlichkeitsstörung 24, 37
Analytiker
- Erinnerungen 49
- Gegenübertragung 82, 89
- Selbstachtung 150
Analytisches Drittes 88
Angst/Ängste
- hypochondrische 87
- Intoleranz, antisoziale Persönlichkeitsstörung 181
- körperliche Manifestationen 87
- narzisstische Persönlichkeitsstörung 168, 176 f.
- paranoide 91, 177
- Triangulierung 199
- überwältigende 9
- verringerte, vor dem Sterben und dem Tod 240
Angstträume 78
Anpassungsstörungen im Jugendalter, antisoziales Verhalten 186
Anteilnahme 8
Antisoziale Persönlichkeit 20
Antisoziale Persönlichkeitsstörung 23, 159, 180, 188
- aggressiver Typus 180 ff., 189 ff.
- Angstintoleranz 181
- Delinquenzrisiko 192
- Gang-Anführer 187
- Gegenübertragung 191
- Hauptkennzeichen 181
- kriminelle Handlungen 182
- narzisstische Züge 192
- paranoid-schizoider Typus 190
- passiv-parasitärer Typus 180 ff., 190
- Schweregradkriterien 191
- Selbst-/Fremdaggression 192
- Selbstfürsorge, fehlende 181
- Supportive psychodynamische Psychotherapie (SPP), Kontraindikation 134
- Verhaltensstörung 181
Antisoziales Verhalten 13, 179
- Anpassungsstörungen im Jugendalter 186
- Borderline-Persönlichkeitsorganisation 185
- Diagnose 188
- Differenzialdiagnose 179
- Fallbeispiele 188
- Komplikationsfaktoren 162
- narzisstische Persönlichkeitsstörung 141, 146, 155, 159, 181 ff., 189
- neurotische Persönlichkeitsorganisation 186
- ohne Psychopathologie 188
- Syndrome, Schweregrade 188
- Übertragungsfokussierte Psychotherapie (TFP) 115
Antisozialität 180, 190
- Diagnosestellung 188
- Formen 179, 184
Assoziieren, freies 48 f., 166
- Äußerungen, organisierende 166
- Entwertung, unbewusste 167
- Füllselthemen 168
- kognitive Kontrolle 169
- narzisstische Persönlichkeitsstörung 175
- Realitätsverleugnung 231
- Spontaneität, imitierte 167
- Sprache/Theorie, analytische, Entwicklung 168
- Supportive psychodynamische Psychotherapie (SPP) 128
- Transformation 170
- Traumaanalyse 174
- Verzerrungen 165
- Wachträume 89
Audiografie 252
Aufmerksamkeit
- analytische 54
- gleichschwebende 49 f., 74
Ausbildung, psychoanalytische 245
Autonomie 35, 39

B

Beendigung, psychoanalytische Psychotherapie 74, 90, 251
Bewusstsein
– Aktivierung 14
– Inhalte, verdrängte 67
– repräsentationales 253
– Spaltungsmechanismen 136
Beziehungen
– böse/gefürchtete 60
– dyadische 7, 47
– emotionale 34
– gute/ersehnte 60
– homosexuelle 201
– innere, zwischen Selbst und Anderen 48
– intersubjektive, Mutter/Baby 88
– Repräsentationen, innere/internalisierte 6
– sadomasochistische 86, 221
– triadische 47
– trianguläre 8
– vertraute 242
Bindung 27
– Erfahrungen, pathologische 13
– frühe 197
– sichere/unsichere 197
Bindungssystem 197
– Oxytocin 24
Bindungstheorie 6, 33
Bindungs-Verlassenheitspanik-System 5
Borderline-Persönlichkeitsorganisation 10, 13, 34
– Agieren (acting out) 81
– antisoziales Verhalten 13, 185
– Beziehungen, chaotische 205
– Charakteranalyse 77
– Deutungen 51, 67
– erotisches Potenzial, Hemmung, vollständige 221
– Hypochondrie 88
– Identitätsdiffusion 51, 140
– narzisstische Persönlichkeitsstörung 220
– ödipale Konflikte 204
– Persönlichkeitsstruktur 40
– projektive Identifizierung 54
– sexuelle Konflikte 204
– soziales/kulturelles Milieu 109
– Spaltung 51
– Supportive psychodynamische Psychotherapie (SPP) 125
– Übertragung 54
– Übertragungsfokussierte Psychotherapie (TFP) 38, 60, 77, 96, 100
– Vergangenheit 109
– Wiederholungszwang 84
Borderline-Persönlichkeitsstörung 23
– Abwehroperationen, primitive 38
– Amygdalahyperaktivität 24
– Assoziationen, traumatogene, Vermeidung 100
– erotisches Verhalten 213
– Kindheitstraumata 37
– Liebesbeziehungen 212
– Mentalisierungsbasierte Therapie (MBT) 60 f.
– narzisstische Übertragung 146
– neurobiologische Prädisposition 36
– Neurotizismus 20
– Objektbeziehungen, Entwertung 91
– Promiskuität, sexuelle 213
– selbstverletzendes Verhalten 221
– Sexualleben/-verhalten 212 ff.
– sexuelle Freiheit 212
– Suizidalität, nicht-depressive 153
– supportive Psychotherapie 121
– Über-Ich-Schwäche 213
– Übertragung 215
– Übertragungsfokussierte Psychotherapie (TFP) 67, 108

C

Charakteranalyse 48, 54, 75, 251
Charakter(eigenschaften) 6
– defensive 7, 13, 76
– Entsprechung, subjektive 6
– Temperament 6
– vorherrschende 4

D

Depression 144
– körperliche Manifestationen 87
– Major Depression mit psychotischer Regression 190
– Narzisst, dünnhäutiger 147
– psychoanalytische Theorien 250
– Syndrom der toten Mutter 222

Depressive Persönlichkeitsstörung 19
Depressive Position 34, 39
- Bewältigung 85
- narzisstische Persönlichkeitsstörung 174
Depressiv-masochistische Persönlichkeitsstörung 186
Desillusionierung, Bewältigung 85
Deutung 48 ff., 73
- Borderline-Persönlichkeitsorganisation 67
- eigentliche 51
- Klärung 51
- Konflikte 51
- Konfrontation 51
- neo-bionianischer Ansatz 52
- psychoanalytisches Feld 52
- Sättigung (saturation) versus Beziehungsreichtum (evocativeness) 52
- Supportive psychodynamische Psychotherapie (SPP) 123
- Tiefe, angemessene 52
- Träume 79
- Übertragung 51, 54
- Übertragungsanalyse 54
- Übertragungsfokussierte Psychotherapie (TFP) 97 ff.
- Weiterentwicklungen 52
Dissoziales Syndrom 187
Dissoziation 35, 60
Dissoziative Mechanismen, primitive 33
Distanz 21
Distanziertheit 20
DIT
- siehe Dynamic interpersonal therapy 102
Drei-Personen-Psychologie 153
- Übertragungsfokussierte Psychotherapie (TFP) 39
DSM-5 5, 17
DSM-5-Alternativmodell, Persönlichkeitsstörungen 20, 23 ff.
DSM-IV 17
DSM-IV-Persönlichkeitsstörungen 19
Du 31
Durcharbeiten 74, 85, 251
- Agieren (acting out) 81
- Größenselbst, pathologisches 161
- Übertragungswiderstände 80
Dynamic interpersonal therapy (DIT) 102
- affektiver Fokus, interpersoneller 102
- Objektbeziehungen, abgespaltene 102

E

Eifersucht 199
Einsichtsfähigkeit 85
Ejakulation, gehemmte/vorzeitige, narzisstische Männer 218
Ekel 28
Elternobjekte 11, 174
- beneidete/gehasste 92
  - Verleugnung 206
Emotionale Fehlregulation 24
Emotionales Enactment 82
Emotionen 21
- Spitzenaffektzustände 31
Empathie 8, 21, 31, 36
- Fähigkeit, mangelnde 10
- Hirnstrukturen 31
- kognitive Entwicklung 32
Empathiefähigkeit 31
Enactment 58, 82, 251
- Borderline-Persönlichkeitsorganisation 54
- emotionales 82
- neurotische Persönlichkeitsorganisation 55
- projektive Identifizierung 83
- Übertragung 47
- Übertragungsdeutung 83
Entobjektalisierung, Todestrieb 157
Entwertung 9, 36, 51, 67, 96, 121
Entwicklung
- depressive Position 34
- Konzepte, basale 32
- Latenzjahre 12
- neurobiologische 35
- paranoid-schizoide Position 34
Erfahrungen
- emotionale 253
  - authentische 172
  - Borderline-Persönlichkeitsstörung 37
  - dissoziierte 35
  - überwältigende 97
- frühe
  - Borderline-Persönlichkeitsorganisation 38

  - verfolgendes Segment 11
  - Verzerrungen 39
- katastrophische 8
- negative 9, 38
  - Neutralisierung 12
- ödipale 240
- Offenheit 17
- präödipale 240
- primitive, verfolgende 11
- psychische 9
- sadomasochistische 206
- traumatische 85
- Trennung, strikte 198
Erinnerungen
- affektive 28, 35
- Analytiker 49
- Erlebnisse, frühere 240
- gespeicherte 29
- kognitiv-affektive 9
- traumatische 85
Erleben
- mentales, Überflutung 35
- psychisches 8
Erotik 197
- Objektbeziehungen, intensive 199
Erotische Gegenübertragung 195, 208, 216
Erotische Impulse
- Abwehr 7
- Dissoziation 208
- narzisstische Persönlichkeitsstörung 177
Erotische Konflikte, Gegenübertragung 208
Erotische Reaktionsfähigkeit, Verlust, vollständiger 221
Erotisches System 5
Erotische Stimulation 32
Erotisches Verhalten
- Beziehungen 196
- Borderline-Persönlichkeitsstörung 213
- Säugling/Kleinkinder 196
Erotische Übertragung 195, 208, 215
Erregung, sexuelle/sinnliche 28
Es 10, 33, 46
- Wiederholungszwang 83
Ethische Werte 10
- Internalisierung 11
Exhibitionistische Impulse 215
- Abwehr 7
Exhibitionistische Phantasien 198
Exhibitionistisches Verhalten 176, 214
- Narzissmus, maligner 161
Expressiv-supportive Psychotherapie 63, 102
Extraversion 7, 17, 20

F

Fremdwahrnehmung 9
Freude 28
Freundschaften 242
Frühadoleszenz 12
Fünf-Faktoren-Modell (FFM), Persönlichkeitsstrukturen 17
Furcht 28 f.
- vor körperlicher Erkrankung 87
Fütterungssystem 5

G

Gating-Funktion 32
Gebote
- der Eltern 8
- internalisierte 12
Gedächtnis 14
- autobiographisches 30
- deklaratives/prozedurales 3, 250
Gegen-Disqualifizierung 172
Gegenübertragung 49, 52, 57, 82
- Aktivierung 74
- Analyse 56, 59, 62, 251 ff.
- Analytiker 53, 89, 216
- antisoziale Persönlichkeitsstörung 191
- depressive 157
- Desillusionierung 172
- Durcharbeiten 150, 158
- Enttäuschung/Verzweiflung 172
- erotische 195, 208
- Identifizierung, komplementäre/konkordante 57
- Intensität 171
- Klärung/Kontrolle 58
- Klassifizierung 57
- narzisstische Persönlichkeitsstörung 142, 172
- Nutzung 48, 57, 73
  - Übertragungsfokussierte Psychotherapie (TFP) 100

- Offenlegung 62
- Reaktionen 220
- Supportive psychodynamische Psychotherapie (SPP) 123 ff., 130, 136
- Syndrom der Arroganz 150
- Therapeut 104, 142, 196, 234
- Übertragungsfokussierte Psychotherapie (TFP) 63, 100 f.
- Verständnis 53

Gegenübertragungsagieren [acting out of the countertransference] 58
Gesamtpersönlichkeit, Starrheit 7
Gesamtübertragung 52
Geschlechtsmerkmale, sekundäre, Reifung 12
Gewissenhaftigkeit 17, 20
Gleichgültigkeit 130, 145, 152, 220
- Trauerprozess 243

Grandiosität 142, 151, 174
- narzisstische 181
- verachtungsvolle 166
- vermeintliche 143

Größenphantasien, narzisstische Persönlichkeitsstörung 176
Größenselbst, pathologisches 160
- Durcharbeiten 161
- Narzisst, dünnhäutiger 148
- narzisstische Persönlichkeitsstörung 140 ff., 175, 220
- Omnipotenz, fragile 152
- sadistisch-infiltriertes 144

Grundvertrauen, Entwicklung 9

H

Hasssystem, rationalisiertes 174
Histrionische Persönlichkeitsstörung 19 f., 23, 96, 185 ff.
- infantile 234
- Lügengeschichten, chronische 185
- narzisstische Promiskuität 213

Hypochondrie 87 f.
Hysterische Persönlichkeitsstörung 20, 77, 186

I

Ich 31 ff., 46
Ich-Ideal 239
- frühes 11
- Schwäche 13

Ich-Identität 6, 10, 34
- Konsolidierung 10

Ich-Psychologie 64
Ich-Schwäche 121
Idealisierung
- primitive 9, 33, 51, 67, 96, 121
- unangemessene 136

Idealobjekt 176
- internalisiertes 144

Idealselbst
- internalisiertes 144
- narzisstische Persönlichkeit 177

Identifizierung
- bewusste/vorbewusste 12
- komplementäre/konkordante 57
- siehe Projektive Identifizierung 33
- soziale Realität 30

Identität 4 ff., 21 f.
- Integration, fehlende 13, 34, 38
- normale 8, 61

Identitätsdiffusion 9 ff., 22, 34 ff., 61, 75 f.
- Anpassungsstörungen im Jugendalter 186
- Borderline-Persönlichkeitsorganisation 51, 140
- Narzisst, dünnhäutiger 147
- narzisstische Persönlichkeitsstörung 140
- Sexualität 203
- Übertragungsfokussierte Psychotherapie (TFP) 96

Identitätsentwicklung 8, 13, 186
Identitätskrise, Anpassungsstörungen im Jugendalter 186
Identitätsstörung 5, 10, 35
Illusionen
- Konfrontation 152
- primitive, Abbau 8

Impotenz 209
Infantile Persönlichkeitsstörung 20, 133
- Lügengeschichten, chronische 185
- narzisstische Promiskuität 213

Infantil-histrionische Persönlichkeitsstörung 185, 234
Innere Welt 14
Intellektualisierung 34
Intelligenz 14
Interaktionsbeziehungen 3
Internetsex 217

Interpersoneller affektiver Fokus 102
Intersubjektiver Raum 88
Intersubjektives Feld 89
Intimität 21
Introversion 7

K

Kampf-Flucht-System 5, 27, 197
Kernberg, OF 184, 190
Kindheitstraumata, schwere, Borderline-Persönlichkeitsstörung 37
Klärung, Deutung 51
Kognitionen 3
- soziale 31
Kognitive Entwicklung
- Empathie 32
- Theory of Mind 30
Kognitive Fähigkeiten 3
- Entwicklung 14
Kognitives Verständnis, Entwicklung 34
Kollusionen, unbewusste 234
Kommunikation 50
- affektive 250
- kognitive 80
- nonverbale 52, 59, 74, 107, 128, 253
- Offenheit 104
- verbale 52, 74, 98, 107, 128, 253
- wechselseitige 89
Konflikte
- akute 234
- alte, Traumainteraktion 241
- Deutung 51
- Elternimagines 200
- ödipale 54, 144, 196, 199, 204, 220
  - Triangulierung, direkte/umgekehrte 204
- präödipale 54, 220 f.
- psychische
  - emotionale Wahrnehmung 87
  - körperliche Symptome 87
- sexuelle 204
- Übertragung 51
- unbewältigte, kindliche 200
- unbewusste 48 f., 59, 97, 234
  - Deutung 54
  - neurotische Ebene 204
  - Realität 233
  - traumatisch bedingte 62
  - Übertragung 56
Konflikttoleranz 85
- Trauerprozess 241
Konfrontation, Deutung 51
Konstruktion 51
Kontrolle, omnipotente 9, 33, 36, 51, 67, 96, 121, 130, 206
- Borderline-Persönlichkeitsorganisation 54
- narzisstische Persönlichkeitsstörung 143, 151, 166
Konversionsreaktionen/-symptome 87 f.
Krankheitsgewinn, sekundärer 117
- Supportive psychodynamische Psychotherapie (SPP) 131
Kurzzeitpsychotherapie, psychoanalytische 92

L

Lacanianische Schulen 62, 249
Latenzjahre 12
Lebensrealität
- Aufmerksamkeit, aktive 232
- Realitätsverleugnung 237
Lebensziele 109
Lernen 7
- intellektuelles 168
- kognitives, narzisstische Persönlichkeitsstörung 143
Libidinöse Affekte 28
Libidinöse Bedürfnisse 83
Libidinöse Besetzung 14
- Aggression 157
- Selbst 140
Libidinöse Triebimpulse, dissoziierte 46
Liebesbeziehungen 202
- aggressive Verschlechterung, defensive 206
- Borderline-Persönlichkeitsstörung 212
- intime 196
- masochistische 210, 217
- narzisstische Persönlichkeitsstörung 216
- sexuelle Hemmung 209
Liebesfähigkeit, sexuelle 198
Liebesgefühle, Paarbeziehung 199
Liebesleben 117, 202, 205
- befriedigendes 171
- erfülltes 201
- Identifizierungen 214

- Probleme 218
- Realität 233

Liebesobjekt
- sexuelle Animation 203
- Verfügbarkeit 174
- Verlassenwerden/Zurückweisung 205

Liebespaare, Wertesystem, gemeinsames 200

Lügengeschichten, chronische (Pseudologia phantastica) 185

M

Mainstream, Psychoanalyse, klassische 52, 62

Major Depression, psychotische Regression 190

Manipulation
- Gespräch, diagnostisches 191
- psychoanalytische Psychotherapie 61

Masochistische Persönlichkeit 133, 206

Masturbation 124
- infantile 176

Masturbationsphantasien 117, 203

Masturbatorische Gratifikation 217

Menninger Foundation's Psychotherapy Research Project 61, 121

Mentalisierung 36, 60

Mentalisierungsbasierte Therapie (MBT) 45
- Als-ob-Modus 101
- Borderline-Persönlichkeitsstörung 60 f.
- Effektivität 64
- Erlebenswahrnehmung, verbesserte 64
- Wirkungen 60

Mentorenfunktionen 248

Merkmalspezifische Persönlichkeitsstörung 19

Mini-Agieren (mini-acting out) 80

Misshandlung
- Narzisst, dünnhäutiger 147
- physische 11

Moralische Struktur, innere 10

Motivationsstrukturen 6

Motivationssysteme
- aversive, negative 197
- Dispositionen, genetische 250
- neurobiologisches Wissen 250

Motivationstendenzen, basale 7

Mutter-Baby-Beziehung, frühe 33

Mutterfigur, idealisierte 215

Mutter-Kind-Beziehung, erotische Aspekte 197

N

Nähe 21

Narzissmus
- des Todes 140, 163
- maligner 140, 146, 183
  - Aggression 183
  - exhibitionistisches Verhalten 161
  - paranoide Charakterzüge/Reaktionen 161, 183
- negativer 154
- pathologischer 23
  - Objektbeziehungsfähigkeit 218
  - Sexualleben 217
  - Transformation 175
- und Aggression 140

Narzisst
- dickhäutiger 141, 144
  - Assoziieren, freies 165
- dünnhäutiger 140 f., 147
  - Größenselbst, pathologisches 148
  - Traumatisierungen 148

Narzisstische Persönlichkeitsorganisation, Übertragung 55

Narzisstische Persönlichkeitsstörung 4, 20, 23, 139
- Abwehroperationen 175
- Ängste 168 f.
  - übertragungsbedingte 176
- antisoziales Verhalten 146, 155, 159, 181 ff., 189
- Assoziieren, freies 165, 175
- Behandlungserfolg/-misserfolg 174
- Borderline-Funktionsniveau 152, 220
- depressive Position 174
- Drei-Personen-Psychologie 153
- Einfühlungsschwierigkeiten 169
- erotische Reaktionsfähigkeit, Verlust, vollständiger 221
- Funktionsniveau, hohes 140, 152
- Gegenübertragung 142, 172
  - negative, Intensität 171
- Größenphantasien 176
- Größenselbst, pathologisches 141, 175, 220

- Identifizierungen, Erfahrungen, pathogene 171
- kognitives Lernen 143
- Kommunikation, Flachheit 170
- Kontrolle, omnipotente 143, 151, 166
- Liebesbeziehungen 216
- Mitteilungen, inauthentische, gekünstelte 171
- Objektbeziehungen 91, 217
- Objektbeziehungstheorie 109
- paranoide Züge 146
- Parasuizidalität 153
- Phantasien 176
- psychoanalytische Psychotherapie 59
- psychotisches Verhalten 152
- Realitätsverleugnung 229
- Reflexion 173
- Scham 176
- Schuldgefühle 177
- Selbstdestruktivität 155
- Selbst, infantiles 141
- Suizidalität, nicht-depressive, schwere 153
- Supportive psychodynamische Psychotherapie (SPP) 128
- Syndrom der toten Mutter 222
- Todestrieb, Entobjektalisierung 157
- Trauerprozess 243
- Traumanalyse 79
- Triangulierungsintoleranz 146, 151
- Übertragung 142, 219
  - Borderline-Niveau, fluktuierendes 146
  - Durcharbeiten 173
  - Funktionsniveau 142
  - sadomasochistische 158
- Übertragungsanalyse 139
- Übertragungsfokussierte Psychotherapie (TFP) 109, 147, 165
- Unfähigkeit, sich emotional auf den Liebespartner einzulassen 172
- verführerisches Verhalten 219
- Wertesysteme 174

Negative therapeutische Reaktion 85
Negativistische Persönlichkeitsstörung 19
Neid, unbewusster 84, 87
Neurotische Persönlichkeitsorganisation 10, 13, 34
- Agieren (acting out) 80
- antisoziales Verhalten 186
- Charakteranalyse 77
- Charaktermuster, defensive 75
- Deutungen 51
- gut integrierte 77
- ödipale Konflikte, Bewältigung, fehlende 205
- sexuelle Konflikte 204
- Übertragung 54
- Übertragungsfokussierte Psychotherapie (TFP) 77
- Übertragungs-Gegenübertragungsbeziehung 55

Neurotizismus 17, 20
Neurotransmitter 3 ff., 24, 27
- Affekte 28

Nicht-Ich-Interaktionserfahrungen, Säugling 30
Nicht näher bezeichnete Persönlichkeitsstörung 17 ff.

O

Objektbeziehungen 5, 14
- abgespaltene 39
  - Dynamic interpersonal therapy (DIT) 102
- Affektaktivierung 39
- Aggressions-/Libidobesetzungen 140
- aktivierte 39
- archaische 54
- defensive 48, 75
- Entwicklung 197
- frühe, primitive 54
- idealisierte 96
- innere 8
  - böse 33
- intensive 199
- internalisierte 6 ff., 12, 34 f., 47, 136, 197
  - abgespaltene 96
  - aggressive 13, 96
  - dissoziierte 142
  - narzisstische Persönlichkeitsstörung 178
  - primitive 61
  - triadische 7
  - Verzerrungen 151
- masochistische 103

- narzisstische Persönlichkeitsstörung 217
- primitive 10, 64
- Qualität 203
- reife 214
- sadistische 103
- verankerte 33
- Verständnis 36

Objektbeziehungsdyade
- dominante 102
- internalisierte 35

Objektbeziehungsfähigkeit 204
Objektbeziehungstheorie 195
- Borderline-Persönlichkeitsstörung 38
- intrapsychische Strukturen 35
- neurobiologische Strukturen 27, 35
- psychoanalytische 32, 46
- Übertragungsfokussierte Psychotherapie (TFP) 95, 100f.

Objekte
- mütterliche 28
- sadistische, Projektion 84
- verlorene 239
  - Phantasien 241

Objektkonstanz 31
Objektrepräsentanzen 5ff., 32, 35, 47
- dyadische 75
- integrierte 10
- internalisierte 10
  - dissoziierte 141
- neurotische Persönlichkeitsorganisation 55
- Spaltung 121
- Trauminhalt 78
- triebimpulsgesteuerte 75

Ödipale Entwicklungsstufe, fortgeschrittene 12
Ödipale Erfahrungen 240
Ödipale Konflikte 144, 196, 199, 204ff., 220
- archaische, Durcharbeiten 209
- Bewältigung, fehlende 205
- Borderline-Persönlichkeitsorganisation 204
- Triangulierung, direkte/umgekehrte 204

Ödipale Traumatisierung 217
Ödipale Triangulierungen, Projektion 241
Omnipotente Kontrolle
- siehe Kontrolle, omnipotente 166

Omnipotenz 33, 84, 96, 156
- antisoziale Persönlichkeitsstörung 181
- fragile 152

Operationalisierung 247
Orgasmusfähigkeit 203
Oxytocin, Bindungssystem 24

P

Paarbeziehung
- affektive 197
- bestehende 203
- Liebesgefühle 199

Paniksystem 5
Paranoide Persönlichkeit
- antisoziale Persönlichkeitsstörung 181
- Narzissmus, maligner 183

Paranoide Persönlichkeitsstörung 19ff., 185
Paranoid-schizoide Position 34, 190
Paraphilie 214, 217
Parasuizidalität, narzisstische Persönlichkeitsstörung 141, 153
Partialrepräsentanzen 35
Passiv-parasitäres Verhalten 179ff., 190
Perfektionserwartungen, sadistische 13
Persönlichkeit 3
- A-/B-Kriterien 21
- genetische/konstitutionelle Dispositionen 4
- Komponenten 5
- Organisationsstruktur 4
- Temperament 5

Persönlichkeitsorganisation 10, 35
Persönlichkeitsstörungen
- Anpassungsstrategien, unangemessene 14
- Ätiologie 14f.
- Charakteristika 22
- DSM-5 17
- DSM-5-Alternativmodell 20, 23ff.
- DSM-IV 17
- erotische Aspekte der emotionalen Atmosphäre 201
- Fünf-Faktoren-Modell 20
- genetische/neurobiologische Marker 18
- genetische Prädispositionen 22
- interpersonales Funktionsniveau 21

- merkmalspezifische 19
- neurobiologische Mechanismen 24
- nicht näher bezeichnete 17 ff.
- Objektbeziehungstheorie 38
- Prototypen 18, 23
- Schweregrade 12 f.

Persönlichkeitsstruktur
- Fünf-Faktoren-Modell (FFM) 17
- Persönlichkeitsorganisation 40

Perversion, sexuelle 204, 209, 214, 217, 220
- sadistische 192, 217

Phantasien 30
- erotische 221
- kindliche 14
- narzisstische Persönlichkeitsstörung 176
- Objekte, verlorene 241
- sadomasochistische 221
- sexuelle 116, 196 ff., 201 ff., 221
  - fehlende 220

Play-Bonding-System 27, 32
Playboy- und Playgirl-Haltung, genussfreudige 220
Posttraumatische Belastungsstörung (PTBS), Traumatisierung, sexuelle 213
Präödipale Erfahrungen 240
Präödipale Konflikte 206, 220 f.
Projektion 8, 34
- Borderline-Persönlichkeitsstörung 38

Projektive Identifizierung 9, 36 ff., 47, 51, 67, 88, 96, 121, 250
- Borderline-Persönlichkeitsorganisation 54, 185
- Enactment 83
- narzisstische Persönlichkeitsstörung 148
- sexuelle Konflikte 205

Promiskuität, sexuelle 221
- Borderline-Persönlichkeitsstörung 213
- dissoziierte 205
- masochistische 205
- narzisstische 205, 213

Pseudologia phantastica (Lügengeschichten, chronische) 185
Psychische Entwicklung, basale Ebene 14
Psychische Strukturen, basale 33
Psychoanalyse 45, 59
- Aufmerksamkeit, gleichschwebende 74
- Beendigung 91
- französische (nicht-lacanianische) 62
- Indikationen/Kontraindikationen 62
- klassische, Mainstream 52, 62
- Mindestfrequenz 59
- relationale 249
- Technik 73
- Unterscheidung zur psychoanalytischen Psychotherapie 65
- Weiterentwicklungen 64

Psychoanalysezentren 247
Psychoanalytische Arbeit
- Kontraindikation 252
- Voraussetzungen 49 f.

Psychoanalytische Ausbildung 245
- Strukturerneuerung 245

Psychoanalytische Begriffe/Konzepte 50
Psychoanalytische Behandlungsverfahren
- Aufgabe 46
- Charakteristika 48
- existentielle, intersubjektive und subjektive, Erhalt/Bereicherung 252

Psychoanalytische Gesellschaft 248
Psychoanalytische Institute 64
- Absonderung 246
- finanzielle Ressourcen 247
- Funktion, unterentwickelte 249
- wissenschaftliche Produktivität und Forschung, Evaluation 247

Psychoanalytische Kurzzeitpsychotherapie 92
Psychoanalytische Psychotherapie 45, 59
- Beendigung 90
- Borderline-Persönlichkeitsorganisation 185
- Effektivität 64
- Indikationen/Kontraindikationen 62
- Manipulation 61
- Manualisierung 73
- stützende Techniken 61
- technische Neutralität 56
- tiefenpsychologisch fundierte 45, 61
- Trauerprozesse 92
- Unterscheidung zur Psychoanalyse 65
- Veränderungsmechanismus/Wirksamkeit 59

Psychoanalytisches Fachgremium, Einführung 246
Psychoanalytisches Feld 88

Psychoanalytische Sitzungen, Analysen, computerbasierte 252
Psychoanalytische Technik
- Analyse 50
- Anwendung 251
- Definition 50
- Grundelemente 45, 73, 93
- klassische, Objektbeziehungstheorie 46
Psychoanalytische Theorie 46, 248
- Verständnis, modernes 249
Psychoanalytische Zertifizierung 247
Psychodynamische Kurzzeitpsychotherapie 120
Psychodynamische Psychotherapie
- psychologische 64
- supportive 63
Psychotherapie
- siehe Psychoanalytische Psychotherapie 59
- siehe Supportive Psychotherapie 59
Psychotherapy Research Project of the Menninger Foundation 61, 121
Psychotische Regression, Major Depression 190
Psychotizismus 20

R

Reaktionsbildungen 7, 34
Realität
- Aspekte 233
- äußere 8
- Bereiche, undurchsichtige 233
- gegenwärtige, analytische Untersuchung 233
- intrapsychische 8
Realitätsspaltung 232
Realitätsverleugnung 227, 230
- Assoziationen, freie 231
- fokussierte, spezifische 236
- Lebensrealität 237
- Übertragungsfokussierte Psychotherapie (TFP) 237
Reflexion
- Fähigkeitsverbesserung 102
- narzisstische Persönlichkeitsstörung 173
- Unfähigkeit 149
Reizbefriedigung 27
Rekonstruktion 51
Religiöse Ekstasen 198
Repräsentationen
- siehe Objekt- bzw. Selbstrepräsentation 8
Rettungsphantasien, Therapeut 210, 234
Rollenumkehr, Übertragung 39

S

Sadismus
- sexueller 179
- Therapeut 87
Sadistische Perfektionserwartungen 13
Säugling
- Blickwahrnehmung 31
- erotisches Verhalten 196
- Negativismus, Entwicklung 31
- Nicht-Ich-Interaktionserfahrungen 30
- Vernachlässigung 147
Scham
- narzisstische Persönlichkeitsstörung 176
- sexuelle Intimität 203
Schizoide Persönlichkeitsstörung 19 f., 23, 185, 189
- antisoziale Persönlichkeitsstörung 181
Schizophrenie, pseudopsychopathische 180, 189
- kriminelles Verhalten 180
- Psychopharmakologie 180
Schizotype Persönlichkeitsstörung 20, 23
Schüchternheit, habituelle 6
Schuldgefühle
- narzisstische Persönlichkeitsstörung 177
- ödipale 205
- sexuelle Intimität 203
- unbewusste 86
Schuld, phantasierte/reale 239
Seeking-System, affektives 197
Selbst
- Beurteilung, moralistische 8
- dissoziierter Zustand 83
- entwertendes 141
- grandioses 141
- idealisiertes 11
- infantiles 55, 141
- Integration 18, 36
- kognitive Differenzierung, frühe 30
- leidendes 33

- libidinöse Besetzung 140
- Orientierung 24
- reales, narzisstische Persönlichkeit 177
- Unterscheidung von Anderen 30, 35
- verfolgende Segmente 11
- verkörperlichtes (embodied self) 29
- wütendes 33
Selbstachtung
- Analytiker 150
- Schwankungen 9
Selbstbehauptung 14
- aggressive 35
- realistische 91
Selbstbeobachtung 85
Selbstdestruktivität 86, 107 f., 114, 139, 198, 230
- antisoziale Persönlichkeitsstörung 182
- narzisstische Persönlichkeitsstörung 155
- Verleugnung 236
Selbsteinschätzung, Schwankungen 9
Selbsterleben 29
- affektives 30
- Hirnstrukturen 30
- Pathologie, Schweregrade 21
- subjektives, Hirnstrukturen 29
Selbstgefühl 8
- integriertes 33
Selbst-Identität 6
Selbstkonzept 24
- psychische Permanenz 30
Selbst-Objekt-Affekt-Einheiten, fehlangepasste 102
Selbstreflexion 3
- Zentren 24
Selbstrepräsentanzen 5 ff., 32, 35, 47
- dyadische 75
- ideale 11
- idealisierte 9, 33
- Integration 8
- Interpretation, verzerrte 61
- negative 9
- neurotische Persönlichkeitsorganisation 55
- positive 9
- primitive 97
- Spaltung 121
- submissive 48
- Trauminhalt 78
- triebimpulsgesteuerte 75
- verfolgende 9
Selbstrepräsentanz-Objektrepräsentanz-Dyade 9, 141
Selbst-Selbst-Beziehung, Übertragung 142
Selbststeuerung 21 f.
Selbstunsichere Persönlichkeit 20
Selbstverachtung, Syndrom der Arroganz 150
Selbstverletzungen
- Borderline-Persönlichkeitsstörung 221
- narzisstische Persönlichkeitsstörung 141
- Supportive psychodynamische Psychotherapie (SPP) 129
- Übertragungsfokussierte Psychotherapie (TFP) 114
Selbstwahrnehmung 9, 30, 197
Selbstzerstörung
- siehe Selbstdestruktivität 156
Seminarleiter, Zertifizierungsprozess 248
Sexualität 8, 12, 27, 35, 39
- Auslöschung 220 ff.
- infantile 13, 34, 54, 177, 195, 198
- Realität 233
Sexualleben
- Borderline-Persönlichkeitsstörung 212
- Komplexität 200
- Narzissmus, pathologischer 217
- strukturelles Interview 202
Sexualpathologie, Evaluierung 195
Sexualtherapie 209
- erotische Responsivität, Hemmung, vollständige 221
Sexualverhalten 196, 203
- Borderline-Persönlichkeitsstörung 214
- Untersuchung 203
Sexuelle Aktivität 116 f., 204
Sexuelle Bedürfnisse 10
Sexuelle Beziehungen
- fehlende 220
- perverse 214
Sexuelle Ekstasen 198
Sexuelle Erfahrungen 116, 195, 198, 202
Sexuelle Erregungsfähigkeit 203
Sexuelle Freiheit 198
- Borderline-Persönlichkeitsstörung 212
- Erstbeurteilung 203
- Therapeut 216

Sexuelle Hemmungen 199, 205, 209
- narzisstische Frauen 218
Sexuelle Impulse 13, 91
- Frühadoleszenz 12
Sexuelle Interessen
- Dissoziation 205
- Verlust 222
Sexuelle Konflikte 204 f.
Sexuelle Phantasien 116, 221
- fehlende 220
Sexuelle Probleme 195
Sexueller Missbrauch 11
- Narzisst, dünnhäutiger 147
Sexuelle Schwingungen, Wahrnehmung 201
Sexuelle Traumatisierung 213
- Doppelidentifizierung 214
Sexuelle Übertragung 215
Somatisierung 74, 81, 87
- Borderline-Persönlichkeitsstörung 97
Soziale Anpassung 14
Soziale Kognition 31
Soziopathische Persönlichkeitsstörung 187
Spaltung 9, 35 f., 47, 60, 67, 97, 121, 205
- Agieren (acting out) 80
- Borderline-Persönlichkeitsorganisation 51, 185
- Borderline-Persönlichkeitsstörung 38
- Mechanismen 33
- permanente 9
- Realität 232
- sexuelle Freiheit in Beziehungen 209
- sexuelle Konflikte 205
- Supportive psychodynamische Psychotherapie (SPP) 136
Spezialseminare, Forschungsmethodik 248
Spiegelneuronen 31 f.
Spiel-Bindungs-System 197
Spiel-Bonding-System 5, 27 f., 40
Spitzenaffektzustände 7, 33
- aversive, negative 8
- belohnende, lustvolle 8
- Emotionen 31
- negative 33, 38, 47
- positive 11, 33, 38, 47
Sprachentwicklung 14
Sprachzentren des Gehirns 14
Strukturbildungen, frühe 33
Sublimierungsfunktionen, Entwicklung 34
Sublimierungsmechanismen 91
Suchen 27
Such-System 28
Suizidalität
- antisoziale Persönlichkeitsstörung 182
- nicht-depressive 139
  - Borderline-Persönlichkeitsstörung 153
  - narzisstische Persönlichkeitsstörung 141, 153
- Syndrom der Arroganz 150
- Übertragungsfokussierte Psychotherapie (TFP) 114
Supervision/Supervisoren 247
Supportive psychodynamische Psychotherapie (SPP)
- Abwehroperationen, primitive 125
- affektive Dominanz 128, 135
- affektive Unterstützung 126
- Assoziieren, freies 128
- Begutachtung, diagnostische 127
- Behandlungserfolg 130
- Borderline-Persönlichkeitsorganisation 125
- Deutung 123
- Frequenz 134
- Gegenübertragung 123 ff., 130, 136
- Grenzen 127
- Indikationen/Kontraindikationen 134
- Interventionsprioritäten 127 f., 135
- kognitive Information 126
- Krankheitsgewinn, sekundärer 131
- narzisstische Persönlichkeitsstörung 128
- Patientenpflichten 132
- Selbstverletzungen 129
- Sitzungsabsage/Unterbrechung 135
- Sitzungsfrequenz 128
- Spaltung 136
- Taktiken 127
- Techniken 126
- technische Neutralität 125
- Therapeutenbeziehung zur äußeren Umwelt 131
- tiefenpsychologische diagnostische Evaluierung 135
- Übertragung 129, 135 f.

- Übertragungsanalyse 124
- Vertragsvereinbarungen 128
- Ziele 134
Supportive Psychotherapie 59 ff.
- Abwehrmechanismen 121
- Agieren (acting out) 82
- Behandlungsstrategie, neu definierte 122
- Borderline-Persönlichkeitsstörung 121
- Liebes-/Sexualleben, Verbesserung 122
- psychodynamische 120 f.
- Triebstrebungen 121
Syndrom
- der Arroganz 141, 146, 149
  - narzisstische Regression 149
  - paranoide Tendenzen 150
  - Selbstverachtung 150
  - Suizidalität 150
- der Perversität 220
- der toten Mutter 140 f., 156, 222

T

Tagträume 78
Technische Neutralität 48, 55, 62, 73, 77, 231, 235
- Abstinenz 55
- Anonymität des Analytikers 56
- Supportive psychodynamische Psychotherapie (SPP) 125
- Übertragungsfokussierte Psychotherapie (TFP) 99, 104, 111, 115
- Zurückstellung 82
Temperament 5, 27
- affektive Responsivität 27
- Charaktereigenschaften 6
Theory of Mind 31, 36
- kognitive Entwicklung 30
Theory-of-Mind-Fähigkeit 31
Therapeut
- Eindringen in die sexuelle Welt des Patienten 200
- Gegenübertragung 104
- hetero-/homosexueller 201
- Ich-Funktionen 121
- Rettungsphantasien 210, 234
- Sadismus 87
- sexuelle Freiheit und Reife 216
- technische Neutralität 39, 48, 55
- Übertragung, sexualisierte 215
Therapeutische Reaktion, negative 74, 85
Therapeutisches Bündnis 77
Tiefenpsychologisch fundierte Psychotherapie 45, 61, 64
Todestrieb 140, 154
- Entobjektalisierung 157
Transference-focused psychotherapy
- siehe Übertragungsfokussierte Psychotherapie (TFP) 45
Trauererfahrungen 241 ff.
Trauer(prozess) 90, 239
- Durcharbeiten 92
- Gleichgültigkeit 243
- Konflikttoleranz 241
- normaler 91, 243
- Objekte, verlorene 239
- pathologischer 241
  - psychoanalytische Psychotherapie 92
- psychotische Intoleranz 91
- Reaktivierung 240
- Schmerz, wiederkehrender 239
- Selbstreflexion 241
- technischer Umgang 91
- Tod als Wiederbegegnung 240
- Toleranz, Unfähigkeit 243
- unbewältigter 91
- Verleugnung 243
Trauerprozess 240
Trauerreaktionen
- Analyse 92
- wiederaufgelebte 240
Traumanalyse 74, 78, 251
- Assoziationen, freie 174
- Assoziationsfähigkeit des Patienten 79
Traumatisierungen 11
- Narzisst, dünnhäutiger 147 f.
- ödipale 217
- Reaktivierung, Wiederholungszwang 84
- sexuelle 213 f.
Träume 48
- Erfahrungen mit dem verlorenen Partner 242
- sexuelle 117
Traumnarrative 79
Traurigkeit 28
Trennungsangst 48
Trennungsangst-System 197
Triadische Situationen, unbewusste, Triangulierung 101

Triangulierungen
- Ängste 199
- Erfahrungen, infantile 199
- ödipale 204
- ödipale, Projektion 241
- triadische Situationen, unbewusste 101
Triangulierungsintoleranz, narzisstische Persönlichkeitsstörung 146, 151
Triebbedürfnisse 7
- innere Welt 14
Triebimpuls-Abwehr-Entwicklungen 48
Triebimpulse 7, 47
- aggressive 46
- bedrohliche, unbewusste 78
- dissoziierte 46
- Kompromissbildung, adaptive 63
- libidinöse 46
- verdrängte 46
Triebstrebungen, supportive Psychotherapie 121
Triebtheorie 195, 250
- duale 140
- Freud'sche 140
Triebwünsche 12

U

Über-Ich 8 ff., 33 ff., 46
- Abstrahierung, Entpersönlichung bzw. Individualisierung 12
- Abwehraktivitäten 77
- integriertes 12
- sadistisches 13
- verfolgende Ebene 13
- Zwänge 204
Über-Ich-Funktionen 239
- Erstbeurteilung 204
Über-Ich-Schwäche, Borderline-Persönlichkeitsstörung 213
Überlegenheitsphantasien 169
Überraschung 28
Übertragung 53, 82
- Agieren (acting out) 81
- als Gesamtsituation 53
- antisoziales Verhalten 160
- Borderline-Persönlichkeitsorganisation 39
- Borderline-Persönlichkeitsstörung 215
- Enactment 47
- Entwicklung 46, 53 ff.
- erotische 195, 208
- Gesamtsituation, Analyse 227
- ich-syntone 208
- Konflikte 51
  - unbewusste 56
- Konzeptualisierung 62
- narzisstische Persönlichkeitsorganisation 55
- narzisstische Persönlichkeitsstörung 142, 219
  - Durcharbeiten 173
- negative 63
- neurotische Persönlichkeitsorganisation 55
- objektbezogene 143
- ödipale 54
- paranoide 88, 110
- psychopathische 159
- regressive 54
- Rollenumkehr 39
- sadomasochistische 84
  - narzisstische Persönlichkeitsstörung 158
- Selbst-Selbst-Beziehung 142
- sexualisierte 215
- Sexualleben, Borderline-Persönlichkeitsstörung 212
- supportive psychodynamische Psychotherapie (SPP) 136
- Supportive psychodynamische Psychotherapie (SPP) 135
- Syndrom der Arroganz 150
- technische Neutralität 236
- Übertragungsfokussierte Psychotherapie (TFP) 95, 103, 117
Übertragungsanalyse 47 f., 53, 62, 73
- Charakteranalyse 76
- Deutung 54
- kleinianisches Verständnis 53
- narzisstische Persönlichkeitsstörung 139
- Supportive psychodynamische Psychotherapie (SPP) 124
- Übertragungsfokussierte Psychotherapie (TFP) 99
Übertragungsbeziehung 175, 197, 209
- Charakterpathologie 214
- narzisstische 219

Übertragungsdeutungen 51 ff., 63, 236
- Enactments 83
Übertragungsfokussierte Psychotherapie (TFP) 45, 95, 163
- Abwehrmechanismen/-operationen 101
  - gegen das persönliche Verantwortungsgefühl 110
- Affektintensität, Regulation 98
- antisoziales Verhalten 115
- Bedingungen, individualisierte 104
- Behandlungsvertrag 98
- Behandlungsziele 109
- Beziehungen zu anderen psychoanalytischen Therapien 100
- Borderline-Persönlichkeitsorganisation 38, 77, 96, 185
- Borderline-Persönlichkeitsstörung 60, 67, 108
- Deutung 97 ff.
- Drei-Personen-Psychologie 39
- Effektivität 64
- Eingangsdiagnostik 105
- emotionales Erleben, Klärung 60
- Entwicklungen, neue 103
- Erfahrungen, abgespaltene 101
- Finanzgebaren des Patienten 116
- Funktionieren des Patienten, Evaluation 105
- Gegenübertragung 100 f.
- Gegenübertragungsanalyse 63
- Grundtechniken 63
- Identitätsdiffusion 96
- Innovationen, technische 105
- Konflikte, Evaluation 105
- Lebensziele 109
- Mindestfrequenz 59
- Narzissmus, maligner 184
- narzisstische Persönlichkeitsstörung 109, 147, 165
- neurotische Persönlichkeitsorganisation 77
- Objektbeziehungen, aktivierte 101
- Objektbeziehungstheorie 95, 100
- Patientenpotenzial versus Lebenssituation 109
- Persönlichkeitsveränderungen, positive 95
- Prioritäten 98
- Realitätsverleugnung 237
- selbstdestruktive Tendenzen
  - Bearbeitung 105
  - pervasive 106
- Selbstverletzungen 114
- sexuelle Erfahrungen, Phantasien und Aktivitäten 116
- Strategien 96
- Suizidalität 114
- supportiver, reedukativer Modus 107
- Taktiken 97
- Techniken 99, 103
- technische Neutralität 99, 104, 111, 115
- TFP light 120
- Themenauswahl 98
- Themenidentifizierung 106
- Theorie, allgemeine 103
- therapeutische Situation, Verzerrung, chronische 90
- tiefenpsychologische diagnostische Evaluierung 135
- Übertragung 95, 103, 117
- Übertragungsanalyse 99
- Vertragsvereinbarung 112
- Widerstände, narzisstische 98
Übertragungs-Gegenübertragungsbeziehung 52, 103
- neurotische Persönlichkeitsorganisation 55
Übertragungs-Gegenübertragungsenactment 116
Übertragungsreaktionen 58
Übertragungsregression 61
Übertragungswiderstände 54, 74 f.
- Durcharbeiten 80, 85
Unbewusstes 235
- dynamisches 10, 250

V

Verbote
- frühe 11
- internalisierte 11 f.
Verdrängung 250
Vergänglichkeit, Gewahrsein 242
Verhalten
- aggressives 149, 179 ff.
- chaotisches 7, 146
- habituelles 6, 75 f.

- Intentionalität, subjektive 24
- kontraphobisches 7
- Modelle, innere 6
- Motivatoren, primäre, Affekte 27
- passiv-parasitäres 179 ff., 190

Verlassenheitspanik 27 f., 241
Verleugnung 9, 33, 36, 51, 67, 96, 103, 110, 121
- Abhängigkeit 166
- Elternobjekte, beneidete/gehasste 206
- Realität 227, 230
- selbstdestruktives Verhalten 236
- Trauerprozess 243

Vernachlässigung 4, 37
- Narzisst, dünnhäutiger 147
- Säuglingsalter/Kindheit, frühe 147

Verneinung 34
Verträglichkeit 17, 20
Verzerrungen
- Assoziieren, freies 165
- Erfahrungen, frühe 39
- interpersonales therapeutisches Feld 59
- Objektbeziehungen, internalisierte 151
- phantasmatische 11

Videografie 252

W

Wachsamkeit vor körperlicher Erkrankung 87
Wachträume, Assoziationen, freie 89
Wahrnehmung 3
- emotional signifikantes Material 175
- ideale 8
- idealisierte 8
- sexuelle Schwingungen 201
- Übertragung 104

Weill Cornell Medical College Personality Disorders Institute 174, 195
Wertesystem, gemeinsames, Liebespaare 200
Widerstandsanalyse
- siehe Abwehr(mechanismen)/-operationen, Analyse 75

Wiederholungszwang 74, 83, 251
- Analyse 48
- Borderline-Persönlichkeitsorganisation 84
- Durcharbeiten 85

Wut 28 f.
- narzisstische 92

Z

Zwanghafte Persönlichkeitsstörung 20, 186, 190